JN321974

Clinical Trials in Oncology
Third Edition

S. Green, J. Benedetti, A. Smith and J. Crowley

米国SWOGに学ぶ
がん臨床試験の実践
第2版

原書
第3版
Third Edition

JCOGデータセンター 訳
JCOG：Japan Clinical Oncology Group

訳者代表　**福田治彦**

訳者一覧　**福田治彦**（JCOGデータセンター長）
　　　　　江場淳子（JCOG運営事務局）
　　　　　中村健一（JCOG運営事務局長）
　　　　　片山　宏（JCOG運営事務局）
　　　　　國枝太史（JCOG運営事務局）
　　　　　水澤純基（JCOGデータセンター）

医学書院

Original English title : CLINICAL TRIALS IN ONCOLOGY 3rd edition
Authors/Editors : Stephanie Green, Jacqueline Benedetti, Angela Smith & John Crowley

© 2012 by Taylor & Francis Group LLC. All Rights Reserved.

Authorized translation from English language edition published by CRC Press, part of Taylor & Francis Group LLC.

Second Japanese edition copyright ©2013 by Igaku-Shoin Ltd.

Printed and bound in Japan

米国 SWOG に学ぶ がん臨床試験の実践―原書第 3 版

発　　　行	2004 年 9 月 1 日　第 1 版第 1 刷
	2011 年 5 月 1 日　第 1 版第 7 刷
	2013 年 10 月 1 日　第 2 版第 1 刷
	2021 年 11 月 15 日　第 2 版第 4 刷
訳	JCOG データセンター
訳者代表	福田治彦
発 行 者	株式会社　医学書院
	代表取締役　金原　俊
	〒113-8719　東京都文京区本郷 1-28-23
	電話　03-3817-5600（社内案内）
印刷・製本	双文社印刷

本書の複製権・翻訳権・上映権・譲渡権・貸与権・公衆送信権（送信可能化権を含む）は株式会社医学書院が保有します．

ISBN978-4-260-01864-7

本書を無断で複製する行為（複写，スキャン，デジタルデータ化など）は，「私的使用のための複製」など著作権法上の限られた例外を除き禁じられています．大学，病院，診療所，企業などにおいて，業務上使用する目的（診療，研究活動を含む）で上記の行為を行うことは，その使用範囲が内部的であっても，私的使用には該当せず，違法です．また私的使用に該当する場合であっても，代行業者等の第三者に依頼して上記の行為を行うことは違法となります．

JCOPY 〈出版者著作権管理機構　委託出版物〉
本書の無断複製は著作権法上での例外を除き禁じられています．複製される場合は，そのつど事前に，出版者著作権管理機構（電話 03-5244-5088，FAX 03-5244-5089，info@jcopy.or.jp）の許諾を得てください．

訳者序

　本書の原書"Clinical Trials in Oncology, Third Edition"は，米国最大のがん臨床試験グループ（Cooperative Group）である Southwest Oncology Group（SWOG）の統計家による臨床医向けの臨床試験方法論の教科書である．1997年の初版，2003年の改訂第2版に続く改訂第3版となる．そして本書は，2004年に出版した，原書第2版の和訳書である前書「米国SWOGに学ぶ　がん臨床試験の実践―臨床医と統計家の協調をめざして」の改訂版である．10年前，初版の翻訳が原書第2版の出版に追い越されてしまったことから，前書は原書第2版の和訳本であり，本書は和訳本としては第2版であるが，原書第3版の翻訳であるためタイトルは「第2版（原書第3版）」とした．

　今版の基本的な構成は前版を踏襲しているが，「3章 臨床試験のデザイン」の大幅な加筆に加え，相ごとの方法論がそれぞれ「第Ⅰ相試験と第Ⅰ/Ⅱ相試験」，「第Ⅱ相試験」，「第Ⅲ相試験」と独立した章となり，詳細な解説が加えられている．特に，前版以降の10年間の時代の変化を反映して，分子標的薬の試験デザインやランダム化第Ⅱ相試験，ベイズ流の CRM 増量デザインの記載が充実しており，「第Ⅱ/Ⅲ相試験」の項も新たに加わった．また，「常にランダム化第Ⅱ相試験が単群の第Ⅱ相試験より適切なわけではない」といった caveat（警告）も語られているのは SWOG の統計家ならではであり，興味深く読んでいただけると思う．EDC（electronic data capturing）については，前版出版時にはまだ SWOG も導入しておらず，やや否定的な記述であったが，現在は SWOG も EDC に完全移行していることから，肯定的なスタンスで大幅に記載が追加されている．

　日本語訳に関しては，前書の時も何度も推敲し，誤訳がないよう，わかりやすい日本語であるよう，ベストを尽くしたと思っていたが，8年を経て読み返してみると誤訳がわかった箇所や，より適切な日本語表現が可能な箇所が散見された．そのため，原書が変更されていない部分も含めて全体を綿密に推敲し直している．また，前書と同様，そのまま訳しただけでは理解しづらいと思われた，日米の環境の違いがある部分や聖書の引用箇所，原書の説明だけでは不親切と思われた箇所については，適宜「訳注」を付して解説を加えた．さらに統計用語については，前書より積極的にカッコ付で原語を付した．英語論文を読む際に役立てていただけるのではないかと自負している．

　前版の序でも述べたとおり，本書にみる SWOG の方法論の基本は"simple and conservative"である．統計用語の"conservative"とは「真にはよくないものをよいと誤って判断する偽陽性の誤りを小さくすることを優先する立場・態度・方法」を指し，試される試験的治療や新薬の成功確率が低い（第Ⅰ相に入った薬剤が承認に至る確率は循環器薬の20%に対して抗がん薬は5%）がんの臨床試験における行動哲学として訳者らもそれを支持する．この"simple and conservative"を念頭に置いて本書を読むことで SWOG の方法論の理解がより深まることと思う．

前版発刊から9年を経たが，里見清一氏こと國頭英夫先生によるユニークな著書「誰も教えてくれなかった癌臨床試験の正しい解釈」（中外医学社，2011年）は例外として，依然，がんの臨床試験に特化した系統的な教科書は刊行されていない．この9年の間，2006年には「がん対策基本法」ができ，2007年の「がん対策推進基本計画」に基づいて「がん診療連携拠点病院」の整備が進められてきたが，がん診療連携拠点病院は「がん診療の均てん化」が主目的とされたため，これまでは「臨床研究機能」は求められてこなかった．しかし，今年の「がん診療提供体制のあり方に関する検討会」ではがん診療連携拠点病院の「臨床研究機能の強化」が謳われており，来年度からは，がん診療連携拠点病院にも「多施設共同臨床研究」への貢献が求められようとしている．がん臨床試験の重要性がさらに高まろうとしているこの時期に本書を発行できたことは訳者らにとって大きな喜びである．本書が，がん臨床試験に携わる人々の臨床試験方法論の正しい理解の一助となることを通じて，がん患者さんに「よりよい治療」を届けることに貢献することを祈念したい．

2013年8月

訳者代表　福田治彦

謝辞

本書の日本語訳は，訳者代表の福田のほか，Japan Clinical Oncology Group（JCOG）運営事務局研究支援部門のMDである，江場淳子，中村健一，片山宏，國枝太史（現アステラス製薬）の4名で分担して行った．統計用語の訳や記号のチェックはJCOGデータセンターの統計家水澤純基による．

本書の翻訳を開始したのはちょうど1年前の2012年夏であり，年内脱稿の目標は達せられなかったものの，今回はMD5名で分担し，定期的に作業進捗の確認を行ったこともあり，3月には脱稿でき，当初の目標であった秋にはなんとか出版できる目途が立った．この間，詳細なチェックにより訳者らのミスを補ってくれた医学書院医学書籍編集部安藤恵さんと制作部川口純子さんに深謝申し上げたい．

目次

1章 序章　Introduction ……… 1

- 1.1　臨床試験の歴史　A Brief History of Clinical Trials　1
- 1.2　The Southwest Oncology Group（SWOG）　5
- 1.3　この本を書いた理由　The Reason for This Book　7

2章 統計的概念　Statistical Concepts ……… 9

- 2.1　はじめに　Introduction　9
- 2.2　単群第II相試験：推定　The Single-Arm Phase II Trial —— Estimation　15
- 2.3　ランダム化第III相試験：仮説検定
  The Randomized Phase III Trial —— Hypothesis Testing　19
  - 2.3.1　アウトカムとしての腫瘍縮小効果　Response as the Outcome　19
  - 2.3.2　アウトカムとしての生存期間　Survival as the Outcome　23
- 2.4　比例ハザードモデル　The Proportional Hazards Model　30
- 2.5　サンプルサイズの計算　Sample Size Calculations　31
- 2.6　おわりに　Concluding Remarks　32

3章 臨床試験のデザイン　The Design of Clinical Trials ……… 33

- 3.1　目的　Objectives　34
- 3.2　適格性　Eligibility　34
- 3.3　治療群（アーム）　Treatment Arms　35
  - 3.3.1　単群の試験　Single Arm　35
  - 3.3.2　2群以上の試験　Two or More Treatment Arms　36
- 3.4　治療群のランダム割付　Randomized Treatment Assignment　36
  - 3.4.1　盲検化　Blinding　37
- 3.5　エンドポイント　Endpoints　39
  - 3.5.1　生存期間　Survival　39
  - 3.5.2　無増悪生存期間　Progression-Free Survival（PFS）　40

3.5.3 　奏効　Response　41
3.5.4 　毒性規準　Toxicity Criteria　42
3.5.5 　QOL：Quality of Life　43

3.6 　検出すべき差と推定の精度およびその他の仮定
　　　Differences to be Detected or Precision of Estimates and Other Assumptions　43

3.7 　独立データモニタリング委員会　Use of Independent Data Monitoring Committees　44
3.7.1 　委員会の構成　Composition　47
3.7.2 　モニタリング委員会についての結語　Concluding Remarks on Monitoring Committee　49

3.8 　倫理に関する考察　Ethical Considerations　50

3.9 　まとめ　Conclusion　53

4章　第Ⅰ相試験と第Ⅰ/Ⅱ相試験　Phase I and Phase I / Ⅱ Trials　55

4.1 　第Ⅰ相試験　Phase I Trials　55
4.1.1 　伝統的な3＋3デザイン　Traditional 3 + 3 Design　55
4.1.2 　第Ⅰ相試験デザインの改良　Improving Phase I Designs　57
4.1.3 　第Ⅰ相試験の結論　Phase I Conclusion　64

4.2 　第Ⅰ/Ⅱ相試験　Phase I / Ⅱ Designs　65
4.2.1 　第Ⅰ相試験と第Ⅱ相試験を統合するということ　Combining Phase I and Phase Ⅱ　65
4.2.2 　第Ⅰ/Ⅱ相試験　Phase I / Ⅱ　66
4.2.3 　第Ⅰ/Ⅱ相試験の結論　Phase I / Ⅱ Conclusion　68

5章　第Ⅱ相試験　Phase Ⅱ Trials　69

5.1 　単群の第Ⅱ相試験デザイン　Single-Arm Phase Ⅱ Designs　69
5.1.1 　SWOGの標準第Ⅱ相試験デザイン
　　　The Standard Southwest Oncology Group Phase Ⅱ Design　70
5.1.2 　その他の単群第Ⅱ相試験デザイン　Single-Arm Phase Ⅱ Designs　72
5.1.3 　その他のエンドポイント　Alternative Endpoints　73
5.1.4 　単群パイロットデザイン　Single-Arm Pilot Designs　73

5.2 　多群第Ⅱ相試験　Multi-Arm Phase Ⅱ Trials　73
5.2.1 　対照群を設定した非ランダム化第Ⅱ相試験デザイン
　　　Nonrandomized Phase Ⅱ Designs with a Control　73
5.2.2 　対照群を設定したランダム化第Ⅱ相試験デザイン
　　　Randomized Phase Ⅱ Designs with a Control　74
5.2.3 　ランダム化選択デザイン　Randomized Selection Designs　75
5.2.4. 　その他のランダム化デザイン　Other Randomized Designs　76

5.3 　その他の第Ⅱ相試験デザイン　Other Phase Ⅱ Designs　78

- 5.3.1 複数のエンドポイントを設定するデザイン　Multiple Endpoint Designs　78
- 5.3.2 多層試験　Multi-Strata Trials　79
- 5.4 ランダム化 対 単群：利点と欠点　Randomized versus Single Arm : The Pros and Cons　80
- 5.5 結論　Conclusion　83

6章　第Ⅲ相試験　Phase III trials　85

- 6.1 ランダム化　Randomization　85
  - 6.1.1 層別因子　Stratification Factors　86
  - 6.1.2 ランダム化のタイミング　Timing of Randomization　87
- 6.2 デザインに関するその他の考察　Other Design Considerations　89
  - 6.2.1 片側検定か両側検定か　One-Sided or Two-Sided Tests　89
  - 6.2.2 有意水準，検出力，サンプルサイズ　Significance Level, Power, and Sample Size　90
  - 6.2.3 多重エンドポイント　Multiple Endpoints　92
- 6.3 同等性試験または非劣性試験　Equivalence or Noninferiority Trials　92
  - 6.3.1 同等性試験や非劣性試験をデザインすること　Designing an Equivalence or Noninferiority Trial　94
- 6.4 分子標的薬に対するデザイン　Designs for Targeted Agents　95
- 6.5 多群（3群以上）の試験　Multi-Arm Trials　99
  - 6.5.1 多群試験のタイプ　Types of Multi-Arm Trials　99
  - 6.5.2 有意水準　Significance Level　100
  - 6.5.3 検出力　Power　101
  - 6.5.4 交互作用　Interaction　103
  - 6.5.5 1つの試験で複数のモデルを仮定すること　Other Model Assumptions　107
  - 6.5.6 逐次的ランダム化　Sequential Randomization　107
  - 6.5.7 多群（3群以上）の試験のまとめ　Concluding Remarks on Multi-Arm Trials　109
- 6.6 中間解析　Interim Analyses　110
  - 6.6.1 中間解析の事例　Examples of Interim Analyses　114
- 6.7 第Ⅱ/Ⅲ相試験　Phase II/III Trials　121
- 6.8 まとめ　Concluding Remark　124

7章　データマネージメントと品質管理　Data Management and Quality Control　125

- 7.1 はじめに：なぜ，気にするのか？　Introduction : Why Worry？　125
- 7.2 プロトコールの作成　Protocol Development　128
  - 7.2.1 目的　Objectives　129

- 7.2.2 背景　Background　129
- 7.2.3 薬剤情報　Drug Information　129
- 7.2.4 病期の定義　Stage Definitions　130
- 7.2.5 適格規準　Eligibility Criteria　130
- 7.2.6 層別因子とサブセット　Stratification Factors and Subsets　131
- 7.2.7 治療計画　Treatment Plan　131
- 7.2.8 治療変更　Treatment Modification　131
- 7.2.9 スタディカレンダー　Study Calendar　132
- 7.2.10 エンドポイントの定義　Endpoint Definitions　132
- 7.2.11 統計学的考察　Statistical Considerations　132
- 7.2.12 専門分野の中央判定　Discipline Review　133
- 7.2.13 登録の手順　Registration Instructions　133
- 7.2.14 データ提出・収集の手順　Data Submission Instructions　134
- 7.2.15 特記事項の説明　Special Instructions　134
- 7.2.16 規制要件　Regulatory Requirements　134
- 7.2.17 参考文献　Bibliography　134
- 7.2.18 記録用紙　Forms　134
- 7.2.19 付録　Appendix　134

7.3 データ収集　Data Collection　135
- 7.3.1 基本データ項目　Basic Data Items　136
- 7.3.2 症例報告書のデザイン　Case Report Form Design　138

7.4 データの提出　Data Submission　140
- 7.4.1 患者登録　Registration　140
- 7.4.2 症例報告書　Case Report Forms　141
- 7.4.3 検体　Specimens　142
- 7.4.4 データ提出の促進　Data Submission Enforcement　143

7.5 データの評価　Data Evaluation　143

7.6 公表　Publication　146

7.7 品質保証のための監査　Quality Assurance Audits　147

7.8 トレーニング　Training　148

7.9 データベース管理　Database Management　149
- 7.9.1 データベースの構造　Database Structures　149

7.10 まとめ　Conclusion　150

8章　結果の報告　Reporting of Results　153

8.1 レポートのタイミング　Timing of Report　154
- 8.1.1 第Ⅱ相試験　Phase Ⅱ Trials　154
- 8.1.2 第Ⅲ相試験　Phase Ⅲ Trials　155

- 8.2 必要な情報　Required Information　155
  - 8.2.1 目的とデザイン　Objectives and Design　155
  - 8.2.2 適格規準と治療法　Eligibility and Treatment　156
  - 8.2.3 結果　Results　156
- 8.3 解析　Analyses　157
  - 8.3.1 解析からの除外とITT　Exclusion, Intent to Treat　157
  - 8.3.2 要約統計量：推定値と推定値のバラツキ
Summary Statistics: Estimates and Variability of Estimates　159
  - 8.3.3 結果の解釈　Interpretation of Results　162
  - 8.3.4 副次的な解析　Secondary Analyses　165
- 8.4 まとめ　Conclusion　166

9章　落とし穴　Pitfalls　167

- 9.1 はじめに　Introduction　167
- 9.2 ヒストリカルコントロール　Historical Controls　167
- 9.3 競合リスク　Competing Risks　174
- 9.4 別のアウトカムを用いてアウトカムを解析すること
Outcome by Outcome Analyses　179
  - 9.4.1 腫瘍縮小効果別の生存期間の比較　Survival by Response Comparisons　180
  - 9.4.2 「用量強度」の解析　"Dose Intensity" Analyses　183
- 9.5 サブセット解析　Subset Analyses　187
- 9.6 代替エンドポイント　Surrogate Endpoints　190

10章　探索的な解析　Exploratory Analyses　193

- 10.1 はじめに　Introduction　193
- 10.2 若干の背景と注記　Some Background and Notation　193
- 10.3 予後因子の同定　Identification of Prognostic Factors　196
  - 10.3.1 測定尺度　Scale of Measurement　196
  - 10.3.2 モデルの選択　Choice of Model　200
- 10.4 リスクグループの作成　Forming Prognostic Groups　201
- 10.5 マイクロアレイデータの解析　Analysis of Microarray Data　206
- 10.6 メタアナリシス　Meta-Analysis　208
  - 10.6.1 メタアナリシスの原理　Some Principles of Meta-Analyses　208
  - 10.6.2 メタアナリシスの1例：門脈内投与
An Example Meta-Analysis : Portal Vein Infusion　209

10.6.3　門脈内投与のメタアナリシスの結論
　　　　Conclusions from the Portal Vein Meta-Analysis　212
10.6.4　メタアナリシスについてのまとめ　Some Final Remarks on Meta-Analysis　212
10.7　おわりに　Concluding Remarks　213

11章　要約と結論　Summary and Conclusions　215

文献　219
索引　233

1章
序章
Introduction

物事を証明するには実際に実験してみることが一番である．そうすることで我々はその物事を知ることができる．そして，推測や仮定や憶測に頼っている限りはその物事を本当に理解することは決してできないということを知るだろう．

—— Mark Twain

……統計学は奇妙な代物である．数学を用いて，数学的ではない心の持ち主に強い感情的な反応を引き起こさせるなどということはそうそうできることではないのだが，統計学はそれを可能にする手段の1つである．統計家はこのことを知っているので，我々が興味をもっている問題に対して，我々が理解できないようなテクニックを適用するのだ．我々が何年も苦労してやっと習得した方法で研究したにもかかわらず，自分で観察すらしていないほかの誰かによって，我々の出した結論が疑わしいと言われたり，反駁されたりすることは全くもって腹立たしいことである．

—— Sir Austin Bradford Hill（1937）

1.1 臨床試験の歴史　A Brief History of Clinical Trials

　1750年以前の臨床試験の歴史は簡単に要約できる．「臨床試験は存在しなかった」である．Hippocratesの時代から17世紀までの医学における基本哲学は体液説であり，ギリシャのGalen（AD 130）による説が広く知られている．「彼は医学において考えられるすべての基礎を築いたため，16世紀まで確固たる権威を獲得した．がんに対する彼の考えは，さらに長い間ゆるぎないものであった」（DeMoulin, 1989）．病気は血液，粘液，黒胆汁，黄胆汁のバランスが崩れることによって生じ，治療とはそれらのバランスを回復させることであった．がんは黒胆汁のうっ滞によって生ずるものと考えられ，その適切な治療とは，多量の下剤を用いたり，極端に薄味の食事をしたり，目に見える病変に対しては湿布をしたり，ときにはうっ血した部分から手術により瀉血することもあった．驚くべきことに，治療が効かなかったとしても，とにかく生きているということが重要であり，それが医師の名誉でもあった（そのうえ，仮に医師が何もできなかったとしても，いつもSt. CosmasとSt. Damianの奇跡[訳注1]が起きるのである）．ルネッサンスが起こるまでは，体液説の基本が疑問

訳注1）キリスト教の伝説に登場する双子の内科医で，医学，医師，薬剤師の守護聖人とされる．無料で医療を施したため多くのキリスト教改宗者を生み，ローマ帝国から迫害を受ける．ローマ帝国の総督が彼らを殺そうと，縛って海に投げ込んだり，火あぶりにしたり石を投げつけたりさせたが，そのつど天使が彼らを救った．最後には打ち首になる．

視されることはなかった．さまざまな化学的，機械的，電気的ながんの原因が提唱され，治療はその原因ごとに考案された．悲しむべきことに，これらの治療はその理論自体が正しくなかったため，無効な治療がただ無意味に続けられた（例：酸性の悪液質を中和するためのヒ素，固まったリンパを溶かすための食事，過剰な電気的刺激を取り除くための瀉血やショック療法）．治療が有効かどうかをテストするなどという発想は誰にもなかった．

1800年代になると数字を用いた手法の真価が認められ始めたが，それは「1806年にパリでE. Duvillardが初歩的な統計解析を用いて，天然痘のワクチンが全体的な死亡率に対してよい効果を及ぼしていることを示した」（De Moulin, 1989がDuvillard, 1806より引用）ことに始まる．このような初期の統計手法は重要な疫学的事実を明らかにしたものの，治療法の有効性の判定に使えるほどには有用ではなかった．患者のフォローアップが一般的に行われるようになり，理論はより精緻なものとなったが，典型的な治療研究は複数の症例をまとめた報告のみであった．こうした研究がもつ危険性に関して，初期の報告を例に挙げる．1700年代に，乳がんに対する術後の治療成績について，2人のエジンバラの外科医から報告がなされたが，（2人は弟子と師匠の関係であったにもかかわらず）その両者の結果はとてつもなくかけ離れたものであった．1人は60人中4人が治癒したと報告し，もう1人は88人中76人が治癒したと報告したのである（De Moulin, 1989が，Monro, 1781とWolff, 1907より引用）．当然誰もが思うことだが，何が有効であって何が有効でなかったかを知ることはほとんど不可能であった．

もしこの頃の治療法に有害なものが含まれていなかったならば，おそらくそれほど問題にはならなかっただろう．1900年までに疾患に対する理解に顕著な進歩があったにもかかわらず，依然として有効な治療法はほとんどなかった．「1900年の分厚い教科書は，診断については今日のレベルで見たとしてもおおよそ正しいといえるが，有効な治療がなかったためハッピーエンドになることはなく，すべての治療に関する章が悲劇的であった（Gordon, 1993）」．それでも，数えるほどではあったが，内科的治療の進歩（梅毒に対する水銀，心疾患に対するジギタリス，甲状腺腫に対するヨード）がみられたことと，外科手術の進歩が，特に麻酔薬と抗菌薬によりもたらされたことで，西洋医学の「黄金期」到来の幕開けとなった．しかし当時，医師は患者と暖かい人間的な関係をもち，賢明で信頼できる助言者としての聖職者的役割を果たしていた（Silverman, 1992）．したがって当然，こうした暖かい人間的な関係をもった信頼できる助言者が，彼らの患者を使って「実験」するような真似はしなかった．このため，比較試験の原理の多くが，既に1866年という早い時代にClaude Bernardによって公表され――「そうでなければ（そうした比較実験を行わないならば）医師は偶然の出来事が起きるたびに右往左往し，幻想に翻弄されることになる（Boissel, 1989がBernard, 1866よ

訳注2）原著では「…else the doctor walks at random and becomes sport of illusion」だが，引用されているBoissel, 1989論文では，Bernard, 1866論文の"in therapeutic and pathology(i.e., sickness)comparative experiments are mandatory in order not to view coincidences as cause-effects relationships…The comparative experiments requires, to be of some value, to be run in the same time and on as similar as possible patients…else the doctor walks at random and becomes the sport of illusions〔治療や病理（疾患）の検討にあたっては，偶然の一致を原因と結果の因果関係と見誤らないためには比較実験が不可欠である……比較実験では，同時期に，可能な限り似通った患者で研究を行うことが必要である……そうでなければ医師は……〕"という記述をそのまま引用し，ランダム化という統計手法が導入される100年前に，Bernardが比較実験の重要性を指摘していることに触れている．

り引用)」訳注2)．――さらに，ほかの科学分野では実験デザインの近代的な方法論の進歩があったにもかかわらず，依然として臨床研究は非常に限られたものであったのである．

20世紀の半ばには，治療法の選択の幅は生物学の進歩に追いつき始めたが，しかし満ちあふれた臨床上の疑問に対して，満足できる速さで明快な答えが得られることはなかった．初のランダム化治療試験(1946〜1948)は，差し迫った医学的問題(結核)であったこと，新薬(streptomycin)の供給が極めて限られたものであったことに加えて，100年間繰り返し試験されてきたにもかかわらず非対照試験のため結論が得られなかったという不満から生まれた．Austin Bradford Hill卿は，「わずか50人の患者に対する十分なstreptomycinの供給さえ確保できれば，答えを得る最良の方法は，厳密にコントロールされた試験である」と試験に対して統計的な論評を行った(Hill, 1990)．結核治療のエキスパートであるDr. Phillip D'Arcy Hartは「肺結核の自然経過は，実際には極めて個人差があり予測困難で，数例に新薬を使用した後に改善や治癒がみられたとしても，その薬剤の効果の証拠としては受け入れられない．結核に対する化学療法の歴史は誤りに満ちている…」と医学的な論評を行った．さらに，「15年以上にわたって主張されてきた金治療がいい例であるが，適切にコントロールされた臨床試験が行われた場合にのみ，得られた結果が将来的に正しいものになりうる」と結論している(Gail, 1996, the Medical Research CouncilのStreptomycin in Tuberculosis Trials Committeeのレポートより引用，1948)．

この最初の比較試験は，「streptomycin＋安静」が，「安静のみ」に対して優れていることを誰もが納得できる形で示した．この初の試みは何ら問題がなかった．旧来の観察研究の手法では，金療法に対して15年経ってもなお答えが得られなかったのに対して，新しい手法を用いたstreptomycinでは2年で明快な答えが得られたのである．

肺結核に対するstreptomycinの試験は「医学の新しい時代の到来を告げるもの」とみなされ，Hillはほかの誰よりも，「近代的な臨床研究に適切なランダム化比較試験を導入・推進した人物である」といわれるようになった(Silverman and Chalmers, 1991)．彼は質の高い臨床研究とは何かを説明し，それを推進するための努力を以後も精力的に続けた．特に1960年代には，注意深く行われない臨床試験の潜在的危険性を示したthalidomideの悲劇の後に，完全に彼は認められることになった．

米国においては，がんに対する最初の比較試験は国立がん研究所(National Cancer Institute：NCI)がスポンサーとなり，Dr. Gordon Zubrodの指揮下で行われた．Zubrodはstreptomycinの試験から大きな影響を受け，肺炎に対するpenicillinの研究にこの新しい手法を導入して自ら手がけると同時に，がんの臨床試験を行っているほかの若い指導者にその手法を紹介した(Zubrod, 1982)．彼がNCIへ移ると同時に，小児急性白血病を対象とした比較試験が計画され，その努力は初期の2つのがん多施設共同臨床試験グループであるAcute Leukemia GroupsAおよびBへと拡大され継承された．そしてGroup B(後にCancer and Leukemia Group：CALGBとなり，最近，Alliance for Clinical Trials in Oncology：ACTIONに統合された)は最初の試験結果を公表する名誉を得た(Frei et al., 1958)．Zubrodはまた，1955年にはEastern Solid Tumor Group(現在はEastern Cooperative Oncology Group：ECOG)の設立にも貢献し，ECOGは1960年に固形がんにおける米国最初のランダム化試験の結果を公表した(Zubrod et al., 1960)．

もちろん，ランダム化試験が臨床研究を行ううえで最良の方法であるということに，誰もがすぐ

に納得したわけではなかった．Zubrodの協力者であったJerome Cornfieldは，NCIにおける生物統計学的手法の開発に関する有力者であり，早くからランダム化の提唱者であった．従来の通常照射と高電圧照射を比較する試験で，患者をランダムに割り付けるのでなく，施設を割り付ければよいという放射線治療医からの提案に対するCornfieldの回答は有名で，しばしば引用される．彼の回答は極めてそつのないものであった．「そのアプローチは，ほかにデザインのオプションがないのであれば適切かもしれない」と述べながら，船酔いに対して船ごとに治療法を割り付けた試験を仮想し，「もし，一方の船で，揺れと船酔いがともにひどかった場合，その結果はどう解釈するのだね？」と結んだ．放射線治療医は納得し，患者ごとにランダム化を行った(Ederer, 1982)．Cornfieldはまた，適切な計画，研究の質に対する配慮や，特に適切な症例数(サンプルサイズ)に対して重要な提言をしている．彼によれば，「臨床研究では…，適切な見通しのないままに行われたため，結論が得られなかったり，誤った結論を導いた研究の残骸の山が築かれている(Ederer, 1982. Coronary Drug Project運営委員会の覚書からの引用)」．

　streptomycinの試験以降，ランダム化試験は新しい治療法の有効性評価に欠くことのできない手法となった．この方法を用いて，それまでに信じられてきたいくつかの治療法の評価が行われた．初期の事例の1つに大学病院糖尿病プロジェクト(University Group Diabetes Project：UGDP)があるが，これによって，経口血糖降下薬により血糖を下げることが糖尿病患者の延命に寄与するという，当時誰もが信じていた見解が否定された．その他の事例として，乳がんの手術で拡大切除は優れていないということを示したNSABP(National Surgical Adjuvant Breast and Bowel Project)の試験，心筋梗塞患者に対するencainideまたはflecainideによる心室性不整脈の抑制は死亡率を下げるどころかえって上げてしまうということを示したCAST試験(Cardiac Arrhythmia Suppression Trial)，非ホジキンリンパ腫に対する毒性の強い新しい併用化学療法は旧来の標準化学療法より優れているわけではないことを示したSWOG(Southwest Oncology Group)の試験がある．しかし，根づいた信念というものは容易には覆らない．これらの結果はランダム化デザインに基づくものであるにもかかわらず，激しい抵抗にあった(ほかの例はKlimt, 1989を参照)．もし，これらの結果に疑問をもつならば，このデザインが本質的にバイアスをもつものであった場合を想定してみればよい．そこから得られた結果は容易に否定されて，世の中から消えてしまうに違いない．一方，このようなネガティブな結果とは反対に，ポジティブな結果を伝えることは，臨床試験の重要性を示すより気楽なことである．その例として，光凝固法が視力喪失を激減させることを示した糖尿病性網膜症試験(Diabetic Retinopathy Trial)，ウィルムス腫瘍やほかの小児がんに対する治療の延命効果や，心筋梗塞後におけるβブロッカーの延命効果，さらに鼻咽頭がんと胃がんでの化学放射線療法が実質的な生存期間改善効果を示すことを明確にした試験などが挙げられる．

　しかし，ランダム化試験は治療に関するすべての疑問に答えることはできない．また，すべての臨床試験でランダム化が実行できるわけでもない．ランダム化試験の実施に対してはコストが抑制的に働くし，政治的な現実によって阻まれることもあるだろう．限られた数のランダム化試験しか実施できないため，疑問によってはほかの方法に頼らざるをえない．しかし，困難で意見が対立している疑問に対し，結果の疑わしさを最小化して答えを出すことのできる方法は，やはりなんといっても比較試験である．1954年のSalkのワクチン(小児麻痺のワクチン)試験を例に考えてみる．「最も急ぐべき仕事は……職業的な競争，権力抗争，理論的論争からこの問題を切り離し，端に追いや

られてしまっている"Salk のワクチンが効くか効かないか"という本質の疑問に立ち返ることである」として始められたのがこの試験である．まず Thomas Francis Jr. がワクチンを評価する役割を与えられた．なぜなら，「考案されたこの標準的手法について Tommy Francis Jr. が語ったとき，誰もがそれは申し分のない完璧なものであると認識し，新しいワクチンに対して最も熱心な反対者でさえも，Francis によって管理された試験が，政治的であるとも，バイアスがかかっているとも，不完全だともいえなかった」からである．彼は仕事を行うことを承諾する条件として，交渉の余地のない2つの要件を提示した．1つ目は，ワクチンの支持者は試験をデザインせず，試験の進行中は結果を知ることはできないということ．もう1つは，2年生がワクチンを受け，ワクチンを受けなかった1年生と3年生と比べるといった観察対照(observed-control)デザインではなく，ランダム化二重盲検デザインとすることであった(Smith, 1992. Smith, 1990 より引用)．この「エレガントな臨床評価の教科書的モデル」の結果は疑う余地のないものであり，Francis の「新しいワクチンは安全で有効で強力で…」という発表は20世紀の歴史的出来事となり，「新しいものがよい」という意識を国民に焼き付けた数少ない出来事であった(Smith, 1992)．申し分のない完璧さをもち，政治的でなく，バイアスがなく，完全で，独立しており，適切にデザインされている……などといった，非常に高いレベルの標準手法を実際に確立し，Francis は臨床研究に携わる我々にとっての目標となったのである．

1.2 The Southwest Oncology Group(SWOG)

　現在，臨床研究を通じてがん患者の生存の向上に寄与する目的で組織された国内もしくは国際的な研究機構は何十もある．我々 Southwest Oncology Group(現在は単に SWOG と呼称している)の歴史は，米国で1956年，テキサス州ヒューストン，M. D. Anderson Cancer Center の Dr. Grant Taylor の指導下に作られた，小児がんを対象とする Southwest Cancer Chemotherapy Study Group に始まる．1958年に成人の悪性腫瘍の研究者にメンバーが拡大され，1960年代初頭に固形がんグループ(Solid Tumor Committee)[訳注3]が設立された．その際，小児がんグループが分離独立して(Pediatric Oncology Group となり，さらに現在は Children's Oncology Group の一部となった)，現在の Southwest Oncology Group(SWOG)に改称した．SWOG の参加施設は全米に

訳注3) Group と Committee：米国では SWOG や ECOG はじめ多くの臨床試験グループがあり，それぞれが「Group」と呼ばれ，Group 内の臓器別グループは「Disease Committee」，モダリティ(化学療法，外科切除，放射線照射などの治療手段の区分)別の専門領域グループは「Discipline Committee」と呼ばれる．日本での「委員会」に相当するものは，常設の委員会(standing committee)と一時的に設けられる委員会(ad hoc committee)に大別される．臨床試験グループ全体の責任者は「Group Chair」であり臨床医である．Group Chair が運営事務局(Operations Office または Group Chair's Office)を統括し，生物統計家である「Group Statistician」が統計センターを統括する．
　ヨーロッパ(例：European Organization for Research and Treatment of Cancer：EORTC)では，臓器別サブグループは日本と同様 Group と呼ばれる．本書では原則として日欧の慣習に従い，「グループ」は臓器別サブグループの意味で用い，SWOG や ECOG を示す場合は「臨床試験グループ」とする．

及び，すべてのモダリティのがん治療の専門家からなる臨床試験グループへと拡大した．SWOG による多くの臨床試験は，その治療レジメンがさらに試験を進めるに足るかどうかを評価する（phase IIの場合），もしくは2つ以上の治療レジメンを比較する（phase IIIの場合）ためにデザインされたものである．また，予防試験，症状コントロール，QOL（quality of life），サバイバーシップなどのがん制御研究[訳注4]も実施されている．現在 SWOG は，SWOG 代表者[訳注3]の Dr. Laurence Becker（University of Michigan, Ann Arbor）と，SWOG 統計家[訳注3]の Dr. John Crowley（Cancer Research And Biostatistics and Fred Hutchinson Cancer Research Center, Seattle）により統括されている．

SWOG の組織構成は多施設共同臨床試験グループ（cooperative group）では典型的なものであり，SWOG 代表者室（group chair's office），運営事務局（operations office），統計センター（statistical center），8つの臓器グループ[訳注3]，3つの専門領域グループ[訳注3]，ほかがん制御・予防委員会と，患者登録を行う参加医療機関により構成されている．SWOG 代表者室は，実務管理，資金管理，企業との契約，法務を行う．運営事務局は，プロトコール作成支援，会議の計画，規制要件への対応，監査を担う．また統計センターは，試験の進捗管理，データベース管理，ネットワーク環境の提供と管理，コンピュータアプリケーションの開発，試験の品質管理，統計解析，統計学的研究を行う．臓器グループには，乳がん，消化器がん，泌尿器がん，白血病，肺がん，リンパ腫，黒色腫，骨髄腫があり，専門領域グループには放射線治療，外科，看護と CRA（clinical research associates）がある．がん制御・予防の委員会[訳注4]には，がん予防，分子疫学，アウトカムと有用性比較，サバイバーシップ，症状コントロールと QOL がある．SWOG 試験やその他の関連する研究は，臓器グループごとにグループ代表者の監督下に提案され計画される．また臓器グループ代表者と同様に，各臓器グループに責任をもつグループ担当統計家が指導に当たる．グループ統計家は各グループで実施されるすべての試験を検討し，デザインし，モニターし，解析する．またそれぞれの試験について，計画段階での作業や登録開始後のデータ評価を行い，試験終了後の論文における筆頭著者として責任をもつ臨床医（研究事務局[訳注5]）がグループ代表者から任命される．さらに，各試験で，プロトコールの作成と検討プロセスを調整するプロトコールコーディネーターが運営事務局で指名され，登録開始までのさまざまな準備や試験への患者登録，試験データの検討と評価を行うデータコーディネーター[訳注5]が統計センターで指名される．SWOG の参加医療機関の臨床医と CRC[訳注5] は，各医療機関の IRB への試験プロトコールの提出，適格性を有する患者の選定，インフォームドコンセントの取得，プロトコールに沿った試験参加患者の治療と追跡の確認といった業務や，すべてのデータを正しく提出することに関して責任をもつ．

SWOG では，登録中の80〜100試験，登録終了追跡中の400試験を常時管理しており，400以上

訳注4) がん制御研究：SWOG では，予防研究，支持療法の研究，QOL 評価が主目的の研究など，通常の臓器グループの治療試験以外を「Cancer Control Research」と呼んでいる．

訳注5) Study Coordinator, CRC, Data Coordinator：試験の責任者である臨床医は「Study Coordinator」や「Study Chair」と呼ばれ，日本での CRC（Clinical Research Coordinator）に相当する医療機関の研究協力者は SWOG では CRA（Clinical Research Associate）と呼ばれてきた．ただし，現在では CRA はモニターを指すこともあるし，CRC を「Study Coordinator」と呼ぶこともあるので，英語の文献を読む際には注意が必要である．また，「Data Manager」は医療機関の CRA にも使われるので，SWOG では統計センターのデータマネージャーを特に「Data Coordinator」と呼ぶ．

の医療機関，のべ4,000人以上の臨床医が臨床試験に参加している．SWOGは設立以来，15万人以上の患者を登録し，2,000を超える学会発表と論文公表を行ってきた．本書の記述や事例は，こうしたSWOGの幅広い臨床試験の経験や事例に基づいている．

1.3　この本を書いた理由　The Reason for This Book

　我々がこの本を書いた動機は，本章の冒頭で示した引用文から理解していただけると思う．我々著者4人で，合計100年以上の年月を臨床研究に捧げてきたが，1番目の引用文が示唆するように，我々はその治療に効果があるかを知ろうとし，さらに，その効果は疑問の余地がないものであるかどうかを明らかにできる方法を模索してきた．不幸なことに，2番目の引用文が示唆するように，我々は統計家として，我々の動機や用いる方法があまりにもしばしば誤解され疑問視されたり，また同時に怒りを買ったりすることも知っている．この本によって，臨床家と統計家の間で臨床試験の原則についての相互理解が深まることを我々は最も望んでいる．我々が用いた事例はSouthwest Oncology Groupに特有のものだが，述べられている問題点や原則は，臨床試験一般にとって重要なものであり，あらゆる臨床環境に応用できるものと信じている．

2章
統計的概念
Statistical Concepts

神の考えを理解するためには我々は統計学を学ばなければならない．なぜなら，それが彼の目的を知る手段であるから．

— Florence Nightingale

2.1 はじめに Introduction

　臨床家と統計家の両者を含む共同チームが，臨床試験の成功のカギを握っている．統計的な試験デザインと統計解析は主に統計家に責任があるが，基本的な統計的原則を理解することは試験に関わる臨床家にとって不可欠である．この章の目的は，特にがんの臨床試験で用いられる統計的な概念を示すことである．

　試験の目的，その目的を果たすために集められるデータの主な形式，実行される解析の種類は，行われる試験のタイプによって概ね決まっている．第Ⅱ相試験(5章で議論する)は，腫瘍縮小効果と毒性のデータに注目した，治療開発の早期に行われる小規模の試験であり，第Ⅲ相試験(6章で議論する)は，その多くが生存期間や無増悪生存期間を評価する大規模比較試験である．この章では，これら2つのタイプの試験の背景にある統計的概念を紹介する．第Ⅰ相試験(4章で議論する)は，はるかに少数の患者で行われる第3のタイプの臨床試験であり，基本的な統計的原則を説明するには不向きである．

　まず，試験のタイプに関係なく，臨床試験で用いられるデータがもつ一般的な特徴から説明しよう．治療結果(アウトカム)のデータは，カテゴリカルデータ(質的データ)と計量データ(量的データ)のいずれかに分類できる．

① カテゴリカルデータ(Categorical data)

　カテゴリカルデータとは，あらかじめ定められた規準に基づいて，互いに排他的ないくつかのカテゴリのうちのどれか1つに分類されるようなアウトカムである．

　例えば，固形がんの腫瘍縮小効果の標準判定規準(RECIST 1.1, Eisenhauer et al., 2009)では，リンパ節病変が正常化し，その他のすべての腫瘍が消失する完全奏効(CR：complete response)，すべての標的病変の径(リンパ節病変では短径，その他の病変では長径)の和が治療前に比べて30％以上縮小する部分奏効(PR：partial response)，径の和の20％以上の増大または新病変の出現である進行(INC：increasing)[訳注1]，それ以外の安定(STA：stable)のいずれかに患者が分類される．こ

のように腫瘍縮小効果は4つのカテゴリからなるカテゴリカルデータである．また，しばしば2つのカテゴリ（「CR＋PR」vs.「それ以外」，「INC」vs.「それ以外」）としても解析される．

② 計量データ（Measured data）

計量データとは，量を測定する指標である．例えば，卵巣がんの試験では腫瘍抗原であるCA125の血中濃度がルーチンに測定されるが，この抗原の血中濃度は0から10,000を超える値をとりうる．このように計量データは，多くの値をとりうる「量」の指標である．

量的なデータのうち重要かつ特殊な例として，イベントが発生するまでの時間データ（time to event data）がある．例として生存時間（survival time）[訳注2]があるが，これは，試験に登録した時点から死亡するまでの時間という量的データである．この指標とその解析方法をほかの量的データと区別するのは，統計家が呼ぶところの「打ち切り（censoring）」の存在による．典型的な臨床試験では，試験が終了して最終解析が実施される時点までにすべての患者が死亡するわけではない．最終解析時点で生存している患者については，少なくとも試験に登録された時点から最終解析の時点までの期間は生存していたことがわかっているだけであり，実際に死亡した時点はわからない．こうした「（右側）打ち切り」を含む測定値の解析のために特別な統計手法が開発されてきた．

この項ではさらに，確率，統計量，分布という3つの一般的な概念を紹介する．

「確率（$probability$）」とは，すべての起こりうる事象のうち，ある事象がどのくらいの頻度で起きるのかを示すものである．例えば，コイントスで起こりうるすべての事象は{H（表 head），T（裏 tail）}のどちらかであり，結果がT（裏）である確率はコインにイカサマがない限り1/2である．コインにイカサマ（偏り）があってH（表）がTの2倍出やすいのであれば，起こりうるすべての事象はやはり{H, T}のいずれかではあるものの，Tの確率は1/3となる．コインを2回トスする場合，起こりうる事象は{HH, HT, TH, TT}である．1回目と2回目それぞれ裏が出ることはありうるので，4通りの事象のうち2つの事象が「2回のうち1回が裏」ということになる．イカサマなしのコインでTTとなる確率は1/2×1/2＝1/4であり，イカサマコイン（biased coin）では1/3×1/3＝1/9である．裏が1回だけ出る確率は，イカサマなしでは(1/2×1/2)＋(1/2×1/2)＝1/2，イカサマコインでは(1/3×2/3)＋(2/3×1/3)＝4/9である．ここで，それぞれのコイントスにおける確率を掛け合わせて，TTやHTという事象が起きる確率を求めることが正当化されるには，コイントスの「独立性」，すなわち2回目に裏が出る確率が1回目の結果に影響されないという仮定を必要とする．

一般的に用いられる統計手法の多くがこの独立性の仮定を必要としているが，これは1つの観察値がその他の観察値について全く情報をもっていないということを意味する．特に同一の患者から

訳注1) RECISTオリジナルでは，進行はPD：progressive disease，安定はSD：stable diseaseだが，SWOGはRECIST導入以前よりINC，STAを用いていたため本書でも従来の略号を用いている．

訳注2) 「survival time」は「time to event」と同義であり，「イベントが起きるまでの時間」という広い意味で用いられ，「overall survival」や「progression-free survival」「relapse-free survival」，あるいは機械の故障までの時間（failure time）等も含む一般的な概念である．一方，「overall survival」は，具体的なエンドポイントとして，「（死因を問わない）死亡までの時間」を意味する．原書では「survival」が，前者の意味でも後者の意味でも用いられているが，翻訳に際しては前者の「survival time」の場合には「生存"時間"」，後者の「overall survival」の場合には「生存"期間"」と訳し分けた．

得られた複数の測定値は，2人の別の(独立した)患者から得られた測定値と同様に扱うことはできない．その理由は，2人の患者からそれぞれ得られた2つの測定値よりも，1人の患者から得られた2つの測定値は似ている傾向があるからである．本当は独立していない複数の観察値を独立していると扱ってしまうことは，回避すべきだがよくみられる落とし穴である．1つの例として，多剤耐性遺伝子(MDR)の検索を複数の生検標本を用いて行う場合を考えよう．全体の半分の患者がMDR陽性の腫瘍を有し，1人の患者からの複数の生検結果はほとんど同じであるという場合，6つの生検がそれぞれ別々の患者からのものであれば，6つの生検の3/6がMDR陽性であることが期待される．しかし，6つの生検が1人の患者からのものである場合には0/6あるいは6/6という結果が得られるだろう．

「N個の腫瘍のうちでMDR陽性である腫瘍の数」は，N個の別々の腫瘍から得られた1つの要約された「統計量(*statistic*)」の例である．一般に「統計量」とは，あるデータの集まりから得られる一種の要約である．例えば，CA125のような測定データの場合には，平均値や中央値といった記述的な統計量を用いて患者集団から得られた測定値を要約するだろう．データを要約するためにどの統計量が選ばれるかは，収集されたデータタイプと情報を使う目的による．単純に記述的な統計量もあるが，試験で収集されたデータに基づいて仮説検定を行うために用いられる「検定統計量(test statistics)」というものもある．

ある事象において起こりうるすべての結果の確率，またはある統計量のありうるすべての値の確率を示すのが「分布(*distribution*)」である．イカサマのない1個のコインを用いて1回トスをする場合の分布は，

| 結果 | H | T |
| 確率 | 1/2 | 1/2 |

イカサマコインでは，

| 結果 | H | T |
| 確率 | 2/3 | 1/3 |

となる．

コイントスを何度も行う場合，結果を要約する統計量として，裏が観察された回数を用いることが多い．この統計量の分布が「二項分布(*binominal* distribution)」であり，カテゴリカルデータで最も重要な分布である．コイントスをN回行う実験での分布は，裏が出る回数が0以上N以下のk回になる確率から得られる．1回のコイントスで裏が出る確率がp，それぞれのトスが独立なら，トスを繰り返した場合，ある特定の裏表の組み合わせでk回裏(すなわち$N-k$回表)になる確率は$p^k(1-p)^{N-k}$となり，これはk回裏が出る裏表の組み合わせの確率を足し合わせることで得られる．例えば，$N=2$，$k=1$では，HTとTHの2つの組み合わせがある．一般化すると，式$\binom{N}{k}=\frac{N!}{k!(N-k)!}$で組み合わせの数を求めることができる．ここで，$\binom{N}{k}$は「$N$個から$k$個選ぶ」と読み，$N!$は$N$の階乗で単純に$N\times(N-1)\times\cdots\cdots\times2\times1$である．したがって，イカサマなしのコインを6回トスして3回裏が出る確率は$\binom{6}{3}(1/2)^3(1-1/2)^{6-3}=\frac{6!}{3!3!}(1/2)^6=20/64=5/16=0.3125$となる．$N=6$で$p=1/2$と$1/3$の二項分布の全体像を図2.1に示す〔(a)は$p=1/2$，(b)は$p=1/3$の場合である〕．

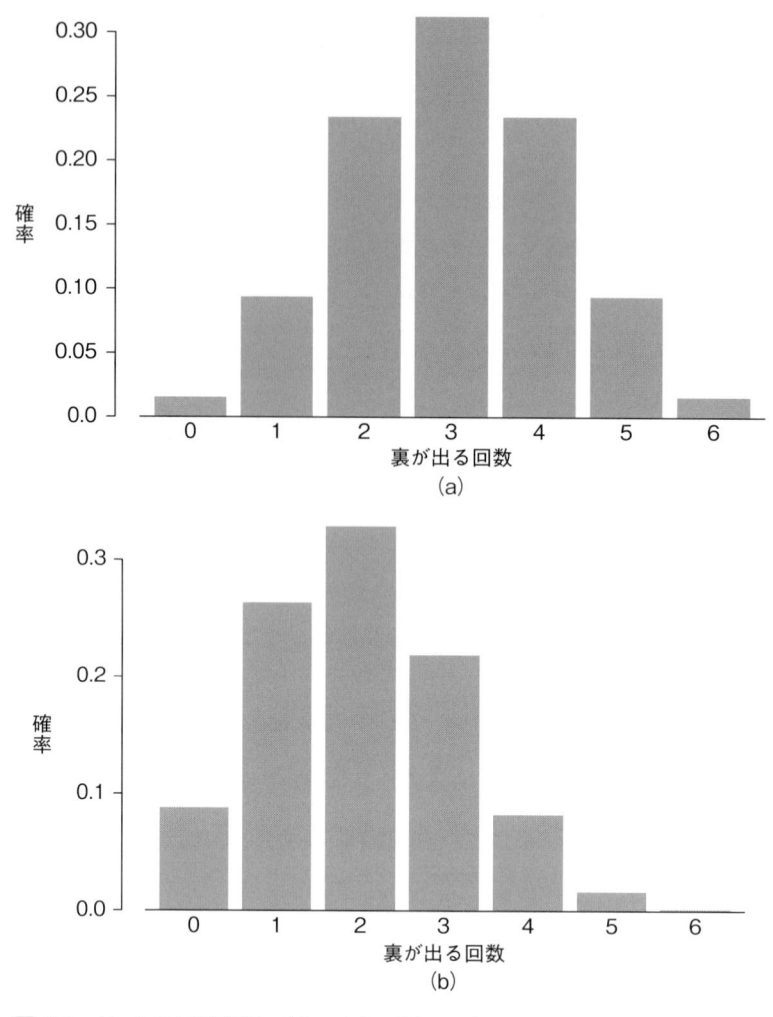

図 2.1 *N*＝6 の二項分布　(a)*p*＝1/2，(b)*p*＝1/3．

　二項分布はコイントス以外にも多くの状況に適用できる．本書の大きな関心事の1つに腫瘍縮小効果がある（N回のトスで裏の出る回数を，N人の患者のうち奏効が得られた患者数に置き換える）．前述のMDRの例では，二項分布が独立性の仮定を必要とするので，すべての生検が別々の患者から得られた場合にのみ二項分布を適用できる．個々の患者における陽性確率が1/2のとき，6人中3人の患者がMDR陽性である確率は0.3125である．6つの生検すべてが同一の患者から取られていればその確率は0に近い．この場合に二項分布を適用することは明らかに誤りである．

　結果がカテゴリカルデータの場合，分布は前述のような単純な表やグラフで表すことができるが，結果が計量データの場合は分布を表にできないため，代わりに関数$F(t)$を用いて累積確率を表すことになる．例えば，死亡までの時間においては，$F(t)$は時間tまでに死亡する確率を意味し，$F(t)$の導関数$f(t)$（しばしば確率密度と呼ばれる）はtで死亡する確率とおおよそ考えることができる〔より正確には$F(t)$の微分〕．また，我々は"死亡確率"より印象がよい指標として，少なくとも時間tまで生きている確率である"生存確率"$S(t)=1-F(t)$，つまり生存曲線を用いて話をすることが多い．生存確率$S(t)$は$S(0)=1$であり，tが増加するにつれて0に向かって減少していく．半分の患

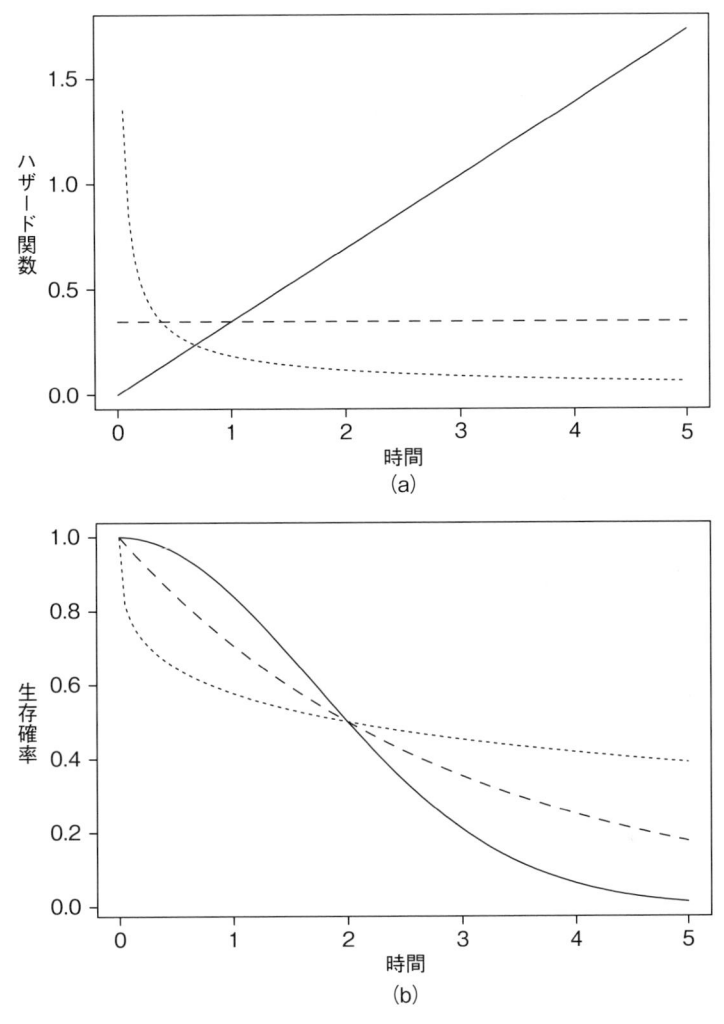

図 2.2 (a) 増加(実線),減少(点線),一定(破線)のハザード関数,
(b) 対応する生存曲線

者が生存していることが期待される時点までの時間は「生存期間中央値(*median* survival time)」であり,$S(m) = 0.5$ となる時間 m と表現される.

　その他,よく用いられる量的データとして,$\lambda(t)$ で表される「ハザード関数(*hazard function*)」または「ハザード率(*hazard rate*)」がある.この関数は,おおまかには,時間 t の直前まで生存した患者が時点 t で死亡する確率と考えればよい.すなわち,瞬間的な死亡率である.これまで説明してきたほかの量的データと同様に表現すると,ハザード関数は $\lambda(t) = f(t)/S(t)$ で与えられる.時間の関数であるハザード関数は,疾患の種類によってさまざまな形がありうる.例えば,外科切除を含む試験では,患者が死亡するリスクは術後が最も高く,その後時間を経るに従って減少していくかもしれない.増加していくハザード関数は加齢による自然死の死亡率の特徴である.進行した病期の試験では,追跡の期間によらず死亡のリスクは一定であるかもしれない.これら3種類のハザード関数を**図 2.2a** に,対応する生存曲線を**図 2.2b** に示した.

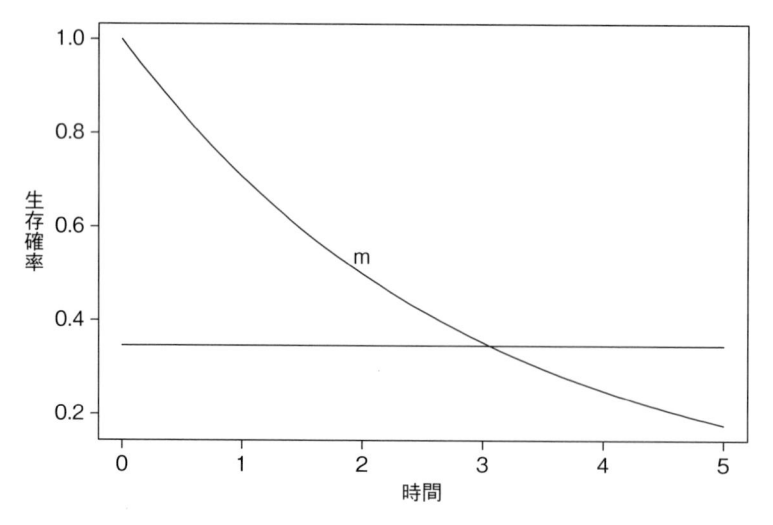

図2.3 指数分布のハザード関数（水平の線），生存曲線と生存時間中央値(m)

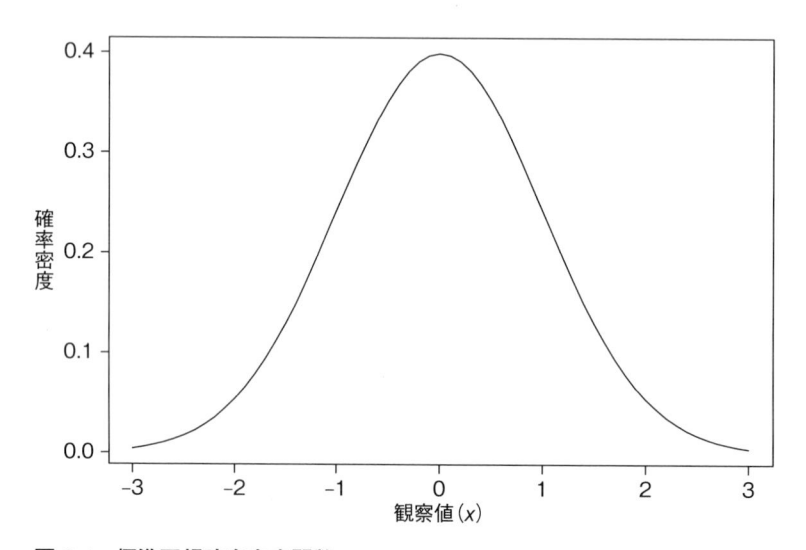

図2.4 標準正規確率密度関数

ハザードが一定，つまり $\lambda(t)=\lambda$ の場合には指数分布と呼ばれる分布になり，生存曲線は

$$S(t)=\exp(-\lambda t)$$

で与えられる．exp は指数関数である．生存時間が指数分布に従うという仮定の下で，生存期間中央値 m は，

$$m=-\ln(0.5)/\lambda$$

で表される．ここで ln は自然対数である．この関係から，理論上2つの治療群の生存期間中央値の比はハザード比の逆数に一致する．図2.3は指数分布におけるハザード関数と生存曲線，生存期

間中央値を示している．実際の臨床データではハザードが一定という仮定は必ずしも正しくないかもしれないが，臨床試験の計画段階ではこの指数分布の仮定を用いて適切なサンプルサイズを計算することができる（6章参照）．

最も一般的な量的データの分布は「正規分布（normal distribution）」〔ガウス分布（Gaussian distribution）〕であり，釣り鐘型の曲線で示される．標準正規分布の確率密度 $f(x)$ は，図 2.4 に示したように平均値 0 を中心に左右対称である．x より小さい値になる確率 $F(x)$ は，左端から x までの確率密度曲線下の面積に相当する．曲線全体の曲線下面積は 1 である．標準正規分布で観察値が負（0 以下）になる確率は，左端から 0 までの曲線下面積〔$F(0) = 0.5$〕であり 1/2 になる．1.645 より大きい観察値になる確率は 0.05 であり，−1.96 から 1.96 の間の観察値になる確率は 0.95 である．正規分布のありがたい特徴は，サンプルサイズが大きくなると，各観察値が正規分布に従わない場合でも，多くの一般的な統計量の分布が近似的に正規分布（あるいは 2.3.1 項で議論する χ^2 分布のような正規分布に関連した分布）に近づいていく点である．この事実は「中心極限定理（central limit theorem）」として数学的にも証明されている．例えば，N 回のコイントスにおいて k 回以下で裏が出る確率は正規分布で近似することができる．この原理は統計的検定手法の開発やサンプルサイズの計算に有用である（2.5 項参照）．

ここからは，がんの臨床試験に関係する主要な統計的概念を示す．ほとんどの箇所で，数式の使用は，特定の統計的検定や手順を理解するために必要な最小限にとどめた．なぜなら，特定の仮説検定を「どう用いるのか？」よりも，それが「なぜ用いられるのか？」を理解することのほうがはるかに重要だからである．例を示しながらカギとなる概念を解説していく．

2.2　単群第Ⅱ相試験：推定　The Single-Arm Phase Ⅱ Trial — Estimation

SWOG が実施する第Ⅱ相試験には通常 2 つのタイプがある．「新薬（investigational new drugs：INDs）の第Ⅱ相試験（第Ⅱ相治験）」は，新薬が特定の疾患に対して有望であるかどうかを評価するために行われる．一方，「第Ⅱ相パイロット試験（Phase Ⅱ pilot studies）」は，過去に試験された治療法の効果や実施可能性を新しい治療スケジュールで評価したり，ほかの薬剤や治療法と併用して評価するために行われる．いずれの場合も，「有望である」「効果を評価する」「実施可能性を評価する」ということが何を意味するのかを明確に定義することに注意が払われなければならない．

SWOG S9134（Balcerzak et al., 1995）は，軟部肉腫の患者に paclitaxel がある程度の腫瘍縮小効果を示すかどうかを確かめる第Ⅱ相治験（Phase Ⅱ IND trial）であった．典型的には，第Ⅱ相治験の正式な目標は，新薬が投与された患者での奏効割合を求め，有望である薬剤と有望でない薬剤の判別を行うことである．このタイプの試験に用いられるデザインは 5 章で詳述する 2 段階デザインであるが，ここでは表 2.1 に示す最終結果について議論する．

最下段のカテゴリの NASS（no assessment, or inadequate assessment 評価不能）は特に触れておく必要がある．第Ⅱ相試験での病変評価は，たいてい特定の時点で，一般的には 4 週ごとや 8 週ごとで予定が組まれる．特に，極めて進行した病期の患者を対象とする第Ⅱ相試験では，病変の確定

表 2.1 paclitaxel の第 II 相試験の最終結果

効果	N	%
CR	1	2.1
PR	5	10.4
STA	10	20.8
INC	29	60.4
NASS	3	6.3
計	48	100

的な評価の前に，毒性，ほかの理由による死亡，治療継続の拒否などによりプロトコール治療が中止されることがある．これらの患者は奏効しなかった患者と扱われる．この点についてのより詳細な議論は 8 章で行う．

表 2.1 で，CR と PR を合わせた「奏効」は全体で 6/48 の患者，すなわち 0.12 にみられた．これは推定奏効確率と呼ばれる〔このような場合，確率(probability)ではなく「率 rate」がしばしば用いられるが，「率」は正確にはハザードのような概念に対して用いられるものである〕．「推定値(estimate)」という言葉が用いられるのは，この値が真の確率ではなく，試験に登録された 48 人の患者という標本から，近似として計算されたものだからである．同じ試験が別の 48 人の患者で繰り返されたとすれば，次の試験における推定奏効確率はぴったり 0.12 となるとは限らず，それより小さいかもしれないし大きいかもしれない．もし，試験が繰り返していくつも行われれば，奏効確率の推定値の分布が得られる．これは各試験がより大きな母集団からの「標本(sample)」を構成しているという事実に基づく．この例でより大きな母集団とは，この試験の適格規準を満たすすべての軟部肉腫の患者である．paclitaxel を母集団全体に投与できるのであれば真の奏効確率を知ることができるだろうが，それは不可能である．我々は，その代わりに標本を用いて真の奏効確率の適切な推定値を得て，（真の奏効確率が低い）有望でない薬剤と有望な薬剤の判別ができることを期待するのである．母集団における真の奏効確率を p という記号で表し，試験における標本から求められる p の推定値を $\hat{p}$（この例では 0.12）と表す（ピーハットと読む）．

知ることができない母集団の真の奏効確率を推定するという考えに従うということは，すなわち奏効確率を精度の概念で考える，あるいは推定値のバラツキを考えるということにほかならない．なぜなら，個々の標本から得られる推定値は常に真の奏効確率と同じ値になるとは限らず，我々は推定値がどれだけ真値に近いのかを評価する必要があるからである．この評価は何人の患者で研究を行ったかに大きく依存する．これを理解するためには，サイズ 1 の臨床試験を考えればよい．1 人の患者で推定される奏効確率は 0 か 1 のいずれかでしかないが，母集団を反映する推定値として「0 か 1 のどちらか」では誰も満足しないだろう．サンプルサイズが大きくなれば，結果として得られた推定値は知りたいと思う真の奏効確率に近づいている，という確信が強くなると感じるだろう．したがって，100 人の患者で試験を繰り返したときの結果は，48 人の試験を繰り返したときよりも精密な（バラツキの少ない）推定値であることが期待できる．これを説明するために図 2.5 を考えよう．こうしたグラフはヒストグラムと呼ばれ，集めたデータの値ごとの頻度を示したものである．図 2.5a は 40 人の試験を 100 回繰り返したときの奏効確率の推定値であり，図 2.5b は 100 人の試

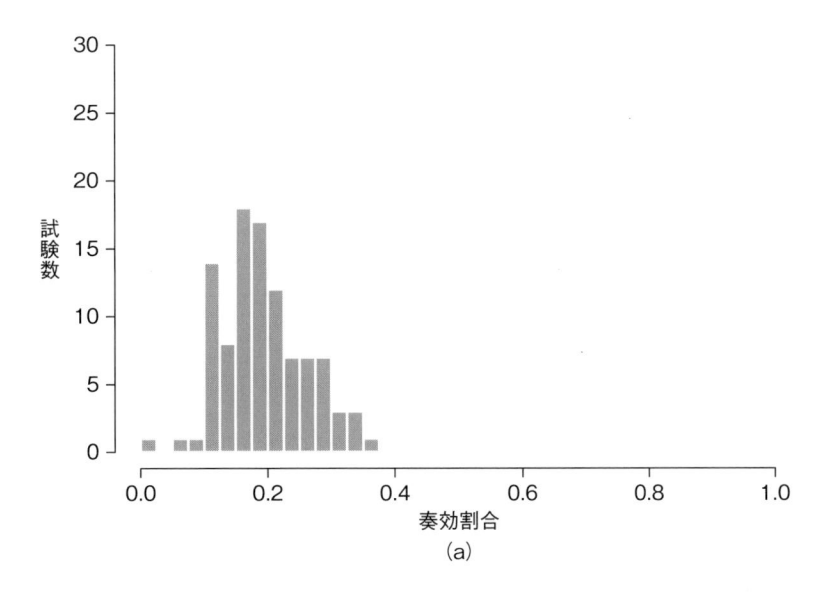

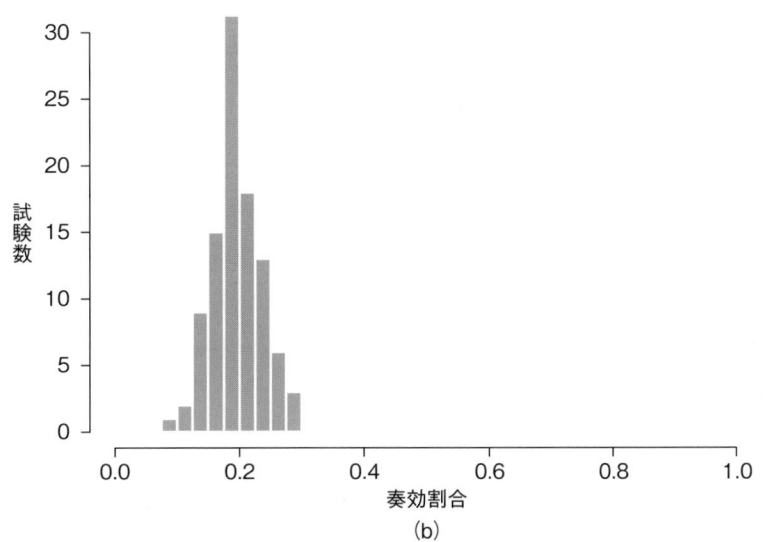

図 2.5　100 個の仮想の試験からの推定奏効確率のヒストグラム
(a) 40 例の試験，(b) 100 例の試験．

験を 100 回繰り返した場合のものである．いずれも真の奏効確率を $p=0.20$ と仮定してコンピュータで発生させたデータである．40 人で試験を行ったものより 100 人での試験の方が，データが真の値の $p=0.20$ 付近に集まっていることが確認できる．また，100 人で行った試験の分布の形のほうが 40 人の試験の分布よりも図 2.4 の正規分布の形に近いことにも注意してほしい．

　推定値の精度という概念は，真の確率を含むことが合理的に期待できる値の区間と表現できる．この値の範囲を「信頼区間(confidence interval)」と呼ぶ．前述の paclitaxel の例では奏効確率の 95 % 信頼区間は 0.047〜0.253 であった．この区間は二項分布に基づいて作成された数値表(Diem and Lentner, 1970)から得られる．サンプルサイズが大きければ正確な信頼区間のよい近似は 2.1 項で説明したように正規近似を用いて可能である．信頼区間の解釈としては，同じような試験を繰

表2.2 $\hat{p}=0.2$のときの信頼区間の幅とサンプルサイズの(従属)関係

N	信頼区間
20	(0.06, 0.44)
40	(0.09, 0.36)
60	(0.11, 0.32)
80	(0.12, 0.30)

り返したときにそれらの95％信頼区間は母集団での真の確率を95％の割合で含むという意味であり，(母集団の)真の奏効確率が0.047から0.253のどこかにあるということが95％確かであると言ってもよい．研究者は真の値がどの程度の確からしさでその区間内に存在してほしいかと考えるかによって，信頼区間の別の水準を選択することができる．例えば第Ⅱ相試験では90％信頼区間で十分かもしれないし，導き出す結論に慎重であることが必要である場合には99％信頼区間が望ましいかもしれない．

例として，この第Ⅱ相試験の結果に基づいて，paclitaxelによる軟部肉腫の治療をさらに研究するかどうかの意思決定を研究者が行う場合を想定する．$\hat{p}=0.12$という試験結果は，真の奏効確率が非常に低い，言い換えれば十分な効果がない薬剤であるということと矛盾しない．奏効確率が少なくとも0.30はあると信じることのできる薬剤を見つけることに研究者の関心があるとするなら，研究者はこの試験で，paclitaxelは十分な効果がなく，ほかの治療法を研究すべきであると結論づけることになる．

小さなサンプルサイズでは真の奏効確率のありうる値が広い範囲になる(信頼区間の幅は広くなる)．サンプルサイズが大きければ信頼区間は狭くなる．**表2.2**に，奏効確率の推定値(観察された奏効割合)がすべて0.20である，サンプルサイズがそれぞれ20, 40, 60, 80の4つの試験における信頼区間の幅を示した．このように信頼区間は推定値の精度のものさしとなる．

ここまでは，より大きな母集団からの「標本」の概念を議論してきた．どのような試験でも，標本から得られた結果を目標の母集団に一般化することが妥当であることの担保が重要である．信頼できる結論を導き出すうえで標本のサイズがどれほど影響するかは既に議論したが，研究結果を適用しようとする母集団と標本との類似性もまた同様に重要である．例えば，先述の軟部肉腫の試験では，予後不良の軟部肉腫患者すべてでpaclitaxelを評価することを考えていたかもしれないが，もし第Ⅱ相試験で子宮平滑筋肉腫の患者だけが組み入れられたとすれば，子宮平滑筋肉腫は化学療法に奏効しにくいことが知られているため，得られる奏効確率の推定値はほかの組織型の患者で得られる結果よりも過小評価になっているかもしれない．標本と目標とする母集団との類似性がない場合，推定値にはバイアスが入る．すなわち，目標とする母集団を代表していない推定値が試験から得られてしまうことになる．選ばれた標本が，その結果が一般化される母集団を代表していることを確かなものにするためには，適格規準の定義と患者の選択方法に十分注意を払う必要がある．

2.3 ランダム化第Ⅲ相試験：仮説検定
The Randomized Phase Ⅲ Trial — Hypothesis Testing

　第Ⅲ相試験の目的は治療法を比較することである．初期の医学では治療の成功についての逸話的な報告を，最近ではケースシリーズ研究や前向きではあるがランダム化していない試験を意思決定のよりどころにしてきた．こうした研究では，対象はある治療を"受けた"患者集団であり，結果は過去の知識やほかの治療を受けた患者の報告と比べられた（1章参照）．こうした研究では，結果の差は患者集団の差である可能性が極めて高く，バイアスを完全に除くことは不可能であり，ランダム化していない試験に基づく意思決定は疑わしいものであった．バイアスの最も大きな原因の1つが，医師と患者が治療法を選択する測定不可能なプロセスであるため，治療法を比較する最も適切な方法がランダム化臨床試験であることは広く認められている．ランダム化試験では試験の適格規準を満たした患者にランダムに治療法が割り付けられるが，このランダム化が治療法の選択に関して系統的な選択バイアスがないことを保証する．ランダム化の方法は6章で議論する．ヒストリカルコントロール（既存対照）との比較の例は9章で示す．

　がんを対象とした第Ⅲ相試験の主要な目的は生存期間（あるいは無病生存期間や無増悪生存期間）を治療法間で比較することである．また，腫瘍縮小（奏効の有無）のような2値のカテゴリカルデータもしばしば比較される．まずは説明が簡単な2値の場合から話を始めよう．

2.3.1　アウトカムとしての腫瘍縮小効果 Response as the Outcome

　SWOG S8412（Alberts et al., 1992）は，病期Ⅲまたは病期Ⅳの卵巣がん患者を対象とし，cyclophosphamide に carboplatin と cisplatin のいずれかを併用する試験であった．目的の1つ（主たる目的ではないが）は，測定可能病変を有する患者における化学療法の腫瘍縮小効果を両群で比較することであった．患者は cyclophosphamide + carboplatin，あるいは cyclophosphamide + cisplatin のいずれかを投与されるようにランダム割付され，生存期間と腫瘍縮小効果について観察された．291例の適格患者のうち124例が測定可能病変を有していた．結果は2×2分割表と呼ばれる**表 2.3**に示す．

　前述の第Ⅱ相試験と同様，各治療法について奏効確率を推定することができる．つまり，cisplatin 群（A群）の推定奏効確率は $\hat{p}_A = 31/60 = 0.52$，carboplatin 群（B群）では $\hat{p}_B = 39/64 = 0.61$ である．各推定値は各群の患者数から求められる．

　我々の目的は治療法を比較することであるから，主たる関心事である質問とは，「cisplatin の投

表 2.3　卵巣がんの試験での奏効

	奏効	奏効せず	計	推定奏効確率
A群	31	29	60	0.52
B群	39	25	64	0.61
計	70	54	124	0.565

与を受けた患者の奏効確率がcarboplatinの投与を受けた患者の奏効確率と異なるか？」である．これを「仮説」という言葉で表すことができる．この状況では，（H_0で表される）「帰無仮説(null hypothesis)」とは「$p_A = p_B$」であり，統計的なより簡易な表現は「$H_0 : p_A = p_B$」となる．

たいていの場合，我々が証明したい関心事である「対立仮説(alternative hypothesis)」（H_1と表現される）は，次の2つの基本形のうちのいずれか1つの形になる．1つ目の形は，治療法Aが毒性が強い，または高価である新しい治療法，治療法Bが標準治療の場合である．この場合，対立仮説は「新しい治療法が従来の治療法より優れている」となるだろう．統計的には「$H_1 : p_A > p_B$」と書く．新しい治療法が優れていることが証明されない限り，標準治療(治療法B)は変わらない(新しい治療法が劣っていることを証明することには関心はない)．これは「片側検定(one-sided test)」として知られている．2つ目の形は，治療法AとBがいずれも標準的な治療法として競合している場合であり，この場合は我々は「2つの治療法のどちらが優れているのか？」に関心がある．この場合の仮説は「両側対立仮説(two-sided alternative)」と呼ばれ，$H_1 : p_A \neq p_B$と表される．

帰無仮説が真のとき，推定される確率の差$\hat{p}_A - \hat{p}_B$は0に近いと期待できるが，一方，2つの真の確率に差があれば，推定される確率の差は0から大きく離れるはずと考えられる．第Ⅱ相試験について行ったのと同様の方法で，我々は2つの確率の差について信頼区間を求めることができる．この場合には（正規分布を用いた近似による）95%信頼区間は「$-0.26, 0.08$」である．この区間は0を含むので，「差が0である」という仮説，すなわち「真の確率であるp_Aとp_Bが同じ」という仮説と矛盾しないと考える．この区間が0を含まないときには，観察されたデータは「差が0ではない」という仮説のほうに，より矛盾しないと考えるのである．

2つの確率が等しいことを検定するには別の方法もある．それは，観察されたデータに基づいて，帰無仮説が偽(false)であること(しばしばそれは誤りではない)をより公式に判断する方法である．すなわち，このサンプルサイズでの推定値0.52と0.61から，「真の奏効確率p_Aとp_Bが本当に違っているといえるのか？」という仮説の検定である．この仮説の統計的検定は次のように定式化することができる．表2.3からは，全体として$70/124 = 0.565$の患者が化学療法に奏効したことがわかる．もし2つの治療法に差がなければ，cisplatinを投与された患者のうち，約$0.565(0.565 \times 60 = 33.87 \fallingdotseq 34$人)の患者が奏効し，約0.435の患者(26人)が奏効しないことが予想される．同様に，carboplatinの投与を受けた約36人の患者が奏効し，28人の患者が奏効しないことが予想される．実際に観察された結果(観察値)と予想される結果(期待値)はどの程度差があるだろうか．帰無仮説の下で，観察された結果と予想される結果との乖離を要約するのに用いられる数値がχ^2(カイ二乗)値である．これは，$\chi^2 = \sum[($観察値$-$期待値$)^2/$期待値$]$により計算される．ここで，$\sum$記号は2×2分割表の4つのセルを合計することを意味している．χ^2は検定統計量の1つであり，データがカテゴリカルデータの場合，すなわち各観察値がこの例での治療群と奏効のようにカテゴリーに分類できる場合に適している．χ^2検定(と多くの通常の統計的検定)に必要である2つ目の要件は，観察値が互いに独立であることである．

観察値と期待値が完全に一致すれば，χ^2値は0になる．観察値と期待値が大きく異なればχ^2も大きな値となる．この例では，

$$(31-33.87)^2/33.87 + (29-26.13)^2/26.13 + (39-36.13)^2/36.13 + (25-27.87)^2/27.87 = 1.08$$

表2.4 2×2分割表における χ^2 検定に関する記号

	奏効	奏効せず	計
A群	r_A	$n_A - r_A$	n_A
B群	r_B	$n_B - r_B$	n_B
計	r	$n - r$	n

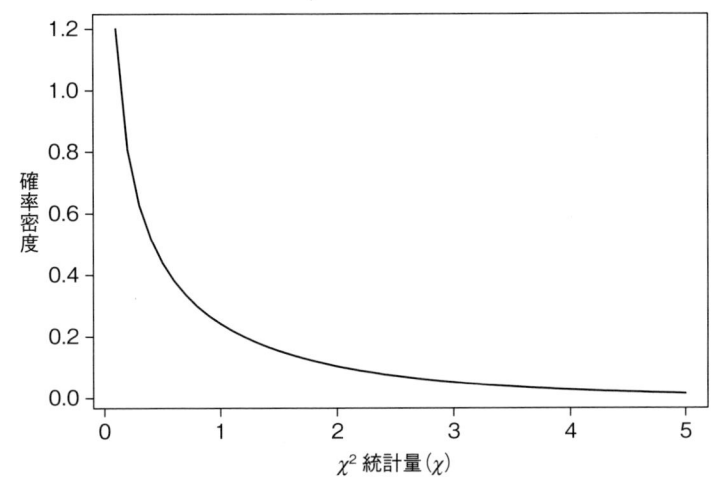

図2.6 カイ二乗 (χ^2) 分布 (自由度1)

となる.

より単純だが数学的には同等である別の数式では，2×2分割表の1つのセルと周辺和だけを用いる．記号を表2.4に示す．両群の違いを治療群Aの奏効例数を用いて示すと，式は $(r_A - n_A r/n)^2 / [n_A n_B r(n-r)/n^3]$ となる．ここで分子はやはり (観察値 − 期待値)^2 になっていることに注意する．表2.3のデータでは $124^3 (31 - 60 \times 70/124)^2 / (60 \times 64 \times 70 \times 54) = 1.08$ となる．ある条件の下では，この式は2.3.2項で説明するログランク検定として $(r_A - n_A r/n)^2 / [n_A n_B r(n-r)/n^2(n-1)]$ と修飾される．また，ほかの場合には χ^2 の連続修正として知られている式が用いられることもある．

別の124例で同じ臨床試験を実施すれば，新しい患者集団を相手にするためいくらか異なった奏効割合を示すことが予想され，χ^2 値は異なる値になるであろう．したがって，統計量は図2.6のように確率密度として示されるさまざまな値をとるはずである．帰無仮説が正しいとき，χ^2 統計量がある値を上回る確率は，図2.6での曲線下面積を求めることにより計算，または χ^2 分布の数値表を用いることにより求めることができる．図2.6で2つの確率が等しい (帰無仮説が正しい) という仮定の下で χ^2 値1.08以上の事象が観察される確率はとても高い (約30%起きる)．すなわち，この治療法の間で奏効確率が異なると結論するだけの十分な根拠はないと判断することになる．

χ^2 分布を用いた推定は，サンプルサイズが小さくない限り十分に正確な近似である．サンプルサイズが小さいときに用いられる正確 (exact) な方法として「Fisherの直接確率検定 (Fisher's exact test)」が知られている．大きなサンプルサイズの標本において χ^2 分布が適当であることは，2.1項で説明した中心極限定理からも導かれる便利な論理的帰結である．実際に，多くの統計的検定での

分布は標準正規分布か χ^2 分布で近似が可能である．

仮説検定の考えについて，より正式な説明をしていこう．前述の臨床試験では「$H_0：p_A=p_B$」を検定しようとした．試験を実施し，データに基づいて母集団についての意思決定を行った．p_A と p_B の真の値から意思決定につながる一連の考察を要約すると次のようになる．

		真実(truth)	
		$p_A=p_B$	$p_A \neq p_B$
判断(decision)	H_0 採用	正しい	第Ⅱ種の過誤
	H_0 棄却	第Ⅰ種の過誤	正しい

「第Ⅰ種の過誤確率(type Ⅰ error probability)」，あるいは「α(アルファ)」，あるいは「有意水準(significance level)」は，2つの治療法の効果が本当は同じにもかかわらず，異なるという結論を下してしまう(偽陽性の)確率である．第Ⅰ種の過誤確率の許容水準(有意水準)は試験の計画段階で決められる．最も一般的な検定の有意水準は 0.05 である．我々の例で 0.05 の有意水準を用いて治療法が異なるかどうかの検定をしてみよう．まず(帰無仮説の下で)本当は差がないときの χ^2 検定統計量の分布を考える．治療法に違いがあると結論するためには，どれほど χ^2 値が大きければよいのであろうか？ 帰無仮説の下で χ^2 統計量が特定の値 x を上回る確率は図2.6の値 x 以上の曲線下面積を求めるか，出版されている数値表から見つけることができる．$x=3.84$ なら面積が 0.05 になる．つまり χ^2 統計量が 3.84 以上であるときにだけ「p_A と p_B は異なる」と結論することができる．このとき第Ⅰ種の過誤確率は 5% である．次に，実際に観察された値 1.08 を考える．これは 3.84 より小さいので「p_A と p_B は異なる」とは結論できない．そこで，「等しいという帰無仮説を棄却するだけの十分な根拠がなかった」と結論する(ここで，これは2つの確率が等しいと結論することではなく，違うことを示すことができないだけであることに注意する．「差があるとはいえない」が正しい解釈である)．もし奏効例数が 31 と 39 ではなく 27 と 43 であれば，検定統計量は 1.08 ではなく 6.2 になるので，帰無仮説を棄却して「p_A と p_B は異なる」と結論することができる．

p_A と p_B が異なるかどうかを判断するための仮説検定のアプローチは，既に説明した信頼区間のアプローチとどのように関連しているのであろうか？ 基本的に両者は同じである(違いが生じるのは近似の方法が異なるからである)．「$H：p_A-p_B=\Delta$」の検定で，Δ が 0 のときだけではなくすべてのありうる Δ について考えれば，仮説検定から信頼区間を直接導くことができる．仮説が棄却されなければ(真の差が Δ のときにありそうな結果)，Δ は信頼区間の中にある．もし，棄却されれば(真の差が Δ のときにありそうにない結果)，Δ は区間の中にない．したがって信頼区間は，仮説検定が帰無仮説を棄却しない値すべての集合と考えることができる．特に，p_A-p_B の信頼区間が 0 を含めば，差がないという帰無仮説は棄却されない．逆に信頼区間が 0 を含まなければ，差がないという帰無仮説は棄却される．

検定の有意水準 α に関連する概念の1つが p 値である．p 値は，「帰無仮説の下で，観察された結果以上に極端な結果が観察される確率」と定義される．先述の例における p 値は検定統計量が 1.08 以上の値となる確率，つまり 0.3 であった．検定統計量が 6.63 であるときは p 値は 0.013 であった．定義に従い，p 値は小さいほど，帰無仮説の下で観察される結果がより起こりそうにないことを意

味する．帰無仮説の下で観察された結果を得る確率が十分に低いとき，我々は「帰無仮説は正しくない」と結論する．p値と観察された検定統計量の値との関係を記憶に留めておいてほしい．χ^2統計量を用いて帰無仮説を棄却するルールは，「χ^2統計量が3.84以上であるとき棄却する」と表現してもよいし，「p値が0.05未満であるとき棄却する」と表現してもよい．

前述のように，多くの検定統計量の分布は正規分布，または正規分布と関連しているχ^2分布で近似することができる．したがって，多くの統計的検定のp値は，標準正規分布かχ^2分布のいずれかの曲線を用いて，観察された値よりも右側の部分の曲線下面積から計算することができる．正規分布とχ^2分布の数値表は，例えばRosner(1986)のような標準的な統計学の教科書で見ることができる．

正規分布では，観察された値よりも右側の曲線下面積は，片側検定のp値に相当する．片側検定は，特定の方向(例えば$A>B$)に関心がある場合に用いられる．その場合には$A<B$でも$A=B$でも同じ結論(Bが望ましい治療である)になるので，誤って$A>B$と結論づけるときにだけ第I種の過誤が発生する．両側検定では，両方の方向における差，つまり$A>B$のときの差と$B>A$のときの差の両方に関心があるため，真に差がない場合に，$A>B$と結論するときにも$B>A$と結論するときにも第I種の過誤が発生する．この場合，反対側の方向でも同程度の差を考えるため，p値は右裾の面積の2倍になる．例えば，正規曲線において1.96以上の曲線下面積は0.025であるため，検定統計量が1.96のとき片側のp値は0.025であり，両側のp値は0.05である．χ^2統計量では差を二乗しているために，方向を示す+，−の記号がなく，常に両側である．1.96^2は3.84であり，そのとき，(自由度1の場合の)χ^2統計量のp値は0.05である．片側検定と両側検定のどちらを用いるかは研究の目的によるため，研究計画の段階で決めておくべきである(8章の8.3.3参照)．

仮説検定の有意水準(αレベル)はそれ単独で事前に決めることができるが，第II種の過誤の確率βは①サンプルサイズ，②p_Aとp_Bの真の差，③検定の有意水準，に依存する．真の差が非常に大きければ(例えば，p_Aが1に近く，p_Bが0に近い)，サンプルサイズが小さくても，両群の確率に差があると正しく判断することは比較的容易であると期待される．しかし，等しくなくてもp_Aとp_Bがとても近い場合には，十分な確からしさでその差を検出するには相当に大きなサンプルサイズが必要になる．したがって，差を検出することができなかった場合，サンプルサイズが小さければ，$p_A=p_B$を証明したことにはならないため，結果の報告に際しては注意が必要である(真の差が大きくないときには，第II種の過誤または偽陰性の結果が生じやすいからである)．

特定の対立仮説についての検定の「検出力(power)」は$1-\beta$，すなわち，「本当に差があるときに正しく差を検出する確率」と定義される．我々は理想的には，現実的でかつ臨床的に意味のある差を検出する高い検出力を確保するために，常に十分な大きさのサンプルサイズを設定するべきである．試験から得られる結論を信用できるものにするためには過誤率が十分低い研究をデザインする必要があり，臨床試験の計画段階では，検出する意味がある臨床的な差の大きさについて臨床家と統計家が十分に議論することが重要である．

2.3.2　アウトカムとしての生存期間　Survival as the Outcome

多くのがんの第III相臨床試験の主たるアウトカムは患者の生存期間である．患者は2つ(またはそれ以上)の群にランダムに割り付けられ死亡まで追跡される．典型的な第III相試験では，患者集

表 2.5 仮想的な試験における短い順に並べられた生存期間(月)

生存期間(月)
1
2
4+
6
6
7+
9
11
15+
16
17
18+
24
24+
25+
26
28
31+
32+
35+

積期間(しばしば数年を要する)があり,その後さらにデータの解析時点までの追跡期間がある.最終解析の時点では,既に死亡している患者もいるし生存している患者もいる.最終解析時点で生存している患者が観察された時間は,全体の集積期間の中のどの時点で患者が試験に登録されたかによって異なる.こうした患者の真の生存期間は不明であるが,少なくとも登録時点から最後に生存が確認された日までの期間は生存していたことはわかっており,それはその患者の生存期間の最小値といえる.この種のデータでは被験者が「打ち切り(censoring)」を受けたと表現する.ここで仮想の試験の患者の生存期間を順に並べた表 2.5 を用いて,打ち切りデータに関連する統計的な問題を説明する.数字の右に+のあるものが打ち切りを受けた観察値である.

このタイプのデータが与えられたとき,我々は患者の生存に関する情報を要約したなんらかの統計量を計算する.打ち切りを受けていない患者の生存期間のみのデータの算術平均が平均生存期間として示されるのを見ることは珍しくない.しかし,この推定値は生存している患者の情報を無視しているため正しくない.打ち切り例の生存期間はそのとりうる最小値であるため,打ち切り例を含むすべての患者の生存期間を用いた平均値であっても,真の生存期間を過小評価していることになる.しかし実際にはしばしばこれが平均生存期間と扱われている.

これに代わる尺度として,関心のある特定の時点における生存確率(例えば 2 年生存確率)が有用

表 2.6　仮想的な試験における累積生存割合の計算

時間(月)	リスク集団の人数	死亡数	打ち切り数	各時点での生存する割合	累積生存割合(生存確率)
1	20	1	0	19/20=0.95	0.95
2	19	1	0	18/19	0.95×(18/19)=0.90
4	18	0	1	18/18	0.90×(18/18)=0.90
6	17	2	0	15/17	0.90×(15/17)=0.79
7	15	0	1	15/15	0.79×(15/15)=0.79
9	14	1	0	13/14	0.79×(13/14)=0.74
11	13	1	0	12/13	0.68[1]
15	12	0	1	12/12	0.68
16	11	1	0	10/11	0.62
17	10	1	0	9/10	0.56
18	9	0	1	9/9	0.56
24	8	1	1	7/8*	0.49
25	6	0	1	6/6	0.49
26	5	1	0	4/5	0.39
28	4	1	0	3/4	0.29
31	3	0	1	3/3	0.29
32	2	0	1	2/2	0.29
35	1	0	1	1/1	0.29

[1] 以下の累積生存割合推定値は同様の計算による
*死亡例と打ち切り例が同じ時期に観察

かもしれない．では，どのようにそれを計算するのか？ 表 2.5 のデータを用いると，24 か月までに死亡していなかったか，24 か月以降に死亡した人が 20 人中 11 人という事実から生存確率を 11/20＝0.55 とするかもしれない．しかしこの場合，2 年未満での打ち切り例すべてが，さらに追跡されていれば丸 2 年間生存したと仮定することになるので，この生存確率は楽観的すぎる．別のアプローチでは，2 年未満の打ち切り例を無視して，7/16＝0.44 と計算するかもしれない．この生存確率は 24 か月未満の打ち切り例を完全に削除して計算されており，打ち切り例の真の生存期間は観察されている生存期間よりも長いという情報を捨てているため過度に悲観的な推定になる．文献で見ることがある 3 つ目のアプローチは，最低 2 年の追跡がされていない患者は生死にかかわらず無視するという方法であるが，やはり価値のある情報を捨てていることになる．

　理想的には，患者の情報は可能な限り最大限に活用すべきである．臨床試験における患者の生存期間を推定するために最もよく用いられる方法はカプラン・マイヤー(積極限)推定量である(Kaplan and Meier, 1958)．**表 2.6** は，表 2.5 のデータに生存曲線の計算を加えて拡張したものである．表の第 2 列はその時点の直前まで生存している患者数を示しており，次の観察時点で死亡する可能性(リスク)がある患者数を意味する("patients at risk"，以下「リスク集団」)．次の 2 つの列は各時点での死亡数と打ち切り数である．右から 2 つ目の列は，各時点を生存し続ける割合であり，リスク集団の人数と生存し続けた人数の単純な比で表される．

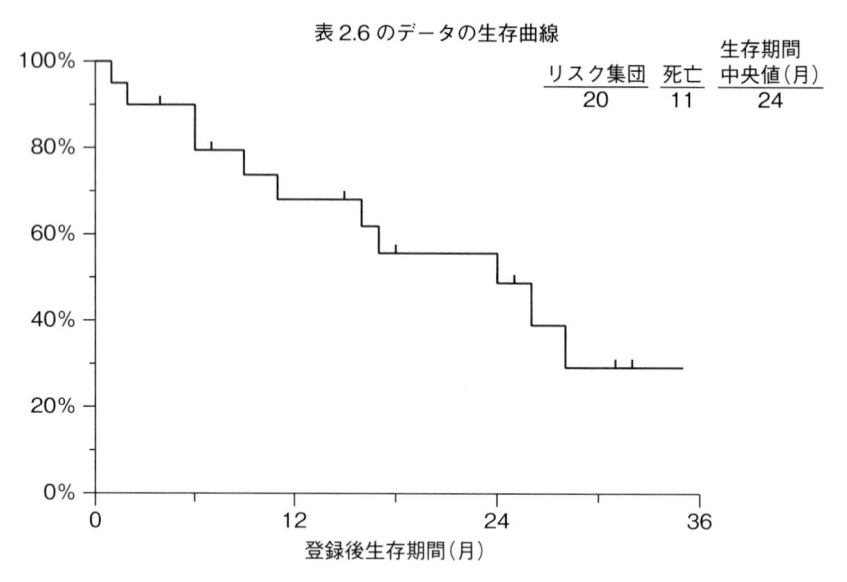

図 2.7 表 2.6 で計算した生存曲線のプロット

　一番右の列は累積生存確率を示している．時点 0 では全例が生存しているため生存割合は 100%から始まる．時点 1 か月で 1 人死亡したので，生存する割合と累積生存割合はともに 19/20 = 0.95 である．1 例が死亡したので，次の時点までの間に死亡するリスクがあるリスク集団は残り 19 例である．さらに 1 例死亡するとその時点で生存し続ける割合は 18/19 = 0.947 となる．2 か月時点の累積生存確率は，1 か月時点の生存確率と，1 か月時点で生存していた患者が 2 か月時点で生存し続ける確率の積になる．つまり 0.95 × 0.947 = 0.90 と推定される（これは 2 か月時点で生存している患者の割合 18/20 に等しい）．時点 4 では 18 人がリスク集団であり，1 例がこの時点で打ち切りを受ける．4 か月時点を生存し続ける確率は 18/18 = 1 であり累積生存確率は変化しない．しかし，時点 4 で打ち切りを受けた患者はそれ以降観察されないため，次の時点でのリスク集団からは除く．2 例が時点 6 で死亡すると，時点 4 で生存し続け，さらに時点 6 で生存し続ける割合は 15/17 = 0.882 となり，累積生存確率は 0.90 × 0.88 = 0.79 と推定される．ここで，この数値が，打ち切りを受けた患者を除いて計算した値 (15/19 = 0.789) と，6 か月時点でもリスク集団に含まれていると仮定したときの値 (16/20 = 0.80) との中間の値になっていることに注意してほしい．

　同様にしてすべての観察時間 (observation time) について推定累積生存割合 (estimated cumulative proportions surviving) が計算される．（＊）は打ち切りと死亡が同時に観察されたことを意味するが，打ち切りは死亡の直後に起きた（この場合には 24 か月を経過した直後）と仮定して計算上は後から処理することになっている．この推定量は，それぞれの時点での生存割合を連続して掛けることから「積極限推定量 (product-limit estimator)」と呼ばれている．この方法を用いた 24 か月生存の推定値は 0.49 になる．

　上記の計算の結果をプロットした生存曲線を図 2.7 に示す．死亡が観察されない限り生存割合は不変であるため，曲線は階段状の関数としてグラフになっている．点と点の間を線で結ぶ内挿は，バイアスのある推定値を与える可能性があるので，この階段型の曲線は統計的には最も妥当である．ヒゲ (tic marks) は打ち切りを示している．

この曲線を用いると，生存に関する統計量のさまざまな点推定値を得ることができる．例えば，1年生存割合が知りたければ，横軸で12か月のポイントでの縦軸の値を読めばよく，1年生存割合は0.68と推定されることになる．

特定の時点の生存割合のほかにも，よく用いられる統計量として生存期間中央値(median survival time)がある．これは半数の患者が死亡すると推定される時間である．これはカプラン・マイヤー法で推定した生存曲線が最初に0.50以下になる時間である．本項の例では，17か月の生存割合が0.56で24か月に0.49に落ちるので生存期間中央値は24か月である．

積極限推定値として，生存割合(Breslow and Crowley, 1972)と生存期間中央値(Brookmeyer and Crowley, 1982)の近似的な信頼区間を計算することも可能である．生存期間の信頼区間で留意すべき最も重要な点は，時間軸の右に行くほど信頼区間の幅が広くなるということである．時間が経過するにつれて情報に貢献する患者数が少なくなっていくためである．したがって，生存曲線の後半の推定値よりも前半の推定値のほうが精度が高い．例えば，5年前以前に2例しか登録されていない試験では，5年生存割合の推定値の精度には問題がある．

生存曲線のデータの解釈では，いくつかよくみられる落とし穴がある．よくみる間違いは，最後が0%になっていない生存曲線を，生存割合がプラトーになったと解釈するものである．先述した推定手順の性質からわかるように，最長の観察例が打ち切りであれば，生存曲線は0%まで落ちないが，それはそれ以降に死亡する確率がゼロになったのではなく，単に追跡がそこまでしかされていないことを意味するだけである．これに関連する誤りとしてよくあるのが，最長の観察時点を超えて最終累積生存割合を当てはめようとするものである．例えば，表2.6と図2.7で示したデータに対して，曲線を勝手に斜め右下に延長して全員が5年までに死亡するだろうと考えたり，逆に楽観的に曲線の裾をそのまま右にまっすぐ延ばして29%の患者が5年の時点でもまだ生存しているだろうと考えたりすることは，いずれも正しくない．35か月以降の生存曲線がどうなるかについては何も情報がないのである．

通常，第III相試験では生存曲線を推定することだけに関心があるのではなく，試験される治療群の生存曲線を比べることが主たる目的であるため，仮説は生存期間の差に関して定式化されることが多い．すなわち，「$H_0: S_A = S_B$」vs.「$H_1: S_B > S_A$」となり，Sは母集団における真の生存曲線を意味する．すなわち，帰無仮説は「2つの治療法の生存期間は同じ」であり，対立仮説は「新治療Bが標準治療Aに比して生存期間が上回る」となる．例えば「2年生存確率を比較する」というように，ある一時点において生存曲線を比較するというアプローチがあり，歴史的には，ある時点の生存確率を各群で推定し，それらの生存確率を検定するという方法が用いられてきた．この方法の1つの問題は，検定を行う時点の選択が恣意的であることである．さらに，2年生存確率は同じであっても全体の生存曲線が全く異なるという状況も多い．図2.2bは，同じ2年生存確率の3つの状況を示している．こうしたことから生存曲線の群間比較においては，生存曲線の一様性に関する包括的検定(overall test)が好んで用いられる．それにはさまざまな方法があるが，一般的な考え方は次のようである．まず，打ち切り例を含めて，治療法を無視して生存期間を短い順に並べる．**図2.8**にいくつかの例を示す．ここでAは治療法Aを受けた患者の死亡，Bは治療法Bを受けた患者の死亡，小文字はそれぞれ打ち切りを示している．

治療法の効果に差がなければ，A群での死亡もB群での死亡も，死亡時間の範囲の全体にわたっ

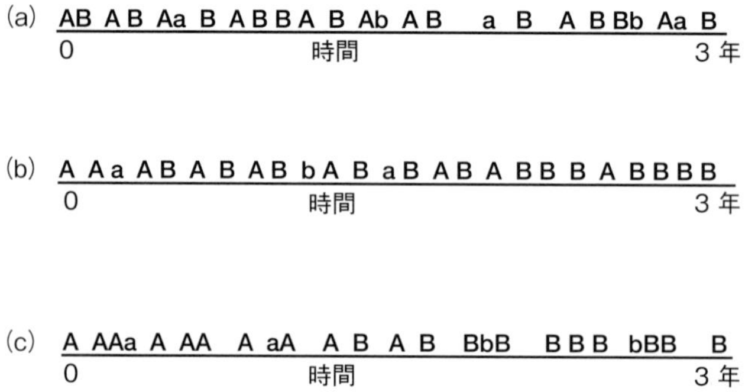

```
(a) AB AB Aa B ABBA B Ab AB   a B  A BBb Aa B
    0                時間                    3年

(b) A Aa AB A B A B b A B aB AB A BB  B A BBBB
    0                時間                    3年

(c) A AAa A AA  A aA  A B  A B  BbB   B B B  bBB   B
    0                時間                    3年
```

図2.8　2つの治療における生存時間のパターン
AとBが死亡例の生存時間，aとbが打ち切りを受けた観察値を示す．

て同じように起きることが予想される(**図2.8a**)．しかし，治療の効果に差があれば，**図2.8**のbやcのような，均等でないパターンが観察されることが予想される．

検定は次のように行うことができる．各観察値に対して，最初の死亡に1番，次の死亡に2番といった順位のスコアを割り当てるとすると，もし両群の生存期間に差がなければ，A群での死亡もB群での死亡も同じように小さいスコアや大きなスコアが割り当てられることになる．しかし，もし治療法の効果に差があれば(一方に死亡が多い，またはより早期に死亡する)，どちらか片方の群に大きな(あるいは逆に小さな)スコアがより多くなると考えられる．そこで我々はスコアの合計の2群の差を検定統計量として用いることができる．打ち切りを含むデータに対する統計量はいくつもの種類があるが，それらは打ち切り例に対するスコアの付け方が異なっている．最もよく用いられるものがログランク検定(logrank test) (Mantel, 1966)であり，ほかにも，Gehan(1965)，Peto and Peto(1972)，Prentice(1978)による検定統計量がある．2つの治療群間で生存期間が等しいという帰無仮説を検定する目的のログランク検定では，離散データでのχ^2検定と同じようにp値を計算することができる．

打ち切りのあるデータに対する検定統計量については，2.3.1項と同様に2×2分割表を用いることで別の説明が可能である．**図2.8a**から作成した**表2.7**のサンプルデータを考えてみよう．すべての生存期間が，治療群や打ち切りの有無によらず小さい順に並べられている．

打ち切りを受けていない観察値が生じる時点(死亡時点)ごとに，それぞれ1つずつ2×2表が構成できる．各2×2表の周辺和は各群のその時点までの生存者数(リスク集団の人数)，その時点での死亡数，その時点での生存者数である．各セルは各群の死亡数と生存者数になる．これを記号で表したものが**表2.8**である．

例えば，表2.7の時点11では$n_A=6$, $n_B=7$, $d_A=0$, $d_B=1$である．A群で観察された死亡数がd_Aであり，H_0(差がないという帰無仮説)の下でのその期待値は$n_A d/n$である．ある量Vを$n_A n_B d(n-d)/n^2(n-1)$と定義すると，それは2.3.1項に出てきたχ^2統計量の1つの派生型の分母になっている．例えば日数のように小さな単位で測定された生存期間では，時間tにおける死亡数dは1になるので，$V=n_A n_B/n^2$と簡略化できる．したがって，ログランク検定は，$[\sum(d_A-n_A d/n)]^2/\sum V$，と定義される．ここで，合計$\sum$はすべての死亡時間の計を意味する．この表記を用いると，分子で合計される変数(加数)に重みを付けることにより，別の検定統計量を次のように定義するこ

表 2.7 治療群 A と治療群 B の生存時間（月）

時間（月）	群
1	A
2	B
4+	B
6	A
6	A
7+	A
9	B
11	B
15+	A
16	B
17	B
18+	A
24	A
24+	B
25+	A
26	B
28	B
31+	A
32+	B
35+	A

表 2.8 死亡時間 t における 2×2 表

	死亡数	生存数	リスク集団の計
A 群	d_A	$n_A - d_A$	n_A
B 群	d_B	$n_B - d_B$	n_B
計	d	$n - d$	n

とができる $[\sum w(d_A - n_A d/n)]^2 / \sum V$.

　例えば，ログランク検定ではそれぞれの 2×2 表の重みは等しいが，ウィルコクソン検定の Gehan バージョン（1965）では，後期の死亡よりも早期の死亡の重みが大きい（$w = n$：死亡時点でのリスク集団の患者数合計で重みを付ける）．Peto and Peto（1972）と Prentice（1978）の検定統計量も，時点 t における両群全体からのカプラン・マイヤー推定値を（ラフではあるが）重み w として，この式に当てはめている（さらに早期の死亡の重みが大きい）．詳細は例えば Crowley and Breslow（1984）を参照されたい．意欲的な読者のために付記すると，表 2.7 のデータから計算したログランク検定統計量の値は 0.60 であり，χ^2 分布表を参照すると p 値が 0.44 になることが確かめられる（24 か月での打ち切り例は死亡の直後に並べられることを思い出そう）．

　最も効率的な第Ⅲ相試験は 2 つの治療群だけを比較するために計画されるものだが，3 つ以上の治療群のある試験もある．ログランク検定（と χ^2 検定）には，この状況に適用できる特殊なものではない拡張版が存在する．「K 群のすべての群で生存期間に差がない（または奏効に差がない）」が帰無仮説で，対立仮説が「生存期間（あるいは奏効）に差がある」である場合には 1 回の検定が行われる．すべての群で差がないという帰無仮説が棄却されれば，次にどこに差があるのかを調べる二次的な解析が行われる．予備的な検定や統計的な調整をすることなしに，治療群のすべての組み合わ

せの対比較を行うことは不適切であり行うべきでない．こうした「多重比較(multiple comparisons)」を行うと，全体の第Ⅰ種の過誤(どの治療群間にも差がないにもかかわらず，対比較のいずれかで差があると誤って結論してしまう確率)が個々の検定での有意水準より高くなってしまう．こうした多重比較の問題を避ける方法はいくつかある(6章で述べる)．

2.4 比例ハザードモデル　The Proportional Hazards Model

　ここまではさまざまな時点における生存割合(または死亡割合)の推定を集中的に述べてきた．ここからは，2.1項で紹介した生存時間分布の別の特性，つまりハザード関数に話題を移そう．サンプルサイズの計算などの目的では，ハザード率が一定(λ)である指数分布がよく用いられるが，たいていの場合，実際にはハザード関数の形がわかっているわけではないため，ハザード関数は一般形として$\lambda(t)$と表現される．ハザード関数の形状にかかわらず，第Ⅲ相試験では治療群間のハザードの比較(これは生存曲線を比較することと等価)に我々は最も関心がある．観察された差がどのようなものであったとしても，しばしば，それが患者の重要な予後因子の差によるものかどうかを比較の一部として評価したいと考えることがある．例えば，ハイリスクの患者が一方の治療群により多く含まれていて，真の治療効果ではなくハイリスク患者の偏りのために生存時間に差が出たのかどうかを知りたいと考える場合である．こうした質問に答えるために，ほかの関心のある変数を組み入れることができる，ログランク検定の拡張である統計モデルが開発されてきた．このモデルは「コックス回帰モデル(Cox regression model)」(Cox, 1972)，または比例ハザードモデル(proportional hazards model)と呼ばれる．このモデルでは，各患者のハザード関数は，基本となるハザード関数に，患者の特性やほかの関心のある予後因子の項を掛け合わせた積であると仮定される．数学的にはこの関数は次のように表現される．

$$\lambda(t, x_i) = (\lambda_0(t)) \exp\left(\sum_i \beta_i x_i\right)$$

あるいは，

$$\ln(\lambda(t, x_i)) = \ln(\lambda_0(t)) + \left(\sum_i \beta_i x_i\right)$$

と書いても等価である．

　ここで，$\lambda(t, x_i)$は1人の患者のハザード関数で，x_iはその患者の共変量を表し，βは回帰係数である．例えば，唯一の共変量が治療法である場合，$x=0$を治療法A，$x=1$を治療法Bとすれば，このモデルでは2つの治療法のハザード関数をそれぞれ$\lambda_0(t)$と$\lambda_0(t)\exp(\beta)$としていることになる．この関数の比はすべての時点tにおいて一定，つまり$\exp(\beta)$であり，それゆえ「比例ハザードモデル」と呼ばれる．ほかの目的で用いられる線型回帰と同様に，比例ハザードモデルは予後因子

の重要性を評価したり，予後因子を調整して治療法の比較をするのに用いることができる（8章と10章参照）．割り付けられた治療群や性別といったカテゴリカル変数や，年齢やCA125のような連続変数のどちらにも適用できる．ログランク検定は治療群以外に共変量がない場合のモデルから誘導できる．逆に，共変量を調整するログランク検定の一般化は，より複雑なモデルから得られる．

比例ハザードモデルにはハザード比についての仮定のみがあり，ハザード関数の形状についてはなんら仮定を要求しないという点が重要である．さらに少ない仮定しか要求しない重要な一般化が層別コックスモデル（stratified Cox model）である．例えば，共変量についてハザード関数が比例していると仮定できないときに，それでも治療群間の差を検定するのに共変量の調整が必要とされることがあるかもしれない．このような状況では，（この目的のために連続変量はカテゴリにして）共変量の水準ごとに，治療法について比例ハザードモデルを定義することができる．このモデルは，

$$\lambda_j(t, x) = (\lambda_{0j}(t))\exp(\beta x)$$

となる．ここで，jは層のインデックス，xが治療群を示す．このモデルでは層別に用いている共変量が生存時間に関して重要であるかどうかを評価することはできないが，共変量を調整したうえでの治療群の比較が可能であり，実際にはこれは層別ログランク検定に対応する．

2.5　サンプルサイズの計算　Sample Size Calculations

この章の前半で，有意水準，検出力，検出すべき差の大きさ，サンプルサイズの関係について言及したが，この項では，臨床試験におけるサンプルサイズの推定における問題と，サンプルサイズ決定に用いられる1つの手法を示す．

サンプルサイズに関係する3つの数値があったことを思い出そう．有意水準，検出力，検出したい差である．サンプルサイズ計算のためのコンピュータプログラムや数値表はあるが，サンプルサイズ決定に際してこれらの数値がどのように関係しあっているかを理解するためにサンプルサイズの式を考えることは有用である．この式の誘導は標準的な統計学の教科書（例えばFleiss, 1981を参照）にあるのでここでは示さない．

「CR＋PR」vs.「それ以外」にまとめられる奏効のようにアウトカム応答が二値的である場合には，2つの治療群間の比較のためのサンプルサイズ推定に次式を用いることができる．p_AをA群の奏効確率，p_BをB群での奏効確率とする．これら2つの確率の平均は$\bar{p} = (p_A + p_B)/2$である．式は，

$$N = \frac{\left(z_\alpha\sqrt{2\bar{p}(1-\bar{p})} + z_\beta\sqrt{p_A(1-p_A) + p_B(1-p_B)}\right)^2}{(p_A - p_B)^2} \quad (2.1\text{式})$$

である．

Nは各群で必要なサンプルサイズ，z_αは$F(z_\alpha) = 1-\alpha$となる値，z_βは$F(z_\beta) = 1-\beta$となる値，$F(z)$は正規分布である．$\alpha = 0.05$であれば，片側検定では$z_\alpha = 1.645$，両側検定では$z_\alpha = 1.96$である．

表 2.9 有意水準 0.05，検出力 0.90，片側検定で，p_A に対して Δ の差（増分）を検出するために必要な全体のサンプルサイズ 2N

p_A	Δ=0.1	Δ=0.15	Δ=0.2	Δ=0.25	Δ=0.3
0.1	472	242	152	108	80
0.2	678	326	196	132	96
0.3	816	380	222	146	104
0.4	884	402	230	148	104

90％の検出力が必要であれば $\beta=(1-0.9)=0.1$ で $z_\beta=1.282$ である．

　この式の分母が2つの治療群の奏効確率の差になっていることに注意してほしい．分母が小さくなれば必要な N は大きくなるので，治療群間の比較的小さな差を検出するには，大きな差を検出するよりも大きなサンプルサイズが必要になる．同様に（z_β が大きくなることにつながる）大きな検出力や（z_α が大きくなることにつながる）小さな有意水準を望む場合には分子が大きくなり，必要サンプルサイズは増加する．$p(1-p)$ は，$p=0.5$ のときに最大値である 0.25 となり，$p=0$ あるいは 1 のときに最小値である 0 となるため，分子にある p_A と p_B が 0 か 1 に近いときよりも 0.5 に近いときにサンプルサイズは大きくなる．表 2.9 は 2 群の臨床試験で奏効確率の差を検出するために必要な両群計のサンプルサイズ 2N を示している〔2.1 式とは若干異なる Fleiss ら（1980）による式を用いた〕．

　この表を見ると，両群の差 $\Delta=p_B-p_A$ が一定のときには p_A が 0.1 から 0.5 に近づくにつれてサンプルサイズが増加することがわかる．例えば，$p_A=0.1$ では 0.3 の差を検出するのに必要なのは全体で 80 例であるが，$p_A=0.3$ なら 104 例が必要である．

　アウトカムが生存時間の場合には，通常，生存時間分布が指数分布に従うというシンプルな仮定を置く．2.1 式に似た式がこのタイプの試験でサンプルサイズの計算に用いられる．エンドポイントが生存時間である 2 群の試験についてのサンプルサイズ計算は 6 章の 6.1. で述べる．

2.6　おわりに　Concluding Remarks

　「臨床的に有意な差（clinically significant difference）」と「統計的有意差（statistically significant difference）」を区別することは重要である．どのような大きさの数値の差に対しても，それがたとえどれだけ小さくても，（臨床的な関心がありさえすれば）サンプルサイズが十分にあれば，統計学的有意差を検出することができる．

　この章は統計的概念と解析においてカギとなる概念を紹介してきた．こうした基本を理解することは，統計家がそれぞれの研究でなぜ特定のデザインや特定の解析方法を選択するのかを臨床医が理解することの助けになるだろう．次章以降で，統計家が選択する内容の詳細を紹介していこう．

3章
臨床試験のデザイン
The Design of Clinical Trials

そこで，ダニエルは，侍従長が自分たちの世話係に定めた人に言った．「どうか私たちを10日間，試してみてください．その間食べる物は野菜だけ，飲む物は水だけにしてください．その後，私たちの顔色と，王さまと同じ豪華な食事をいただいた少年たちの顔色をよくお比べになり，そのうえであなたのお考えどおりにして下さい」．世話係はこの願いを聞き入れ，10日間彼らを試した．10日経ってみると，王の豪華な食事を食べたどの少年よりも彼らの顔色と健康状態はよかった．それ以来世話係は，彼らに支給される肉類と酒を取りやめ，野菜だけを与えることにした．

——ダニエル書1：11-16

冒頭の引用文は，聖書にみられる食事の比較が，歴史に記録された最初の臨床試験であり，その計画者であるDanielが最初の試験研究者であったことを示唆している(Fisher, 1983)．本章では臨床試験をデザインするうえでの重要な基本原則について述べる．第I相試験，第II相試験，第III相試験のデザインについては，それぞれ4章，5章，6章で述べる．

臨床試験のデザインにおける主要な基本原則は以下のとおりである．
① 目的を明確に記述すること．
② 適格条件を特定すること．
③ 比較対照とする治療の適切な選択も含めて，群ごとの治療内容を適切に決定すること．
④ （ランダム化試験の場合）盲検化が必要かどうかの判断を含めて，治療法の割付をどのように実施するかを決定すること．
⑤ 第三者レビュー(independent review)の必要性も含めて，エンドポイントを適切に設定すること．
⑥ 検出すべき差の大きさもしくは適切な推定精度を決定し，その他デザイン上必要な仮定を適切に設定すること．
⑦ 独立データモニタリング委員会が必要かどうかを決定し，必要な場合はそれを適切に構成すること．
⑧ 適切な倫理的考察を加えること．

3.1 目的 Objectives

　試験の主たる目的を決定するうえでは，試験終了時に得られるはずの主たる結論についての注意深い考察が必要である．例えば，「A と B を比較する」といった記述は目的の表現として十分ではない．① 試験の目標が，次の研究に進める 1 つの治療法を選別することなのか？　② 特定のタイプの患者に対して，どちらの治療法を将来用いるべきかについての確定的な結論を得ることなのか？　③ 新薬の追加が治療のアウトカムを改善させるのか？　④ 治療 A と治療 B が同等であるかどうかを決めることなのか？　⑤ ある生物学的な仮説が正しいか否かのエビデンスを産むことなのか？　のように明確に表現する必要がある．① に対しては比較的小規模のランダム化第 II 相試験の選択デザインが適当であろうし，② と ③ には適切なサイズの大規模なランダム化比較試験が必要であり，② では両側の，③ では片側の優越性試験となる．④ にはより大きなサンプルサイズと精密な推定に基づく考察が必要で，⑤ には交互作用の検定とやはり大きなサンプルサイズが求められる．（それぞれのデザインについては 5 章と 6 章を参照のこと）

3.2 適格性 Eligibility

　適格規準は，記述された目的に合致したものでなければならない．どのような患者が治療により恩恵を受けられるかと，結果について期待される一般化可能性に関する考察が加えられなければならない．適格規準が非常に狭いと試験結果の一般化可能性は低くなり，適格規準が広すぎると治療に反応する可能性が低い患者が含まれることによって治療の効果が隠されてしまうかもしれない．例えば，非常に予後がよい患者のみに絞った第 II 相試験の結果が第 III 相試験で再現されないといったことがしばしば起きる．また一方では，治療に反応することが期待できないような，多くの既治療歴を有する患者を含めたがために，第 II 相試験が不適切にネガティブな結果に終わることもある．

　非常に異なる性質の患者集団を 1 つの試験に組み入れて（例：複数のがん種を対象とする．既治療例と未治療例を両方含める），ベネフィットが得られる集団を後から選び出すといった戦略は，あまりよくない．通常，臨床試験は登録された全患者でベネフィットがあるかどうかを検出するようにデザインされ，サブセットの検定における検出力は十分ではないからである（9 章のサブセット解析の落とし穴を参照）．ただし一方では，サブタイプ間の類似性を利用して，効果が得られる組織亜型を探索することを目的とした新しいデザインも提案されている（LeBlanc et al., 2009）．

　近年の分子標的薬の進歩により，この問題に対する新たな取り組みがなされている．ある特定の性質を持つがんを有する患者サブセットのみにベネフィットがあると推測されるものの，それを予測できる因子はまだよくわかっていないといった状況がしばしば生じている．Stewart ら（2010）は，ごく少数の患者サブセットしか治療のベネフィットが期待できないからといって小さい差を見込んだ大規模な試験を行うと，試験がネガティブに終わった場合はサブセットに対するベネフィットは

示せないし，試験がポジティブになった場合には大部分の患者に過剰治療を行ったことになるという問題を指摘している．このように試験デザインには，治療の比較だけでなく，生物学的な仮説探索の目的も明示的に組み込むことが必要とされるようになってきた．（どのように対応するべきかは 4 章〜6 章と 10 章を参照）

3.3 治療群（アーム） Treatment Arms

典型的には，試験治療の有用性は，特定の対照群との比較もしくは文献から推定できる結果との比較により評価される．評価が妥当であるためには，比較対照とされる治療は，試験治療の試験的な部分を除いて試験治療と同じでなければならない．例えば，薬剤 C 単独治療と薬剤 C と D の併用治療を比較する試験の主たる目的が，薬剤 D を加えることが薬剤 C の有効性を増強するかどうかを調べることである場合，薬剤 C の投与方法は両群で同じでなければならない．そうでなければ，みられた効果の差が，薬剤 C の変更によるものか，薬剤 D を加えたことによるものかがわからなくなる．また，異なる用量を比較する試験であれば，コース数やコースの長さは両群で同じでなければならず，そうでなければ治療効果の差が用量の違いによるものか，治療期間や治療強度の違いによるものかが結論付けられない．試験の目的が，レジメン A を新たな標準治療とするべきかどうかを決めることであった場合，比較対照とするレジメン B はその時点での標準治療でなければならず，レジメン B が標準治療よりも劣る可能性のある標準治療もどきだったり試験的治療だったりしてはならない．

3.3.1 単群の試験 Single Arm

単群の試験では，すべての患者が同じ治療を受け，結果は過去のヒストリカルコントロールに基づいて推定される結果と比較される．ヒストリカルコントロールに基づく推定値を求めた患者集団は，新試験で登録が期待される患者と，同じ背景因子を持ち，同じ標準的支持療法を受け，同じ診断法やスクリーニング法で選択されたものでなくてはならない．加えて主たるアウトカムは，客観的であり，かつヒストリカルコントロールでの結果と同じ解釈ができるように一貫した定義がされているものでなくてはならない．しかし残念ながら，現在の試験の患者集団に対応する推定値が過去のヒストリカルコントロールからでは得られないこともあり，得られた場合も，明らかに同じ対象で同じ治療を受けたヒストリカルコントロールにもかかわらず値が大きくばらついていることも多い．同じ適格規準であっても，試験はある程度幅のある患者集団を登録するものであり，さまざまな患者が混在するため互いに比較可能であるとは限らない．こうしたことから，新治療の比較対照としての適切な値を選ぶことは実は難しいことなのである．

ヒストリカルコントロールを参照することが誤解を生むことを次の例から考えてみよう．Perol らにより報告された進行非小細胞肺がんの一次治療としての交替化学療法のランダム化第 II 相試験の例である．プライマリー・エンドポイントは腫瘍縮小効果であり，試験の目的はその治療を第 III 相試験に進めるかどうかを決定することであった．試験デザインは，単群試験と同様に「交替化学

療法の閾値奏効割合(H_0)が30％である」を帰無仮説とした典型的な単群の2段階デザインであり，対象集団を「較正(calibrate)」する目的でランダム化対照が設けられ，その対照での予想奏効割合が最近の第Ⅲ相試験の結果から43％と設定された．交替レジメンの奏効割合は無残にも11％しかなかったが，対照群の奏効割合も25％しかなく，参照値とした43％よりも有意に低かった．この試験で，この試験治療が更なる評価に値しないと結論つけることは妥当(低い奏効割合に加えてこの治療は毒性も強かった)ではある．しかし，もしこの試験治療レジメンが本当は有望だった場合（そして得られた奏効割合が30～40％であったとして），ランダム化同時対照を用いずにヒストリカルコントロールからの数値だけを用いていたら，誤って有望ではないと結論したかもしれない．

　ヒストリカルコントロールからの推定値が，その特性がよくわかっていて，一貫性があり，時間によらず安定している場合に限って，単群の試験は適切であるといえる．治療が有効である確率が一貫して低いがん種においては，このアプローチは可能である．しかし，近年の治療の進歩は，こうした古典的な単群の第Ⅱ相試験を容易に適用することが妥当な状況を減らしつつある．単群以外の試験デザインのほうが一般的になりつつあり，特にがん種における新しいサブタイプを抽出して取り扱うための新しいデザインが使われてきており，従来の低い成功確率が向上しつつある(5章の第Ⅱ相試験デザインのオプションを参照)．

3.3.2　2群以上の試験　Two or More Treatment Arms

　過去の特定の患者集団を比較対照とする比較試験がときにデザインされる．また，例えば全例が治療Aの後に治療Bを受けたり，治療Aと治療Bを交互に受けたりといった，ランダム化されずに治療を割り付ける試験もある．注意深く選ばれた過去の特定の患者集団や同じ試験の中で管理される患者集団と比較することは，文献からの推定値と比較することに比べればマシな方法ではあるが，やはり，患者や担当医の治療の選択に影響する多くの要因についての情報は不明であったり収集不能であったりすることから，バイアスを含んだ比較になることは避けられない(9章のヒストリカルコントロールの落とし穴を参照)．

　稀少な対象における過去の患者集団との比較がおそらく唯一許容されるオプションであろう．ただし，単群の試験であるがゆえに，新たに登録される患者集団と可能な限り背景因子(の内訳)が同じになるように注意深く比較対照を選択しなければならない．詳細は5章の2群の非ランダム化試験を読まれたい．

　2群以上の標準治療群や2群以上の試験治療群を置くランダム化試験もあり得る．標準治療が何かによって，対照群は無治療群やプラセボ群，プラセボありまたはなしの標準治療群(standard active therapy)があり得る(Food and Drug Administration, 2001)．ランダム化第Ⅱ相試験の詳細は5章に，第Ⅲ相試験の詳細は6章にある．

3.4　治療群のランダム割付　Randomized Treatment Assignment

　ランダム化は各治療群に割り付けられた患者間に背景因子の系統的な違いがないことを担保し，

それは臨床試験の方法論における「礎石(cornerstone)」といえる．これがなかったなら，我々はいまだに，観察された病状の改善がその治療によるのか，患者選択の要因によるのかを評価する適切な方法をもたないまま，観察研究の暗黒時代にいただろう．今日では，瀉血や出血や発泡剤によって患者がよくなったと考えることは馬鹿げていると誰もが思っているが，近代においても，観察研究における誤った解釈から逃れることは困難であった．疑問視されることなく長年にわたって拡大乳房切除術が行われ続けたことは，果たして瀉血などと大きく違っていたといえるのだろうか？ランダム化試験が実施されなかったならば，今日我々は，拡大乳房切除術が，評価されずに用いられていた，疾患の経過についての誤った理論に基づいた手法の1つにすぎなかったといえたであろうか？

サンプルサイズが十分大きくない限り，ランダム化はそれ自体では治療群の比較可能性を保証するにはまったく不十分である．小規模ないし中規模の試験では，重要な患者背景因子にたまたま大きなアンバランスが生じることは珍しくなく，試験結果の解釈を難しくする(Redman and Crowley, 2007)．したがって，こうした事態が起こる確率を低くするために，最も重要な因子について適度に群間でバランスをとることは賢明な姿勢といえる．バランスをとるためにランダム化の手法に組み込まれる患者背景因子を「層別因子(stratification factors)」と呼ぶ．6章の「ランダム化の方法」を参照されたい．

ランダム化は，登録後に多くの患者が治療をキャンセル(拒否)してしまうような場合には機能しない．もし研究者と患者が好ましいと思う群に割り付けられたときのみ，その治療を続けるのであれば，その試験は，ランダム化されずに系統的に治療が割り付けられる研究とほとんど変わらない．キャンセルにより生じる選択バイアスを考慮すると，すべてのランダム化試験は「intent-to-treatの原則」に従って行われるべきである(8章を参照)．

3.4.1 盲検化 Blinding

ランダム化は選択バイアスをコントロールするのに不可欠であるが，ランダム化だけで最終的な比較が公平になされることが保証されるわけではない．ランダム化のあとに起こり得る，バイアスを生む多くの要因が存在し，治療群間に生じるバイアスの程度に応じて治療の比較は歪められる．例えば，対照群に割り付けられたことを知っている患者が，その治療を終えて早く次の治療に移行したいと希望しているような場合，担当医は対照群の患者の有害事象をより多く拾い上げたり，増悪のより早い徴候をもってプロトコール治療中止とするかもしれない．

盲検化プラセボ対照試験は，治療割付に関係する知識に起因するバイアスの可能性を低めるために行われる．患者に対しては，治療のコンプライアンスや併用治療の群間差(ゼロにする必要はない)を最小化することになり，研究者に対しては，アウトカム評価の客観性を高めることになる．「二重盲検(double-blinding)」とは，患者も担当医もどの治療が割り付けられたかを知らないことを意味し，「単盲検(single-blinding)」は患者のみが知らないことを指す．「プラセボ対照(placebo-controlled)」とは，ある群の治療のすべてもしくは一部が非活性の部分からなる場合に，すべての群の患者が(非活性の部分が含まれているのかどうかの)「見分けがつかない」治療を受けることである．盲検化プラセボ対照試験はもっとも厳密で信頼性の高いタイプのランダム化試験であるが，費用がかかる．プラセボの製造，実薬とプラセボへのコード番号付きのラベル貼付，その記録の保持，コー

ド番号のみを用いた薬剤の配送,薬剤を配付する薬剤師との連携,医学的に緊急な状況におけるキーオープン(unblinding)の仕組みなどは,どれも準備に多くの時間を要するし,管理の費用もかさむ.盲検試験が必要な状況というのはさまざまであるが,実行に移す前にはこうした問題点を慎重に考慮しなければならない.盲検が必要な状況の1つが,ある群の薬剤が市販されている状況である(例:ビタミン剤).この場合には,各群の患者が,見分けのつかない錠剤を与えられることと,どちらが与えられているかがわからない状態でいることのコンプライアンスが重要である.自分で買って服用する患者の数も最小化され均等化されなければならない.医師もマスクされる必要があるかどうかは,割付群の情報によって不適切に治療変更を行う可能性があるかどうかや,評価にバイアスが入るかどうかによる.

よく知られた「プラセボ効果」のため(Shapiro and Shapiro, 1997),プラセボ対照や二重盲検は,重要なエンドポイントが主観的なものである場合に必要となる.実薬治療を受けていると思っている患者は,調子がよいと感じやすく,副作用を自覚しやすい傾向があるからである.例としてプラセボ vs. prochlorperazine(PCP)vs. tetrahydrocannabinol(THC)の制吐薬の二重盲検試験を挙げる(Frytak et al., 1979).副作用として傾眠傾向を示した患者の割合は実薬群で高く,PCPで71%,THCで76%であった.もしプラセボとの比較を行わなかったとしたら,71%と76%が0%と比較され,副作用が過大評価されただろう.実際には,傾眠傾向はプラセボ群においても46%にみられた.また,プラセボ群では協調運動障害が19%(3%は「許容範囲を超える」障害とされた)にみられ,「高揚感」がPCP群の12%にみられた.THC群では,この両方の副作用が有意に高い割合で高度にみられたが,もし二重盲検による比較がされていなければ,この結果は,真の差によるものではなく偏った評価によるものであるという批判がなされていただろう.THCとPCPの両者は,プラセボに比して有意な制吐効果があった.「全般的不満足度」(反復する嘔吐や治療の中止を要する中枢神経系の副作用のいずれかの出現割合)は,プラセボ群54%,PCP群46%,THC群63%であった(有意差なし).ただ奇妙なことに,この論文では「THCの一般利用は推奨されない」と結論づけていたが,PCPの有用性については触れられていなかった.

盲検化は,必要と考えられる場合であっても常に実施できるとは限らない.試験治療に特徴的な副作用が存在する場合には盲検化はうまく機能せず,いずれの群であるかがわかってしまって,すべてのエンドポイントの評価にバイアスが生じることになる.盲検化の有用性に関して得られている限られた情報によれば,それほど楽観視できる状況にない.Hróbjartssonら(2007)は盲検化試験の論文レビューを行った.盲検化がどの程度うまくいったかを報告している論文は31しかなく,そのうち14のみが「成功」と報告されていた.盲検化の評価もトリッキーであった.ちなみに,2群の試験で50%以上の患者が治療群を正しく推測できていたとしたらその盲検化は失敗であると言う人がいるが,これは十分に正しくはない.例えば,有効であった人がすべて自分は実薬を受けたと推測し,有効でなかった人がすべて自分はプラセボであったと推測した場合,もし実薬が真に有効であったとしたら,盲検化が失敗していようがいまいが,その推測は50%以上当たっていることになる[訳注1].

盲検化試験が行われる場合,キーオープンのタイミングとそれを行う条件についても決めておかなければならない.緊急時の治療が,試験での割付群の情報に依存するような事態ではキーオープンが必要であることは明らかであるが,そうした状況を除けば,試験結果が公表されるまで誰にも

キーオープンしないことが最良である．割付治療群を早期に知らせることのリスクには，プラセボを投与されている患者が活性のある治療を受けようとしてしまうことと，マスキングが続いている患者の割付治療群がわかってしまうようなヒントを臨床医が知ることによって，主観的なエンドポイントに関して偏った評価につながることが含まれる．

3.5　エンドポイント　Endpoints

エンドポイントも試験の目的に合致していなければならない．例えば，試験の主目的がよりよい治療法の選択であったとすれば，患者の利益を最もよく反映するエンドポイントが用いられなくてはならない．通常，腫瘍縮小それ自体は患者の直接の利益ではなく，延命効果や症状の改善が患者の直接の利益である．使いやすい，もしくは短期のエンドポイントを主たる興味の対象であるエンドポイントの代わりに用いることは誤った結論を導き得る（9章の「代替エンドポイント」参照）．

臨床試験でよく用いられるエンドポイントの多くには多かれ少なかれなにがしかの問題があり，しばしばそれは起こり得るアウトカム間の相関によるものであったり，複雑な定義に伴う論理的な落とし穴によるものであったりする．以下に示す例は，がんの臨床試験でよく用いられるエンドポイントであるが，ほかの領域の研究においても原則は同じである．

3.5.1　生存期間　Survival

「生存期間」は「試験の登録日から死因を問わない死亡日までの時間」と定義される．2章で述べたように，生存期間の分布は，すべての患者が死亡していなくても，死亡日がわかっている場合と同様に「打ち切り」までの生存期間（生存患者における登録日から最終生存確認日までの時間）を用いて推定できる．

生存期間は，がんの試験において最も明快で客観的なエンドポイントであるが，それでも問題は存在する．3.7.1.項で例を示すように，多くの追跡不能例がある場合はバイアスが生じる．また，解析の時期にまだ多くの患者が生存している場合，推定値は極めて不安定であったり，正しく定義できなかったりする．もし多くの患者が試験対象のがん以外の理由で死亡した場合，試験の主たる関心は試験の対象疾患に対する治療効果であるため，生存期間の解釈は困難になる．

「原病による死亡までの時間（time to death due to disease）」（対象のがん以外が原因で死亡した場合に死亡日で打ち切りにすること以外は生存期間と同様に定義される）は，競合する死因の問題

訳注1）実薬が100人に，プラセボが100人に割り付けられた試験を考える．実薬の有効割合が60％，プラセボの有効割合が40％だったとき（実薬は有効），有効だった人は実薬群60人＋プラセボ群40人の計100人が実薬だったと推測する．実薬だと推測した人のうち実際に実薬だったのは60人だったから推測が正しい確率は60％，同様にプラセボだという推測が正しい確率も60％である．一方，実薬もプラセボも有効割合が40％だったとき（実薬は無効），実薬と推測した人両群40人計80人のうち実薬だという推測が当たった人は40人50％，プラセボと推測した人両群60人計120人のうちプラセボだという推測が当たった人は60人50％となる．よって，有効割合が50％以上であれば，推測が当たった人の割合が50％以上であるかどうかは盲検が失敗したかどうかによらない．

に対する解決とはならない．たとえ死因の情報が信頼できるものであったとしても，原病死までの時間をバイアスなく推定できるのは，ほかの原因による死亡が試験対象のがんと統計学的に独立である場合だけであり，かつほかの原因により死亡するリスクを「排除できる」と考えることが妥当であるとみなせる場合のみである（9章の「競合リスク」を参照）．しかし，死因が互いに独立しているという仮定が妥当であることはめったにない．状態のよいがん患者と状態の悪いがん患者では，がんによる死亡のリスクが異なるだけでなく，別の致命的な疾患によるリスクについても系統的に異なる傾向がある．さらに，ある特定の原因のときのみイベントと扱った場合，生存期間に影響するすべての治療効果を含んで評価していることにはならない．例として，毒性による早期死亡やアルキル化剤を用いた治療後の白血病による晩期死亡，adriamycinによる治療後に生じたうっ血性心不全による死亡などが挙げられるが，これらはいずれも「治療の失敗」を意味する．死亡が疾患によるものか治療によるものかを明確に分けることや，どの因果関係が本態であるかを知ることが不可能である以上，「原病による死亡までの時間」の推定値を正確に求めることはできない．もしこのエンドポイントを用いたときの結果と，死因を問わない生存期間を用いたときの結果が食い違った場合，優先されるべきは後者である．原病による死亡の減少が他病死の増加という代償によってのみ得られるなら，その治療は「有効である」とは判断されないだろう．以上の考察に基づいて，我々は死因を問わない生存期間〔全生存期間（overall survival）〕のみを用いることを推奨する．

3.5.2　無増悪生存期間 Progression-Free Survival（PFS）

「無増悪生存期間（progression-free survival）」〔または術後補助療法においては無再発生存期間（relapse-free survival）〕は，「登録日から，疾患の増悪もしくは死因を問わない死亡のうち早いほうまでの時間」と定義される．もし患者が増悪もなく死亡もしていなければ，無増悪生存期間は最終生存確認日（time of last follow-up）または最終検査日（time of last disease assessment）で打ち切りとなる（もし最終生存確認日が最終検査日のずっと後であった場合はバイアスが生じる）．生存期間の項で先述したのと同じ理由から，このエンドポイントは，他病死の場合に死亡日で打ち切りにする「無増悪期間（time to progression）」よりも好ましい．PFSのひとつの問題は，正確な増悪の時点は知ることはできず，検査と検査の間に生じたことがわかるだけであることである〔統計的には「区間打ち切り（interval censoring）」と呼ばれる〕．このことは，PFSの推定値は評価のスケジュールに依存することを意味し，バイアスのない比較を行うためには評価スケジュールが群間で異ならないように標準化する必要がある．また別の問題として，毒性や患者拒否によるプロトコール治療中止後，進行がんでは増悪まで定期的なフォローアップがなされないことがよくあることが挙げられる．進行がんにおける早期治療中止は，治療が効かないことや治療に耐えられないことと関係する場合が多いことから，そうした試験において，我々はときどき「failure-free survival」[訳注2]を用いる．定義は「登録日から，原病の増悪，死因を問わない死亡，治療の早期中止のうち最も早いものまでの時間」である．もし，治療中止時点で打ち切りにしたりすると，それはバイアスが混入する絶好のチャンスとなる．治療中止で打ち切りにすると結果の推定値は楽観的な（過大評価された）ものになると考えがちであるが，必ずしもそうではない．調子がよいと感じているために治療を休み

訳注2）原書第2版では「time to treatment failure（TTF）」だった．

たいと思う患者もいるからである．また，こうした「情報のある打ち切り(informative censoring)」はPFSを(事後的に)中央判定する際にも問題となる．担当医判断の局所増悪が中央判定では確認されなかった場合，それ以降の画像検査はなされていないために中央判定ができないことが多く，多くの患者で，担当医が増悪と判断した時点で打ち切りにせざるを得ないといったことが生じ，PFSの推定値に楽観的な(過大評価される)方向のバイアスが入ることになる．Doddら(2008)は第三者による中央判定(independent central review)の有用性を調べ，バイアスを最小化するには二重盲検がもっともよい方法であると結論している．中央判定はバイアスを減らすどころか大きくする可能性があることから，二重盲検が可能であるときにはプライマリーエンドポイントとしてのPFSの中央判定は推奨されない．

　無増悪生存期間の亜型として「奏効期間(duration of response)」があり，「初めて奏効と判断されてから，初めて増悪と判断されるかもしくは死亡のうち早い方までの時間」と定義される．もし奏効した患者が増悪もなく死亡もしていない場合，奏効期間は最終生存確認日もしくは最終検査日で打ち切りとなる．一部の患者のみの無増悪生存期間を報告することは，特にほかの結果に基づく患者集団の選択が誤った解釈の基になることから，我々はこのエンドポイントを推奨しない(この問題は9章でより詳細に述べる)．

3.5.3　奏効　Response

　「奏効(response)」は，かつて，「2方向測定可能病変の縮小率が50％以上であり，それが4週間持続すること」と定義され，「増悪(progression)」はいずれかの病変の25％以上の増大，「再発(relapse)」は奏効した病変の50％以上の増大と定義されていた．我々は，この意味を「誰もが知っている」と信じてきたが，この定義に関しては誰もが知っているはずのことが，実にさまざまに異なっていることがわかった．例えば，ある1つの病変が25％の増大率を示し，同時にすべての測定可能病変の2方向積和が50％の縮小率であった場合，この患者は奏効したのかしなかったのか？「25％の増大率」とは治療前に対しての増大率なのか，最も小さくなったときに対しての増大率なのか？もし，治療前に比しての増大率をみるのであれば，2×2 cmから1.4×1.5 cmに縮小した病変が「増悪」となるには2.24×2.24 cmまで増大しなければならない．一方，最小値に対しての増大率をみるのであれば，1.4×1.4 cmに縮小した病変は1.72×1.72 cmに増大するだけで「増悪」となる．実際問題として，前回はサイズが変わらなかった病変が0.8×0.8 cmから0.9×0.9 cmになった(26％の増大)場合，それを「増悪」の証拠とするだろうか？　病変が一度50％の縮小率を示した場合には4週間持続すると仮定することはできないのだろうか？　言い換えると，再度評価する必要が本当にあるのだろうか？　測定可能病変は縮小しているが測定不能病変が明らかに増大していたら，この場合も奏効といえるのだろうか？　以前のSouthwest Oncology Group(SWOG)の奏効の標準定義(Green and Weiss, 1992)は，奏効の定義におけるあいまいな点を明確にするため，非常に詳細に記述してあった．

　これらの点やその他の問題点の認識に基づいてWHO効果判定規準の改訂がなされた．European Organization for Research and Treatment of Cancer(EORTC)と，米国National Cancer Institute(NCI)と，カナダNational Cancer Institute of Canada Trials Groupのメンバーは数年をかけてRECIST(Response Evaluation Criteria in Solid Tumors)と呼ばれる新しい規準を作成し公表し

た．効果判定に関して以前は明文化されていなかった多くの問題点が明確化された．RECISTにおける最も重要な変更点は，2方向測定に代えて1方向測定を採用したことである．さまざまな試験のデータを用いて評価したところ，最大径の合計の30%減少という単純な定義で，以前の，面積の合計の50%減少という定義に非常に近似した結果が得られることがわかった（注：もしM×Mの領域が0.7 M×0.7 Mに縮小したら，最大径にして30%の縮小率であり，かつ面積にして51%の縮小率である）．1方向径の20%の増大で増悪と判定するという変更により，全体の7%の患者において無増悪生存期間を少し長めに見積もり，全体の1%の患者において短めに見積もることになったが，この差異は許容範囲内とみなされた（注：M×Mの領域が1.2 M×1.2 Mに増大したら，これは最大径にして20%の増大率であり面積にして44%の増大率である）．いくつか残っていた問題に対処すべく，最近RECISTの改訂版が公表された（Eisenhauer et al., 2009）．もっとも大きな変更はリンパ節の評価である．標的リンパ節病変については，長径ではなく短径が計測され，短径がほかの標的病変の長径の和に加えられることになった．リンパ節病変の短径が10 mm未満となった場合「正常」とし，リンパ節以外の病変がすべて消失していればCRと判定するのである．また，歓迎すべきRECIST 1.1.での推奨事項として，奏効がプライマリーエンドポイントではないランダム化試験では4週間の効果の確定は不要とされたことが挙げられる．これによって試験の実施の簡便性が向上したといえる．

このような標準化にもかかわらず，奏効はなお問題のあるエンドポイントである．測定不能病変は，客観的な証拠のない症状増悪（symptomatic deterioration）の判定と同じように，客観的評価が困難であり，どちらも効果判定に主観的判断を持ち込む．それ以上に，血液検査やCTスキャンは必ずしも同じスケジュールで行われるわけではない（少ない回数しか行われない場合もある）し，コストの制約から，重要でない検査が省略されることもありうる．このような場合，厳密な効果判定の規準に当てはめるには情報が不十分であり，最終的な効果が決められなかったり，主観的な判断が持ち込まれることになる．第II相試験においては，奏効が生物学的効果の指標としてよく用いられるが（この場合，効果の評価はより注意深く行われる傾向にある），第III相試験の主要なエンドポイントとしては用いられるべきではない．

3.5.4　毒性規準　Toxicity Criteria

毒性のエンドポイントにもさまざまな論理的な問題点がある．毒性は通常6段階に分類され，grade 0（なし）からgrade 5（死亡）の間に"軽度"，"中等度"，"高度"，"生命を脅かす"が入る．生命を脅かす可能性のない毒性ではgrade 4やgrade 5は定義されない．例えば，かつて「完全な脱毛」はgrade 4とされていたが，現在は適切にgrade 2と定義されている．逆に適切でない場合には軽いほうのgradeは定義されない（例えば，大脳壊死は"軽度"ではありえない）．この離散的な尺度に連続変量である検査値を分類して当てはめる際には，検査値には曖昧さがないため，そのカットオフ値に注意しなければならない（grade 1が$<x$でgrade 2が$>x$だと，ちょうどxが分類できない）．また，すべてのありうる状況がカバーされていなければならず（例えば，grade 1が「軽度で短時間の疼痛」でgrade 2が「高度で持続する疼痛」という場合，「高度だが短い時間の疼痛」はどうなるか？），さらに，それぞれの状況が1つのgradeにのみ当てはまらなくてはならない（例えば，grade 1が「軽度もしくは短時間の疼痛」，grade 2が「高度もしくは持続する疼痛」とすると，「高度

で短時間の疼痛」は分類できない）．SWOGはこうした問題が考慮された詳細な毒性規準を作成した（Green and Weiss, 1992）．この規準はNCIにより作成されたCommon Toxicity Criteria（CTC）の限界があった点をよく補完していた．その後，大規模な変更と追加がCTCになされて広く用いられている（現在はCommon Terminology Criteria for Adverse Events-CTCAEと呼ばれている）．この最新版はCTEP（Cancer Therapy Evaluation Program of NCI）のウェブサイト（http://ctep.cancer.gov/reporting/ctc.html）で公開されている．

3.5.5 QOL：Quality of Life

「Quality of life（QOL）」は，がん領域で最も評価の難しいエンドポイントである．かつては，毒性と奏効がQOLの代替指標としてしばしば用いられてきた．毒性はたしかにQOLのある一面を反映している（症状のない検査値異常は除く）が，奏効それ自体はそうとはいえない．奏効は症状の緩和や機能の改善のような患者の利益を必ずしも伴わないし，客観的腫瘍縮小効果がこうした患者の利益に必要であるとはいえない．QOLにはさまざまな側面があり，それぞれの側面の相対的な重要性は個人の好みの問題である．身体的機能と情緒的機能に加えて，全般的な症状と治療特異的な症状が，がん患者におけるQOLの主要な側面とされてきた．もう1つの重要な側面はQOL評価が「患者自身による評価（self-report）」であることである．医師が「自分の患者の気分はよくなっている」と信じることは結構なことだが，患者自身も実際にそう考えていればなおよいことに違いない．SWOGで実施されてきたQOL評価に関する詳細な推奨事項は公表されている（Moinpour et al., 1989）が，QOLの適切な評価にはたいへんな費用がかかり，そのためSWOG試験ではルーチンに組み込まれてはいない（7章参照）．さらに，QOLエンドポイントの解析には，無視できない数の欠損値が生じるがゆえの課題が山積している（8章参照）．

この項を終えるにあたってのメッセージは，「エンドポイントの定義には細心の注意を払わねばならない」ということである．厳密に定義されていないエンドポイントや主観的なエンドポイントは，研究者の解釈に矛盾やバイアスをもたらし，その結果，研究結果の解釈の信頼性は損なわれる．また，厳密だが不適切なエンドポイントは，研究で掲げた疑問に答えを与えない比較を行ってしまうことになる．「賢い選択（Choose wisely）」が必要である．

3.6　検出すべき差と推定の精度およびその他の仮定
Differences to be Detected or Precision of Estimates and Other Assumptions

過去の研究の情報は，治療の検証的な比較に用いることはできないとしても，サンプルサイズ計算に必要な仮定を特定するには有用である．患者集積ペースの推定に有用であるのと同様，エンドポイントに関する推定値（多くの場合，中央値や平均，標準偏差などの要約統計量）の設定に有用であるということである．そのほか，生存期間や無増悪生存期間の群間差における比例ハザード性の仮定（2章参照）などにも過去の研究の情報は有用である．試験の対象となるがん種において，この

標準的な比例ハザード性の仮定について検討できるエビデンスがあるかどうかを押さえておくことは，もしその仮定が適切でないときに検出力が下がるのかどうかを判断できる点で意義がある．例えば，乳がんの術後補助療法の試験では，無病生存期間(disease-free survival)のハザード比に比例ハザード性は成り立たず，むしろ時間が経つにつれ比例ハザード性は弱くなる傾向がある．

　第Ⅲ相試験の計画においては，臨床的に意味のある最小の差に対して，十分な検出力を有するように試験はデザインされなければならない．もし，試験が非現実的に大きな差を検出する検出力しかない場合，その試験は失敗することが運命づけられているといえる．実際に，「臨床的に意味のある最小の差」を用いるのではなく，「最小の手ごろな差」を検出する検出力しかないようにデザインされた試験がよくある．その「手ごろな差」が，試験の実施自体を正当化するのに十分であるかどうか，よく考える必要がある．なぜなら，確定的な結論を出す可能性がほとんどない試験はリソースの無駄使いだからである．第Ⅲ相試験デザインの詳細は6章で論じる．

　試験デザインにおいてしばしば混乱を招いているのが，対立仮説における群間差と，有意差が得られるときの観察される群間差との違いである．帰無仮説が「治療効果の群間差がゼロ」であり，対立仮説が「治療効果の群間差がx」である場合，帰無仮説を棄却するのに必要な群間差はxではなく，おおむねxの2分の1である．xの2分の1ではなく，xの差がないと確信的な結果ではないとするならば，その試験の検出力は50%しかないことになる．なぜなら，xの差が観察されるためには，(半数の患者の生存期間がxを下回り)半数の患者の生存期間がxを上回る必要があるからである．真に治療効果の差がxであるときに高い確率で有意差ありという結果が得られるのに必要な，観察される差はxよりも小さい．覚えておかなければいけないことは，有意差が得られたときの結論は「治療群の差はゼロより大きい」であって，「治療群の差がxである」ではないということである．従って，観察される結果を想定して試験をデザインすることを我々は推奨しない．試験の終了時に観察される差が臨床的に有用ではないと思われるのであれば，唯一のオプションはxを大きい値に設定することであるが，それはすなわち(サンプルサイズを小さくして)検出力を下げることにほかならない．

　第Ⅱ相試験の計画においては，得られた情報が有用であるためには，結果の精度がどの程度必要かよく考えなくてはならない．推定値の信頼区間が非常に広く，奇跡の薬から役立たずの薬にまでまたがる場合には，得られた情報はたいして役には立たないため，そうした試験は実施するべきではない．第Ⅱ相試験デザインの詳細は5章で論じる．

3.7　独立データモニタリング委員会
Use of Independent Data Monitoring Committees

　もし担当医が早期の結果を見せられてしまうと，担当医はさまざまな理由によりそれ以降試験に参加しないと決めてしまうことも起こりうる．もしいずれかの群がよさそうなら，ランダム化するよりもその時点でよさそうな治療群のほうを選びたいと考えるだろうし，両群とも同じような結果であれば毒性の低い治療が選ばれるであろう．一部のサブセットの結果が際立つものであれば，そのサブセットの患者のみが試験に登録されるかもしれない．また，両群ともによくなさそうにみえ

表 3.1　2 つの試験における経時的な 6 か月ごとの患者登録数

期間	1	2	3	4	5	6	7	8
SWOG の試験	52	36	26	16				
NCCTG の試験	24	15	20	21	15	29	25	24

たときは，担当医は全く別の治療を行うであろう．こうした非公式な試験中止が，結論が出ない結末やリソースの無駄遣いにつながることは共通認識となっているが，そうしたことは，中間解析の結果を研究者に示さないようにし，データモニタリング委員会による非公開でのモニタリングを行うことによって回避することができる．

我々は，結果が定期的に公開されたために非公式かつ不適切に試験が終わってしまった事例と，データモニタリング委員会によってこのような問題が最小化された事例の両方の経験をもっている．1985 年以前には，SWOG の試験は公式な試験中止規定やモニタリング委員会がない状態で実施されていた．進行中の各試験の結果は年 2 回の定例 SWOG 会議(semi-annual group meetings)と全国的ながん関連学会で頻回に報告されており，さらに，試験の中止は各疾患グループに所属する研究者の投票によりなされていた．我々は，このような状況で行われた SWOG の 14 試験を同じ疾患でマッチングした North Central Cancer Treatment Group(NCCTG) の 14 試験と比較した．このとき既に NCCTG はモニタリング委員会のポリシーを有していた(Green, Fleming and O'Fallon, 1987)．この検討によって，SWOG の試験にはさまざまな問題が見つかった．5 つの試験では途中で患者登録が鈍っており，そのうち 2 つの試験では不適切な早期中止がなされ，あとの 3 つの試験では早い時点で有意差があるという結果が報告されたが，最終的な結果はそれを裏づけるものではなかった．さらに，2 つの試験では集積目標を達成できなかった．対照的に，NCCTG で行われた試験では最小限の問題しかなかった．我々の調査から得られた集積状況の例を表 3.1 に示す．SWOG の試験の登録数は，途中での有望そうな結果が影響したために，最初の 6 か月の 52 例から最後の 6 か月の 16 例まで減少し続け，試験は早期中止された．その後の追跡による結果は確定的なものではなかった．一方，対応する NCCTG の試験では 6 か月ごとに約 20 例のコンスタントな患者登録がなされ，目標症例数に達して登録を完遂し，疑う余地のない結論が得られた．

もちろんこれはランダム化比較ではないため，モニタリング委員会の有無以外の違いが両グループの間に存在することによって，SWOG の試験で起きた問題が生じた可能性も考慮する必要があるが，それでもこの比較は興味深い．

統計学的な観点から不適切である早期中止は，試験モニタリングの 1 つの側面にすぎない．安全性モニタリング(safety monitoring)がもっとも重要なモニタリング委員会の機能である．試験のすべてもしくは一部を停止するのに十分な患者の不利益(harm)の証拠があると「いつ」判断するかが特に難しい．少なくとも，大人数のグループがデータの印象に基づいて非公式に判断するよりは，試験のすべての状況を把握して慎重に検討する少人数のグループのほうがより適切な意思決定を行えると期待するのは自然であろう．データモニタリング委員会のもっとも重要な責務が被験者の安全と試験の完全性(integrity)の確保にあるということについては一般的なコンセンサスがあるが，そのほかの責務に関してはそれほどはっきりしたコンセンサスはない．実例を挙げると，多くのがんの臨床試験グループでは，データモニタリング委員会は試験プロトコールの審査や承認には関与

しないことや，試験に参加している各施設のパフォーマンスの評価は行わないとのコンセンサスがある(George, 1993)．しかし，これらの機能はNational Eye Instituteがスポンサーである試験のデータモニタリング委員会では普通に行われてきた(Hawkins, 1991)．ある意味では，試験実施に関係するすべての情報が安全性と完全性に影響し得るため，データモニタリング委員会の責務の範囲をどこまでとするかは，研究者が利用できるほかのリソースや組織がどのようなものであるかに依存する〔例えば，運営委員会(steering committee)，運営事務局(operations office)，統計センター(statistical center)，諮問委員会(advisory board)，スポンサーの組織(sponsoring institution)など〕．

　中間解析における利益と不利益の評価という，データモニタリング委員会の最も基本的な責務についても，その詳細については必ずしも明確ではない．よくある質問（とそれに対する我々の個人的な見解）を以下に示す．

Q：データモニタリング委員会はどれくらいの間隔で試験途中のデータを検討すべきか？
A：この質問に対する回答は，追加されていく情報がどれくらいのスピードで得られるかによる．進行がんに対する試験やイベント数が急速に増加する試験では，我々は通常6か月ごとのモニタリングを推奨している．術後補助療法の試験や症例集積の遅い試験では1年ごとのモニタリングで十分であろう．
Q：主たるアウトカムのデータはモニタリングのたびに検討するべきか？　それとも計画した中間解析のときだけ検討するべきなのか？
A：予想外のことが起きるものであるため，主たるアウトカムのデータも含めて，すべてのデータをモニタリングのたびに検討するべきである．訳注3)
Q：治療群をデータモニタリング委員会に対してマスクするべきか否か？
A：絶対にマスクすべきでない．もしA群がB群よりよくみえた場合，試験の継続可否の決定は，A群が試験治療群かコントロール群かによって異なるからである．
Q：試験の登録を中止する理由となる十分な証拠があるというデータモニタリング委員会の判定は最終決定であるべきか，それとも助言のみであるべきか？
A：助言であるべきと言いたいが，実際には覆されることはまずない．
Q：もし助言であるとすれば，誰に対する助言か？　スポンサーに対してか？　研究グループに対してか？　研究者に対してか？
A：助言は試験全体に関して最終的な責任をもつ「個人」になされるべきである．
Q：データモニタリング委員会は試験デザインの大きな変更をできるようにするべきか？
A：そうすべきでない．データモニタリング委員会は助言することはあっても，試験デザインの責任は試験の主任研究者(principal investigators)にあるからである．逆に，主任研究者により行われる試験デザインの大きな変更はモニタリング委員会の承認を得るべきである．
Q：データモニタリング委員会の責務は，試験の症例集積が完了したときに終了するのか？　それ

訳注3)「データの検討」は群間比較を意味しない．主としてデータが正しく得られているかなどの検討を意味する．

とも結果をいつ発表するかまで決定するべきか？

A：結果をいつ発表すべきかも含めて決定するべきである．ただし，結果の公表後にしばしば行われる追加の追跡については，モニタリング委員会の関与は不要であろう．

Q：外的な情報とモニタリングしている試験の現在の情報とに対してどのようなバランスで重みを置くのか？

A：「決定的(definitive)」な外的情報は無視できない．しかし，これは何が「決定的」であるかが問題になる．中規模のサンプルサイズで実施されたひとつの試験の結果は「決定的」ではない．2つの大規模試験の結果は「決定的」であろう．メタアナリシスの結果は「決定的」ではない．9章を参照．

Q：セカンダリーエンドポイントの結果はどの程度試験継続の是非に考慮するべきか？

A：毒性による死亡以外はあまり重く(not much)考慮されない．

Q：計画された中間解析以外のときに試験を止めなければならない結果とはどれほど深刻なものを指すか？

A：非常に深刻なもののみであり，もしそうでなければ中間解析の意義がなくなってしまう．

Q：症例集積の問題が試験の早期中止の正当な理由となるのはどんなときか？

A：人々の関心が失われた後にならないと試験の結果が出なくなったときである．

Q：守秘されるべき情報はほかの試験のデータモニタリング委員会や同様の試験を計画しているほかの研究グループに知らされるべきか？

A：しばしばそういうことはある．もし，範囲を限って試験情報を流すことが当該試験の実施を危うくするものでないなら，新しく試験を計画している別の研究者に，起こりうる問題や，同じ治療で得られる利益を知らせることは妥当であろう．しかし，それは実施中の当該試験に対して，その外部研究者からの情報の漏洩により試験の関係者が中間解析結果について推測ができてしまうというリスクを生むし，新しく始まる試験についても，未成熟な結果に基づいて不適切な治療群の選択をしてしまうというリスクが生じる．

すべてのモニタリング委員会はそれぞれ異なったやり方で機能しているが，それは全く同じ倫理的，科学的，実践上の意見をもつ人はいないからである．つまり，このことが意味するところは，異なる委員会は同じモニタリング結果から異なる回答を導くことがよくあるということである．意見のバランスをとるためには，広くさまざまな分野を専門とする人々を委員会の委員とすることが最良の方法である．

3.7.1　委員会の構成 Composition

ここまで我々は委員会に必要なものは何か，を論じてきた．それは多様性，知識，意見のバランス，である．多様性と知識を確保するためには，少なくとも委員会の委員の1人は以下のようにあるべきである．その試験の生物学的な背景と正当性(rationale)を十分に理解していること，使用される治療レジメンの臨床経験を有していること，その試験デザインの統計学的な特徴を理解していること，その試験における実務上の制約を知っていること，研究対象の疾患についての重要な課題と現在行われているほかの研究について幅広く理解していること，その試験の参加患者のことを重要な関心事と考えていること，である．極端な意見は委員会全体としてのバランスを崩し，極端に

偏った決定を行ったり，決定を下すことさえできなくなったりする．特に，データモニタリング委員会のメンバーは全員が，少なくともその試験の患者登録を開始することが倫理的であると考えているべきであるし，また結果に対する強い利害関係(利益相反)を有する地位にいてはならない．

利害関係(vested interest)は，特にやっかいな概念である．その定義や許容される程度は，時間と共に明らかに変遷してきている．「完全な独立」がモニタリング委員会の唯一の正当なモデルとして提案されたこともある(Walters, 1993；Fleming, 1992)．「独立」とは，1つには，委員会の誰もがその試験に対して有意な経済的利害関係(financial interest)をもっていないということである．(「有意な」の定義は曖昧ではあるが)我々はこれに同意する．また別の解釈として，誰もがその試験に関する学問的利害関係(academic interest)をもっていないことを意味するとも考えられる(例えば，有意に優れている結果を早く報告することが，その人の経歴や評判を高めうる)．我々はこれについては全面的には賛同できない．この解釈に従えば，試験の科学性や試験の実施に責任のある者を委員会から閉め出すこととなり，それは試験に関する知識が必要であるということとまったく矛盾してしまう．その試験の正当性，背景，実務などについて最もよく知っている人間は，まさにその試験を実施している研究者であり，その次にその試験について知識を有する人間は，その試験と類似のほかの試験を実施している研究者である．こうした人たちの間にはしばしば実際に対立関係がみられたりする．常に行われている何百ものがんのランダム化試験に対して，その試験の知識はあるがなんら学問上の利害関係がない数千人もの人間を見つけることはまず不可能である．

試験に患者を登録する研究者がデータモニタリング委員会に所属するべきではないと考えている人は多い(DeMets et al., 1995)．しかしながら，その試験に登録された患者の権利と将来登録されるであろう未来の患者の利益との兼ね合いを本当に正しく見極めて対処できるのは，試験に患者を登録する臨床医のみであるとの意見もある(Harrington et al., 1994)．

確かに，可能性のある利害関係(possible conflict of interest)が実際に表面化することによって，研究が大きな危険にさらされることがある．かなり注目され，かつ論議の多い試験やたいていの企業試験はバイアスの混入から守られなければならず，そうでなければ試験結果は信用されない．そうした試験では，自然とデータモニタリング委員会の委員たちは自ら情報をよく知ろうとし，積極的に試験の監視に参加するだろう．一方，注目度が低くて論議もなくインパクトも大きくない試験(がん治療に関する多くの試験にその資格がある)では，大きな心配となるような利害関係もないかわりに，モニタリング委員会のメンバーがその試験に多くの時間を割くだけの十分な関心をもつこともないだろう．

現在我々には，SWOGにおけるデータモニタリング委員会の25年以上の経験がある．1985年，SWOGは，すべての第Ⅲ相試験でモニタリング委員会を設けなければならないこと，そしてすべての第Ⅲ相試験デザインには明確な早期中止/報告の規準が含まれなければならないことについて合意に達した．最初のモデルのモニタリング委員会の委員には，試験統計家(study statistician)，研究事務局(study coordinator)，専門分野担当研究事務局(study discipline coordinators)，疾患グループ代表者(disease committee chair)，SWOG代表者(Group Chair)，SWOG統計家(Group Statistician：統計センター長)，試験に直接関わりのないSWOGメンバー，NCIの代表(NCI representative)が含まれていた．このモデルにおける我々の経験は有益であり，それ以前のSWOGの第Ⅲ相試験で経験された問題はほとんど生じなくなった(Green and Crowley, 1993)．後に，この

モデルに加えられた改変としては，ほかの臨床試験グループとの共同研究(intergroup studies)ではその臨床試験グループのメンバーをモニタリング委員会に加えることにしたこと，製薬会社からの代表をモニタリング委員会に含めないことにしたこと(「試験を実施するうえで最終的に優先されることは，…利益を上げて株主に配当を支払うことである」Rockhold and Enas, 1993)，および罰則を含む中間解析結果の漏洩に関する詳細規定を追加したことである．

AIDS の研究でみられた高度に政治的な問題(Ellenberg, Finkelstein and Schoenfeld, 1992)や注目を集めた不正行為(Altaman, 1994；Goldberg and Goldberg, 1994；Christian et al., 1995)に対応するため，国立がん研究所(National Cancer Institute：NCI)は，臨床試験グループのモニタリング委員会の構造を変更するよう次のように命令した．「NCI がスポンサーである第Ⅲ相の治療試験のデータモニタリング委員会は，有効に機能していることと試験研究者から独立しており明らかに利害関係がないことを保証すること．その理由は，臨床試験に対して世間の監視が強くなったために，不正が行われないように研究を保護する手続きが必要となったからである．もし我々がこの手続きを行わなければ，どの治療に効果があって，どの治療に効果がないのか，ということをはっきりさせる我々の最高のシステム(臨床試験)の存在自体が危うくなってしまう(Simon and Ungerleider, 1992)」．各々の臨床試験グループは，その臨床試験グループによって行われるすべての第Ⅲ相試験を監視する委員会を1つ設置するよう指示された．委員会委員の資格要件は，何度か修正がなされた後に，独立性と知識のバランスを考慮して最終決定された．現在の規定では，大多数のDSMC(data and safety monitoring committee)委員がグループに関係がない者であり，かつ1人以上の患者代表(patient advocate)と1人以上の外部統計家を含まなければならないとされている．統計センター長(group statistician)と2名のNCI代表は評決に加わらない委員(non-voting member)である．さらに，DSMC とは別に，試験の毒性と実施可能性(feasibility)と登録状況をモニタリングするための試験委員会(study committee)を試験ごとに設けることが規定された．

この新しいモデルは，臨床試験グループの指導者集団や個々の試験の研究代表者(study chairs)により生じうる科学的な利害関係や不正に対する懸念を考慮して作られている．試験委員会の設置により，毒性や実務上の問題についての注意深いモニタリングがなされている．しかしながら，この方法に従って組織されたモニタリング委員会(DSMC)が，十分な時間もなく，個々の試験に関する知識や科学的背景についての知識も十分でない状態で，モニタリングされる25以上のすべての試験に対して，十分な情報に基づく適切な決定が行えるのかについてはかなりの疑問がある．しかも，これらの委員会が受け取る情報は，実施中の試験に関する知識を有する複数の関係者からのものではなく1人の個人(試験統計家)からのものである．我々自身はバイアスとは無縁であると信じたいと願う我々の気持ちの大きさと同じくらい，(それが単なるミスによるものであったとしてもバイアスの元となる)利害関係が存在する可能性もまた大きいことも明らかである．

3.7.2 モニタリング委員会についての結語 Concluding Remarks on Monitoring Committee

Paul Meier(1975)は「統計学には役割があるといっても，試験を続けるか中止するかという倫理的な問題は，本来は統計の問題ではない．医学の問題でもないし，法律の問題でもない．実際には，それは政治的な問題であり，政治的な枠組みの外でこのことに対応する賢明な方法はないように思える」と書いている．数年前には我々はこのことには同意できなかったが，今はこの意見にはいく

らか真実も含まれていると考えるようになった．今でも我々は，モニタリング委員会にはさまざまなモデルがあり，それによって科学的な問題や倫理的な問題への対応と同様に，政治的な問題にも対応できる可能性があると考えている．もし我々が，「大部分の人々は私利私欲に基づいて物事を判断する」という仮定からスタートしないといけないようになってしまったら，うまく機能するモニタリング委員会を作ることはできないだろう．

3.8　倫理に関する考察　Ethical Considerations

　臨床試験における倫理的な考察は，個々の患者に対する治療と，治療の有効性を研究する必要性との間の葛藤に主眼が置かれる．個々の患者の福祉(welfare)が臨床試験に参加することによって損なわれてはならない．例えば，標準治療がそれほど有効ではないときに，標準治療に割り付けられることを患者が希望しないといった状況はあり得る．しかし一方で，患者集団全体の福祉を考えた場合には，新しい治療が有用であるかどうかを確かめ，有効でない場合にはその治療を捨て去るために，対照群を置いた臨床試験を行うことは必要である．実際，適切に評価されていない薬剤で患者の治療を行うことは倫理的に問題である．新しく用いられ始めたときには，患者の福祉は脅かされないと考えられるほど有望であった治療が，その後の試験でむしろ有害であることがわかったという事例は枚挙に暇がない．

　ヘルシンキ宣言(World Medical Association, 2004)などの医学研究に関する国際的な倫理ガイドラインは，患者の健康と権利の保護を強調している．個々の被験者に対する医師の責任は以下のように述べられている．

- 「被験者の福利(well-being)に対する配慮が科学的及び社会的利益よりも優先されなければならない」
- 「被験者の生命，健康，プライバシー，尊厳を保護することは，医学研究における医師の責務である」

患者に対する責務全体については，
- 「人類の健康を向上させ，守ることは，医師の責務である」
- 「医学の進歩は，最終的にはヒトを対象とする試験に一部依存せざるを得ない研究に基づく」
- 「新しい方法の利益，危険，負担及び有効性は，現在最善とされている予防，診断及び治療方法と比較考量されなければならない」

とある．

　ヘルシンキ宣言では，臨床試験に関する意思決定の支援に必要な情報として，リスク(適切に管理され最小化され得ることが前提)とベネフィットに対する注意深い評価，研究の目的の重要性が個々の患者に対するリスクを上回ることに関して合意が得られていること，研究の結果から将来の患者が利益を得ることが十分に見込まれること，を挙げている．疾患の重篤度や有効な治療の有無

も重要とされている．がんは，多くが生命を脅かす疾患であるため，有効な治療が存在する場合に無治療を対照群とすることは適切ではない．

もうひとつの重要な倫理原則は"イクイポイズ(equipoise：未決拮抗状態)"[訳注4]にある．すなわち，新しい治療の有用性がまだ十分には確立していない状況にある(本当によいかどうかはまだわからない)と認識されていることである．「既に有用性が示されている」という意見に対して異を唱える理性的な人々が存在し，当該領域の科学者のコミュニティの総意が依然「未確定(uncertainty)」である場合に限って，比較試験は実施することが許容される．そして，比較試験が，画期的な進歩と思われた新しい治療が実は有効ではなかったことを示すことは，治療が有効であることを示すのと同じかそれ以上の価値がある．例としては，1章でも紹介した，先行研究において心室性不整脈を抑制する確かなエビデンスがあったにもかかわらず，encainide と flecainide が心筋梗塞後の患者の死亡率をむしろ高めることが示された CAST 試験(Cardiac Arrhythmia Suppression Trial：Echt et al., 1991)が挙げられる．多くの臨床医は無治療(プラセボ)の対照群を置くことを非倫理的と考えたが，結果的にそれは間違っていた．幸いなことに，研究者のコミュニティではイクイポイズが認められて試験が実施され，将来の患者が有害な治療を受けることを防止できたのである．

対照群の治療が倫理的かどうかを判断することが特に難しい状況というのは，比較対照とする治療が侵襲もしくは毒性を伴う場合である．こうした試験の例はたくさんあるが，次の例は実施する比較試験の価値が十分でなかった例である．それはパーキンソン病に対する胎児の黒質移植に関するプラセボ対照試験である(Olanow et al., 2003)．この疾患におけるエンドポイントは主観的な指標であり，プラセボ効果が生じやすいため，マスキングを行う必要性は非常に高いと考えられた．この試験で行われた偽手術(sham surgery)は，定位脳手術用のフレームの固定，全身麻酔，頭皮の切開，穿頭，抗生物質の投与，cyclosporin の投与，PET 検査の実施からなり，これらすべてが患者にとり一定のリスクを有するものであった．このデザインの適正性に関する議論が Freeman ら(1999)と Macklin ら(1999)によってなされた．Freeman が論じているように，このような偽手術に関しては，臨床上の疑問が重要で近い将来に時代遅れにはならないものでなければならない．また現状のエビデンスは有望だがまだ不十分という状態であって，現時点では満足できる治療法が存在せず，標準治療の提供に加えて介入治療が提供されるという設定である必要がある．さらに，侵襲の少ない方法では疑問に対して答えが得られないというものでなければならない．これらすべての規準がこの試験には当てはまった．これら2つの論文での倫理に関する議論は，プラセボ群の患者における利益とリスクに焦点が当てられた．プラセボ群患者の利益とは，科学に対する貢献，標準的な治療が無料で受けられること，もし試験の結果，手術が有益と結論された場合には試験終了後に無料で移植が実施されること，手術が有益でないと結論された場合には移植のリスクを負わ

訳注4) "equipoise"は英和辞典や英英辞典に載っていない新しい言葉であり，当然，日本語としての定訳はまだない．Wikipedia によると，1987年の NEJM の論文で Benjamin Freedman が初めて用いたとされており，Freedman による「造語」である．日本語のサイトの多くでは単に「均衡」と訳されているが，静的で安定したイメージをもつ，もしくは解決すべき状態ではないというニュアンスのある「均衡」には違和感を覚える．「equi-」は言うまでもなく「equal/等しい」であるが，「poise」には，平衡(状態)，バランス，釣り合い，安定，という意味のほかに，中ぶらりん，未決の状態，という意味もあり，臨床試験における equipoise とは，まさに，賛否両論があるが決着を付けなければいけない，動的な状態を意味する言葉だと思われる．「equi-」と「poise」をくっつけて新しい言葉を造った Freedman のセンスに敬意を表する．訳者らは equipoise の訳語として「未決拮抗(状態)」を提唱したい．

ずにすむことになること，とされた．リスクとは，偽手術による障害や死亡，プラセボ効果以外の臨床的な利益のない医療行為からもたらされる不具合，である．Macklin は，偽手術は障害のリスクを最小限に留めるという原則に反するものであり，行うべきでないと結論した．Freeman らは，リスクは期待される利益に見合う適切なものであると結論した．

次に，規制要件によって生じた対照治療群の患者に対する不利益(harm)の例を示す(Markman, 2010)．卵巣がんに対する pegilated liposomal doxorubicin(PLD)の承認用量は 50 mg/m^2 である．しかし，この用量では高度の手足症候群(皮膚剥離，水疱，出血，過角化，日常生活のセルフケアに使用をきたす疼痛)が 25％の患者に生じることから，実際の日常診療においては明らかに手足症候群が軽い 40 mg/m^2 が用いられている．三次医療機関のがんセンターに対する調査によれば 96％の患者で 50 mg ではなく 40 mg 以下の投与が行われていた．40 mg と 50 mg を比較する第Ⅲ相試験は行われていないが，PLD 40 mg vs. gemcitabine の比較試験と PLD 50 mg vs. gemcitabine の比較試験という 2 つの試験(いずれも生存期間がプライマリーエンドポイントで gemcitabine のレジメンは同じ)があり，PLD の 2 つの用量は同様のアウトカムを示したという別のエビデンスはある．倫理上の問題は，新治療が承認されるためには，現在の承認された標準治療と比較する必要があるという点である．Markman はニュールンベルグ綱領から「実験はすべての不必要な身体的苦痛，精神的苦痛，傷害を回避するように実施されなければならない」というフレーズを引用し，50 mg/m^2 による許容できない高度の副作用と 40 mg/m^2 がよく使われている点を考慮した場合に，「第Ⅲ相試験に参加した対照群の患者に PLD を 50 mg/m^2 で投与することはこの倫理要件を満たすと考えることができるのだろうか？」と問うている．いい質問である．

一方，新治療に有利なエビデンスについても不利なエビデンスについても，その蓄積につれて，また別の困難な状況が生じてくる．モニタリング委員会の最も重要な役割は不利益(harm)から患者を守ることであるが，これは最も難しいことでもある．効果が劣る可能性や毒性が強い可能性がある治療法で治療を行うことを非倫理的であると判断するにはどれくらいの証拠が必要なのだろうか．このテーマについてこれまで多くが書かれてきた(Byar et al., 1976；Gilbert et al., 1977；Mackillop and Johnston, 1986；Hellman and Hellman, 1991, Passamani, 1991, Piantadosi, 2005)．これらの論文やその他の解説書は，いくつかの倫理的な「疑問」を明らかにしたが，「答え」は漠としたままである．本書では 2 つのコメントをするに留めよう．最初の 1 つは，結果が確信できるものであると判断するために用いる，統計学的に確立された単一のエンドポイントについてのカットオフ値の標準はないことである．200 人の患者による試験で最後の患者が除外されても，結果が目立って違うものとなることはなく，同じように p 値が 0.005 だった試験と p 値が 0.0051 だった試験で信頼性が異なるわけではない．プライマリーエンドポイントに関する試験中止規定は，セカンダリーエンドポイントでの予期されなかった結果や高度に有意な結果が得られた場合には対応できない．統計学がなしうる最良の貢献とは，誤った結論が導かれる可能性を低くする指針を与えることである．第 2 は，試験に参加している患者に対する潜在的な不利益と，将来の患者すべてに対する潜在的な不利益の両方に対する責任を考えることが重要であるということである．途中で治療効果に差がある傾向がみられた試験を継続することにより，次に登録される患者はその時点では劣っている治療を受けるリスクを負う．逆に，試験を中止して結果を公表する場合には，もし途中でみられた治療効果の差が本当は誤りであったなら，その試験で患者が劣っている治療を受けるリスクはそれ

以上生じないが，公表された正しくない結果に基づいて将来のすべての患者が本当は優れていない治療を受けるというリスクが生じる．新しい薬剤や新しい治療法による治療成績の向上がそう多くはみられないがんの分野ではこの問題は特に深刻である．実際に，試験早期でのポジティブな傾向は偽陽性である可能性が高い．そして，途中で観察された差が本当であるかどうかを明らかにする方法は，試験を中止せずにさらに登録を継続することのみである．

　倫理的問題を解決しようと試みた別の方法として，その時点で最もよい結果を示している治療群に次の患者をより高い確率で割り付けるという方法がある．「適応的割付法(adaptive allocation)」または"play the winner"法と呼ばれ，例えばWei and Durhamの方法(1978)がある．しかしこの方法には多くの問題点がある．1つは，ある治療群に割り付けられる患者が少なすぎて信頼できる結果が得られない可能性である．がん以外の事例では，重症呼吸不全の新生児に対する体外膜型酸素化装置(extracorporeal membrane oxygenation：ECMO)と対照群とを比較した試験(Barlette et al., 1985)があり，Wei and Durham法が用いられた．9人が試験治療群に割り付けられ全員生存，1人が対照群に割り付けられ死亡した．Royall(1991)の論文では，この試験は標準治療群に1人しか割り付けられなかったために試験結果は懐疑的であると批判された．この試験結果の解釈は，過去の情報を基にした標準治療の有効性に対するそれぞれの考え方に応じて読み手によりさまざまであった．Royallはまたこの試験の倫理性についても述べている．この試験の研究者はECMOが有効であるという確信を既にもっており，適応的割付法は彼らの倫理的なジレンマを解決するために用いられた解決策であった．しかし，劣っていると信じられている治療に50％の確率で患者を割り付けることが倫理的でないなら，50％より低い割合で割り付ければ倫理的になるといえるのだろうか？　倫理上の問題点に加えて，適応的割付法には実務上の問題点もある．絶え間なくエンドポイントを更新する必要がある点や結果の解析が難しいという点に加えて，各群に割り付けられる患者の割合が時間の経過に応じて変化する可能性があるため，時間により変化する要因に関係するバイアスが生じることも問題となる．これらの問題点のすべてが試験の信頼性を損ない得る．さらに，1：1以外の比で割り付けることで検出力は低くなるし，同じ検出力を保つにはサンプルサイズを増やさなければならない．この問題についての最近のベイズ流の適応的割付法に関する議論についてはKorn and Friedlin(2011)の論文やBerry(2011)の総説を参照されたい．

　倫理上の問題は，患者の利益と社会の利益の間に不可避的に常に存在する対立により，常に取り組み続けなければいけない課題であるといえる．総論的には，リスク-ベネフィットバランスが適切であればその試験は倫理的であるとされるが，リスクとベネフィットの大きさは定量化が難しく，たとえ適切な判断ができる人たちの間であっても，特定の試験が許容されるか否かについては意見が割れることも致し方のないことであるためである．

3.9　まとめ　Conclusion

　我々は，聖書に出てきたダニエルによって行われた食事の試験について述べることから本章を始めた．章を終えるにあたり，このダニエルの試験を本章で議論した試験デザインの考察に基づいて

吟味してみよう．まず「目的」は極めて明快である．ユダ族出身の召使いたちにいずれの食事を与えるべきかを決めるために，2種類の食事を比較した．「適格条件」の記載は粗い．「少年たち」の年齢は特定されていないし，「王の食事」は回数と期間が特定されておらず，誰がそれを食べるのかも特定されていない．「治療内容」は詳細にではないが，「肉とワインの食事」vs.「野菜と水の食事」と特定されている．「倫理上の問題」があるようには思えない．「エンドポイント」はあまり満足できない．10日後の「顔色」は，非特異的な定義であり，かつ極めて主観的である．またそれが被験者の長期的な健康の適切な指標であるとはいえない．しかし，エンドポイントが試験を開始する前に特定されていた点は信頼性において評価できる．「治療法の割付」は許容できない．ダニエルと彼の友人たちが野菜食に割り付けられていることから，試験結果の解釈の信頼性は高くない．2群間のどんな違いも，食事のせいではなく文化の違いであるという解釈もできるからである．「検出すべき差の大きさ」や「サンプルサイズ設定に用いられた仮説」は聖書のレポートには述べられておらず，これらが考慮されていなかったとみなすことには誰も異論はないだろう．以上から，我々はダニエルに8点満点中3.5点を与えよう……．ふむ．2,500年前の試験にしては悪くない．

4章

第Ⅰ相試験と第Ⅰ/Ⅱ相試験
Phase I and Phase I / II Trials

知らないことが問題なのではなく，正しくないことをたくさん知っていることが問題なのだ．
— Josh Billings（Henry Wheeler Shaw のペンネーム）

4.1　第Ⅰ相試験　Phase I Trials

4.1.1　伝統的な 3 + 3 デザイン　Traditional 3 + 3 Design

　第Ⅰ相試験の主たる目的は新規薬剤の最大耐用量（maximum tolerated dose：MTD）を決定することである．伝統的な第Ⅰ相試験は，より高用量でより効果が強くなると同時に，より毒性も強くなるという仮定が置かれる細胞傷害性薬剤の評価を目的に行われてきた．MTD 決定のためのエンドポイントは，用量制限毒性（投与制限毒性）（dose limiting toxicity：DLT）が出現するかしないかである．DLT と判断すべき毒性の種類と程度はあらかじめプロトコールに記述されるべきだが，毒性の種類と程度は疾患の種類と評価する薬剤の種類によっても異なる．一般的に第Ⅰ相試験の対象となる患者は，有効な標準治療が存在しない進行期の患者である．伝統的に用いられる試験デザインにはフィボナッチ変法（modified Fibonacci design）がある．伝統的デザインでは，用量の増量方法は次のようになる．2 番目の用量は最初の量の 2 倍，3 番目の用量は 2 番目の 1.67 倍，4 番目は 1.5 倍，5 番目は 1.4 倍，6 番目以降は前の量の 1.33 倍，というやり方である（この数列はフィボナッチ数列を思わせる．フィボナッチ数列とは 2 つの数字で始まり，それに続いて各々の数字が先行する 2 つの数字の和になる，というものである．フィボナッチは 13 世紀の前半のイタリアのピサの数学者で数学に関する執筆と教育を行っていた）．

　典型的には，3 人の患者が最初の投与レベルに登録される．この最初のレベルには，動物実験で得られた LD10（10% のマウスが死に至る量）の 10% 量がしばしば用いられる．もし，最初の 3 人のうち 1 人も DLT が発現しなければ，次の用量レベルに 3 人が登録される．もし，1 人に DLT が発現すれば，同じ用量レベルにあと 3 人登録される．2 人もしくは 3 人に DLT が発現すれば，その用量は MTD を上回ったと判断して，増量はそこで中止される．6 人が治療された場合，1 人にだけ DLT が発現すれば，増量は続けられる．そうでなければ（6 人中 2 人以上に DLT が発現すれば），その用量は MTD を上回ったとして増量はそこで中止される．もしある用量が MTD を上回ったとされた場合，その一段階下の用量で既に 6 人の患者が治療されていればそこが MTD であると決定される．そうでなければ（まだ 3 人しかその用量レベルで治療されていなければ），もう 3 人がその

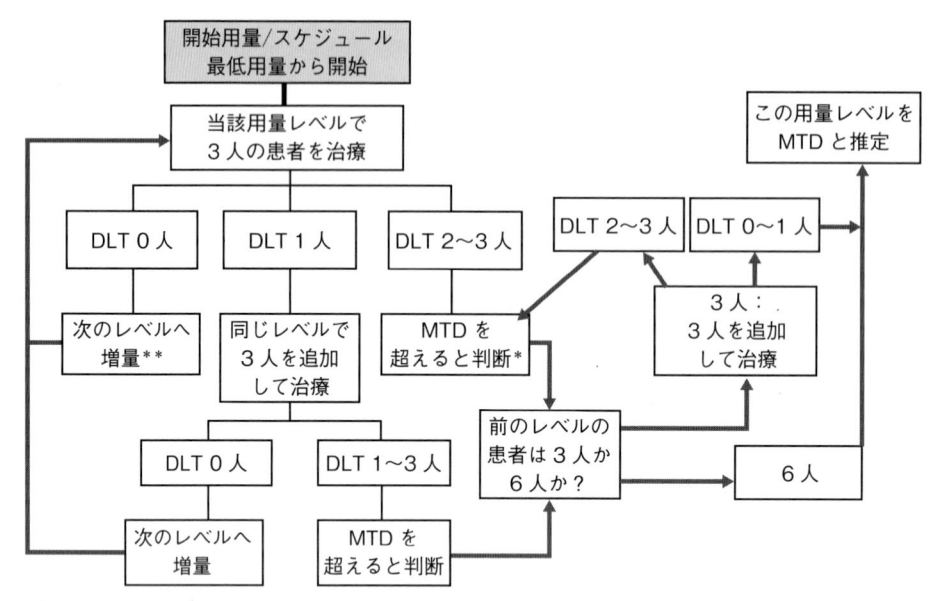

図4.1 伝統的な第I相試験のシェーマ

*最低用量レベルでMTDを超えると判断された場合には中止する．この場合にはMTDは推定できない
**それ以上高いレベルが存在しない場合には中止する．この場合にはMTDは推定できない

用量（「MTDを上回った」とされた用量の一段階下）で治療され，もしDLTが誰にも発現しないか1人にだけ発現すればそこがMTDとされる．もし，DLTが2人以上に発現すれば，MTDはさらにもう一段階下の用量レベルに下がる．このプロセスを，MTDが決定するか，MTDを上回ると判定される最初の用量まで繰り返す（図4.1）．

　この伝統的なデザインはそれなりに有用であったが，それはとうてい理想的といえるものではなかった．このデザインでは真のMTDにはなかなか迫れず，信頼区間は満足すべきものとはならず（名目上の80％信頼区間は正しい値の80％を含んでおらず，95％信頼区間はしばしば無限大になってしまう），また試験の開始用量と用量−毒性関係に大きく影響を受ける（Storer, 1989）．この伝統的なデザインは常に1/6〜1/3の患者に深刻な毒性が出現することを想定している．これは必ずしも望ましいやり方とは限らず，かといってこのデザインを別の規準にあてはめることも素直なやり方ではない．それにもまして，伝統的デザインでは多すぎる患者が低用量で治療されることになることが，患者に対する配慮の点で望ましくない．第I相試験のデザインを正当化するのによく用いられる仮定は，毒性も効果も用量を上げるにつれて増強するというものなので，MTDが最も効果が期待できる用量であるということから倫理的な問題が生ずる．第I相試験に参加する患者はボランティアではあるが，同時に最後の希望を託して試験に参加しており，何らかの効果が期待できる用量で治療されるべきである．伝統的な第I相試験の方法がうまくいかない例として，低用量では増量に伴って毒性が緩やかに強くなるが，高用量になると急激に毒性が強くなるような薬剤を考えてみよう．

用量	0.5	1.0	1.6	2.4	3.2	4.3	5.7
DLTを示す患者の真の割合	4%	6%	9%	13%	22%	40%	60%

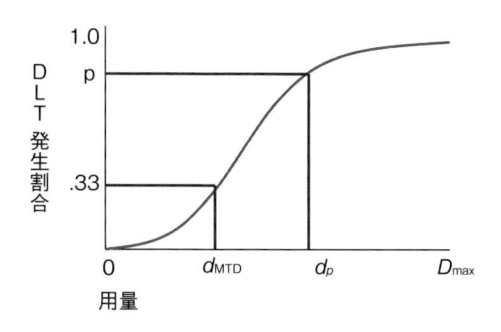

図 4.2 用量-毒性曲線
この例における MTD は DLT 発現確率が 0.33 となる用量.

　この設定だと，1.6 以下の少なすぎる用量で治療を受ける患者数の期待値は 11 人となる．一方で，5.7 という強い毒性を伴う用量で治療される可能性が 15%ある．さらに，最終的に選択される用量の中央値は 2.4 であり，(DLT 発現割合が 1/6～1/3 の範囲にあるという意味で) 正しい用量の 3.2 ではない．多すぎる患者が高用量，低用量の両方で治療され，かつ誤った用量が MTD として選択されるというこの例は，第 I 相試験デザインに改善の余地があることを示している．

4.1.2 第 I 相試験デザインの改良 Improving Phase I Designs

　低用量で治療される患者数を減らし，MTD の推定精度を高めるため，伝統的なデザインに代わる方法が模索されている．ほとんどの第 I 相試験において各用量レベルのサンプルサイズが少なすぎることは統計学的な性質として好ましくないことであるが，新しいデザインはこの点で伝統的なデザインよりもうまく機能する可能性がある．

　それぞれの第 I 相試験デザインの性能を評価するためには，MTD の明確な定義が必要である．第 I 相試験における一般的な考え方は，第 II 相試験において「多すぎる」患者に重い毒性が出ることがない(だいたい 1/3 くらいまで)ような推奨投与量を決定するというものである．数学的には，$\Psi(d)$ を投与量 d における重い毒性の出現確率を表す関数だとすると，MTD は $\Psi(d_{\mathrm{MTD}}) = 1/3$ となる d_{MTD} で表される (図 4.2)．本章では以後 0.33 を DLT 発現確率の目標とするが，試験によっては異なる確率がより適切なこともあることに注意が必要である．

　以下，第 I 相試験デザインの改善を試みたさまざまな方法を示す．

4.1.2.1 より高い用量から開始する方法 Start at a Higher Dose?

　Horstmann ら (2005) は，NCI (National Cancer Institute) の CTEP (Cancer Therapy Evaluation Program) がスポンサーとなって 1991～2002 年の間に行われた成人の第 I 相試験 460 試験についての総括を報告した．全試験での毒性による死亡は 0.49%で，データが得られた患者の中では grade 4 の有害事象が 14.3%に認められた．また，奏効 (CR または PR) は 10.6%の患者にみられ，安定 (SD) は 34.1%の患者にみられた．効果は試験のタイプによって異なった．例えば単剤化学療法の試験では奏効例が比較的少なく，多剤化学療法の試験ではより多くの SD を認めた．これらの知見から示唆されるのは，第 I 相試験は概して程よいリスク/ベネフィットバランスの下に行われており，よ

り積極的なアプローチが適用される余地は大きくないということである.

開始用量をマウスのLD10の10%(0.1 MLD10)に設定すると,しばしばMTDに達するまでに多くの段階の増量を必要とする.そのため,高用量で開始しても十分に安全とみなされる状況であれば,低用量に割り付けられる患者数をより少なくできる可能性がある.この可能性についてはEisenhauerらによる総説(2000)で考察されている.21試験の中で,詳細な情報が利用可能であった14薬剤について検討を行ったところ,14薬剤すべてで0.1 MLD10で安全に投与可能であり,12薬剤では0.2 MLD10でも安全,8薬剤では0.3 MLDでも安全であった.この検討の中で「安全でない」とは,MTDに達するまでの用量レベルが3つ以下であった場合と定義されている.別の考え方をすれば,この論文に登場する57の新規薬剤のうち,1剤を除いたすべての薬剤において,MTDは0.1 MLD10より高く,最初に毒性がみられた用量の中央値は0.1 MLD10の8倍であった.著者らは,種の間で毒性プロファイルに差がみられない薬剤では,0.2 MLD10で投与を開始してもよいかもしれないと結論しているが,より積極的な増量手法を採用している最近の方法を用いた場合,その程度の開始用量の変更ではほんの少ししか効率は向上しないとしている.

高い用量から開始することが通常合理的だと考えられるのは,第I相試験が既に行われている薬剤どうしを組み合わせる場合である.このような場合には,薬剤間の強い交互作用があり得る場合を除いて,単剤でのMTDよりある程度(moderately)下げた用量レベルが開始用量として設定される.

4.1.2.2 伝統的なアルゴリズムの修飾 Modify the Traditional Algorithm?

第I相試験をより速やかに進めるためのさまざまな方法が提案されているが,その中には試験の始めのうちはより少ない患者数,より大きい幅での増量を認め,おおよそ目標の用量レベルに近づいたら,その後はもう少し慎重に増量を行うというやり方がある.Collinsら(1986, 1990)は「急速増量法(accelerated escalation)」を提案した.これはマウスでの薬物動態研究の結果から決めた標的曲線下面積(target AUC)に近づくまでは急速に増量する(最大で倍増)方法である.いくつかの薬剤の第I相試験ではよい結果が得られたにもかかわらず,このpharmacokinetic guided dose escalation(PGDE)は実際にはまだ普及していない.その大きな理由はリアルタイムで薬物動態のモニタリングを行うことが困難であることによる(Collins, 2000).

Simonら(1997)は,各用量レベルに1人の患者を割り当て,毒性が出現するまで投与量を倍に増量させ,一度毒性が出現した後は標準的な3人から6人のコホートで少しずつ増量を行うという方法を研究した(加速型漸増デザイン:accelerated titration design).この研究の中でSimonらは,実際に行われた20試験の結果から20の異なる用量-毒性モデルを構築し,4つの異なる第I相試験デザインがそれぞれのモデルでどのようにうまく機能するかを検討した.デザイン1は40%ずつ増量する伝統的なデザインである.デザイン2では各コホートの患者数を1人とし,1サイクル中にDLTかgrade 2の毒性を2種類認めない限りは40%ずつ増量し,これらの毒性がみられた時点で伝統的なアプローチにスイッチするというデザインである.デザイン3はスイッチするまで96%ずつ増量するほかはデザイン2と同じである.デザイン4はすべてのサイクルを評価してDLTかgrade 2の毒性を2種類認めた場合に伝統的なデザインにスイッチするというデザインである.デザイン1では同一患者での増量は行わないが,デザイン2, 3, 4では同一患者での増量を

表 4.1 加速型漸増デザイン (Accelerated titration design)

	標準	加速	加速	加速
デザイン	1	2	3	4
増量	×1.4	×1.4	×1.96	×1.96
コホートあたりの患者数	3, 6	1	1	1
標準的な方法へのスイッチ規準	なし	1サイクル中のDLTか2つめのgrade 2の毒性		全サイクル中のDLTか2つめのgrade 2の毒性
同一患者での増量	なし	あり	あり	あり

表 4.2 加速型漸増デザインを用いた各デザインのシミュレーション結果

デザイン	1	2	3	4
要した患者数の平均	39.9	24.4	20.7	21.2
患者数が50人を超える試験数(20試験中)	6	0	0	0
毒性の最悪gradeが0か1であった患者数の平均	23.3	7.9	3.9	4.8
同一患者内での増量を許容しない場合		10.5	6.5	7.0
毒性の最悪gradeが3か4であった患者数の平均	7.4	9.2	11.1	9.4
同一患者内での増量を許容しない場合		7.4	8.9	8.2

認めている(表 4.1).

これら4つのデザインは20のモデルを用いたシミュレーションにより評価された．詳しくない人のために説明しておくと，シミュレーションとはコンピューター上で行われる実験である．コンピュータ上で乱数を発生させて，その乱数が，第I相試験の毒性，第II相試験の腫瘍縮小効果，第III相試験の生存期間や打ち切りまでの時間といった「(仮想の)試験」のアウトカムにあてはめられる．そして結果が一定の分布に従うよう統計学的な変換がなされる(このケースにおける分布とはそれぞれのモデルで期待される毒性のgradeであり，2章で述べたように生存期間の場合にはしばしば指数分布が用いられる)．そしてさらに多くの乱数を発生させて，多くの「試験」がつくられる．これらの「試験」はそれぞれ解析可能であり，解析結果は図表に要約され，この要約によって我々は用いた解析方法を評価することができる．例えば，有意水準5％の検定のシミュレーションでは，理論的には，真に差がない試験において，差がないという帰無仮説を誤って棄却する確率は正確に5％となるはずだが，これは近似にすぎず，実際のシミュレーションではちょうど5％にならないこともある．しかし，何百もの「試験」を発生させることで，一定の条件下でこの近似が正確かどうかは確かめることができる．第I相試験においては，ある第I相デザインがさまざまな条件下でどれほどの頻度で適切な用量にたどりつくかを評価することができる．

この研究から得られた結果は化学療法の薬剤を用いた20試験のモデルに基づいたものであり，あらゆるタイプの第I相試験を反映していない可能性があることには注意が必要である．異なるモデル設定や異なるタイプの薬剤では結果も変わり得る．さらに，first-in-human試験では用量を倍加することはリスクが高すぎる可能性があるという点にも注意が必要である．にもかかわらず，この研究でのシミュレーションの結果から，加速型漸増デザインを用いることで，grade 3-4の毒性をあまり増加させることなくサンプルサイズを節約できることが示された(表 4.2)．それに加えて，

すべてのデザインで正しいMTDを最も高い確率で選択してはいたが，正しい値より低いMTDを推定してしまう確率はデザイン1で最も高くデザイン3で最も低かった．この研究の筆者らは，同一患者内での増量を可とするデザインにおいては，用量制限毒性の定義と，十分に低いとする毒性の程度の定義を特に慎重に行う必要があることを強調している．

　この論文が公表されて後，加速型漸増デザインの経験が蓄積されてきた．Heathら(2009)は，Wayne State Universityで行われ，1995～2005年の間に公表された9つの化学療法の第I相試験に関する報告を行った．そのうち4試験は伝統的なデザインによって行われ，5試験は加速型漸増デザインによって行われた．伝統的なデザインによる試験の対象患者数の平均は34人で，加速型漸増デザインの試験の対象患者数の平均は23.8人であった．用量レベル数の平均は，伝統的なデザインで8.8(最小-最大：7-11)，加速型漸増デザインで10.6(最小-最大：7-15)であった．平均の試験期間(25-26か月)は両デザインで同様であった．Penelら(2009)は，1997～2008年に公表された最近の第I相試験を用いて，これら2つのタイプのデザインのパフォーマンスを比較した．加速型漸増デザインは10%の試験で用いられていた．このデータセットでは，加速型漸増デザインを用いた試験の平均対象患者数は，伝統的なデザインの試験に比べて少なくなっていなかった．用量レベル数の平均は加速型漸増デザインのほうが伝統的なデザインに比べて有意に多く(7 vs. 5)，第II相試験の推奨用量より低い用量で治療を受けた患者の割合は加速型漸増デザインのほうが有意に少なかった(46% vs. 56%)．Wayne State Universityの試験では，試験期間は短くならなかった．加速型漸増デザインはいくつか有利な点があるものの，実際には改善の程度は大きくなかった．より多くの用量レベルが検討できる点と，不適切な用量レベルで治療される患者数が少なくなるという点では有望なデザインではあるが，試験期間が短くなるという期待された効果は認められなかった．

　Storer(1989, 2001)は，最初のうちは1人患者を参加させるたびに評価を行うというデザインを開発した．Storerはさらに伝統的なデザインを修飾し，増量や減量に，より多くの柔軟性をもたせた「増減デザイン(up and down design)」を開発した．最初の患者にDLTが出現しなければ，DLTが出現するまで各用量に1人ずつ患者を割り当てて増量が進められる．最初の患者にDLTが出現すれば，DLTが出現しなくなるまで各用量に1人ずつ患者を割り当てて減量が行われる．次に，その用量(増量していってDLTが出現したレベル，もしくは減量していってDLTが出現しなくなったレベル)に3人の患者を割り当て，3人ともDLTが出現しなければ次のレベルに増量，1人にDLTが出現すれば用量は変更せず，2人ないし3人にDLTが出現すれば減量する．試験は予定された数の患者が登録された時点で終了する．登録が終了した時点で，MTDはロジスティックモデルを用いて推定される．この増減デザインは，シミュレーションでは伝統的なデザインに比べて優れており，許容できないほど高用量で治療される患者を過度に増加させることなくMTDの推定精度を高め，低用量で治療される患者を減らせることを示している．Ivanovaら(2003)は多くの増減デザインを検討し，直近の試験に参加した患者の情報を用いるよりも，同一試験内で蓄積された情報を次の患者の用量選択に役立てるほうがよいと述べている．

4.1.2.3　モデルベースのデザイン　Use Model-Based Designs?

　アルゴリズムに基づく伝統的な第I相試験や増減デザインは目標とするDLT発現確率を選択す

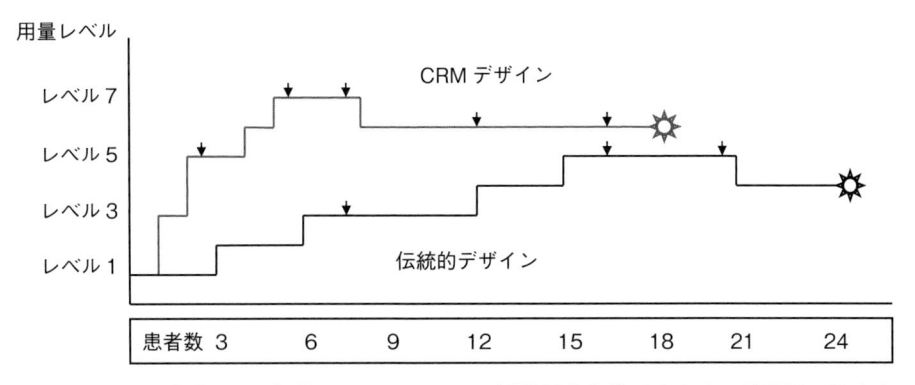

図4.3 CRMデザインに期待されるメリット：総登録患者数が少なく，低用量で治療される患者も少ない

るにあたっての柔軟性を欠いている．「連続再評価法(continual reassessment method：CRM)」は第I相試験のデザインを改善するもう1つのアプローチであり，どのようなDLT発現確率についても設定することができる．CRMはモデルベースのMTDの推定に加えて，増量と減量に関してもモデルベースの規準をもっている．このデザインに関する最初の提案(O'Quigley et al., 1990)では，各患者が治療された後，毒性を評価して推定MTDを再計算し，その推定MTDに最も近い用量レベルで次の患者を治療するというものである．前もって設定された数の患者の治療が終わった後，最終的な推定MTDが得られる．このタイプのデザインの最も魅力的な点は，それまでのすべての患者の治療の結果を，次の患者の用量を決定するのに用いることができるという点であり，前述のように伝統的なデザインに比べてよりよいパフォーマンスを示し，より効率的にMTDを推定できるようになることである．図4.3に，CRMを用いることで期待される改善の例を示す．

　オリジナルのCRMは有望ではあったが，いくつかの懸念も表明された．CRMデザインは，開始用量の決定に際して用量－毒性関係に関する事前推定に基づいた統計学的なモデルを用いているため，必ずしも開始用量が臨床的に合理的と考えられている最小の投与量ではないという点である．その他の懸念としては，患者の不均一性が高いときでも，たった1人の患者の治療結果を基にしていくつかの用量レベルを飛ばして増量することがありうるということや，各患者の治療の後，毒性評価のために待機する時間のロスが生じうることである(この問題点はStorerのデザインや加速型漸増デザインの最初の部分でも同じである)．これらの問題点に着目して基本的なCRMデザインからの変法がいくつか提案された．例えば，試験開始時点での事前推定によらず，必ず最初の用量から試験を開始する方法，各用量レベルで治療する患者を1人だけに限定しない方法，用量レベルを飛ばして増量することを許さない方法などである(Goodman et al., 1995)．Storerの方法や加速型漸増デザインの初期段階のやり方(毒性が観察されるまで連続的に少しずつ高い用量を1人もしくは2人の患者に投与していく)を用いて適切な用量の幅を決めてからCRMに移行するという方法も提唱された(Moller, 1995)．また，単純に最も近い用量を用いるのではなく，実際の推定値より一段階低い用量を用いる方法もある．このような変法を用いることで，多少効率は落ちるものの，より重要である安全性が増すメリットが大きい．その他の変法として，試験をいつ止めるかに関するものもある．一定の患者数に達した後に試験を中止するのではなく，MTDが決定すれば最大の

表 4.3　RPR 109881A の第 I 相試験（CRM）での患者登録

用量	患者数	1 サイクル目の DLT
7.5	4	DLT 以外の毒性あり
15	1	1 サイクル目の毒性なし
22.5	1	1 サイクル目の毒性なし
30	2	1 人の患者では 1 回しか投与されず
37.5	3	DLT 以外の毒性あり
45	12	12 人までコホートを拡大
52.5	6	6 人を登録後, 増量不可と判断（DLT 3 人）

サンプルサイズに達する前に早期中止を許容するようなルール（同一レベルで治療される患者が一定数を超えた場合など）を設けることは合理的であろう．O'Quigley（2011）の論文も参考になる．

Huang と Chappell（2008）による LMH-CRM デザインは，CRM のバリエーションとして興味深い．彼らが提案する方法は，それぞれの段階で 3 人の患者を治療するが，スキップし得る用量レベルの数を制限したうえで，それぞれの患者を low, medium, high の 3 つの異なる用量に割り付けるというものである．この方法により，最終的な MTD の推定精度が高くなるとともに，低用量で治療される患者数を少なくできる可能性がある．

RPR 109881A という第 I 相試験は，CRM デザインの実際の応用例である（Gelmon et al., 2000）．選択された用量は 7.5, 15, 22.5, 30, 37.5, 45, 52.5, 60, 67.5 であり，目標とする DLT 発現確率は 0.5 が選択された．試験開始前には MTD は 45 と推定され，DLT 発現確率が 5% という見積もりに基づいて開始用量は 7.5 が選択された．用いられた CRM 変法は，各用量に最低 1 人の患者を割り付けること，最大でも 1 レベルしか増量しないこと，各時点での MTD 推定値を超える増量は行わないこと，DLT に該当しない毒性が観察された場合には最低 3 人の患者を増量前に割り付けること，DLT が 1 つ観察されたレベルには最低 6 人の患者を割り付けること，であった．増量が中止されるのは，DLT が 1 人に観察されて 6 人の患者が登録された後に増量の適応とならなかった場合，または該当レベルの DLT 発現割合が 3 分の 2 以上となった場合とされた．この試験の患者登録状況の要約を表 4.3 に示す．

結果的にこのデザインは，MTD に関する最初の予想がうまくいっていたことが一因となってよく機能した．2 つの用量レベルでは 1 人の患者しか登録されず，必要患者数をそれなりに減らすことができた．低用量で治療された患者は少なく，最終的な判断は妥当なものであった．

CRM に関連した第 I 相試験のもうひとつのアプローチは，過大用量制御を伴う増量デザイン（Escalation with Overdose Control：EWOC）である（Babb et al., 1998, Tighiouart et al., 2005）．EWOC デザインでは，MTD のみを考慮するのではなく，過量投与の確率を下げることを目的として，すべての用量の DLT 発現確率を考慮に入れている．

CRM, EWOC デザインのいずれもベイズ流手法を用いた方法であるが，EWOC デザインはベイズ流手法がどのように使われるかを知るのによい事例である．ベイズ流手法の 1 つの特徴は，パラメータの値に関する不確実性を反映してパラメータそのものが分布するということである．第 I

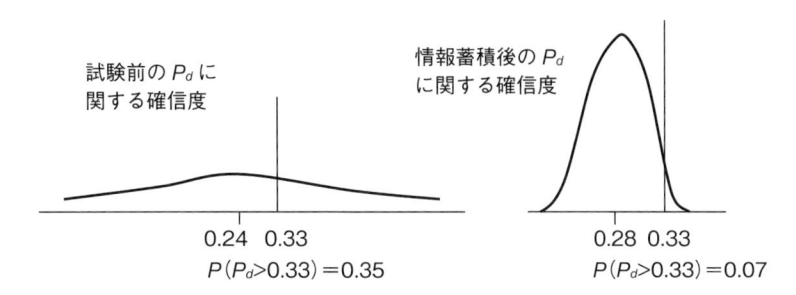

図 4.4 試験前および情報蓄積後の，パラメータ P_d(DLT 発現割合)についての確信度(belief)に関するベイズ流の考え方

相試験が行われる前にはかなりの不確実性が存在するため，典型的には分散の大きな分布が設定される．情報が集まるにつれて，分布が更新されてパラメータの値の確実性が高まる(図 4.4)．EWOC デザインで関心のあるパラメータは，各用量(d)における DLT 発現割合(P_d)である．各時点で(更新された事後分布に基づいて)用量 d が MTD を超える確率(chance)が高すぎると判断される場合には(P_d が 0.33 を上回る確率が許容できないほど高い場合など)，患者は用量 d には割り付けられない．典型的な規準は，確率が 25% を超えると許容せず，25% 以下を許容範囲とするものであろう．図 4.4 は，どのような場合に各用量を許容範囲内と判断するのかを示している．左の曲線では DLT 発現割合の推定値は 0.24 であり，これは 0.33 より低いが，実際に 0.33 より高くなる確率が 35% あるためこの用量は用いられない．右の曲線では DLT 発現割合の推定値はより高く 0.28 であるが，0.33 を超える確率は 7% しかないため，この用量が用いられることになる．EWOC アプローチでは，過量投与の確率が 25% 以下であるうちの最も高い用量に次の患者が割り付けられる．

EWOC デザインは確かに CRM に比べて過量投与を減らすことができるが，試験期間が長くなるというデメリットがある．Chu ら(2009)は，EWOC アプローチと CRM アプローチを組み合わせたハイブリッドデザインを提唱し，早期では許容範囲を保守的に 10% とし，その後に 50% に緩め，毒性の特徴がより明確となる試験の後半部分で CRM アプローチを用いることを提案している．このアプローチは有効性と安全性のトレードオフに関する折衷案であり，EWOC デザインよりは早く結論に到達し，CRM よりは過量投与の患者数を減らす傾向がある．

4.1.2.4 生物学的製剤に対する別のアプローチ Alternative Approaches for Biologic Agents?

毒性が軽い可能性があり，かつその薬剤固有の生物学的な標的をもつ薬剤には，通常の第 I 相試験のデザインは適応できない．今まで述べたように，細胞傷害性の抗がん剤に用いられる一般的な第 I 相試験のデザインは MTD を決めるためのものであり，用量レベルを上げることで毒性も効果も増強すると考えられていることから毒性が唯一のプライマリーエンドポイントである．一方で，生物学的製剤に関しては，毒性−用量関係はそれほどはっきりせず，(増量すれば効果も高まるという)効果に対する単純な仮定もおそらく正しくない．すなわち，用量を上げていっても，効果は高まるのではなくプラトーに達するかもしれない．この種の薬剤に対する第 I 相試験の目的は「許容できる毒性の範囲内で，許容できる程度の生物学的な効果(biologic response)が得られる用量レ

ベルを見出すこと」とすることがより望ましいかもしれない．

　CRM アプローチは細胞傷害性の抗がん剤と同じく生物学的製剤でも用いることができる．Hunsberger ら(2005)は異なるアプローチとして，さまざまな用量レベルにおいて毒性がほとんど生じないと想定される場合，分子標的薬にも容易に適用できるデザインを提案している(毒性が最低限であることが仮定できない場合には，本章の次項で述べるような毒性と生物学的な効果を同時に評価する方法が適切であろう)．まず，増量は患者ごとのレスポンス(標的分子に対して期待される効果の発現)に基づいて行われる．そして有望なアプローチとしてあり得るのは，用量の関数として奏効割合の曲線の傾きを考慮することである．各用量レベルには3人の患者を割り付け，高いほうから4つの用量レベルから曲線の傾きを推定する．増量を止めるのは，傾きがゼロかマイナスになるとき，つまり奏効割合がそれ以上高くならないときであり，最も高い奏効割合を示した用量が引き続いて行われる試験における用量レベルとして選択される．このデザインの目的は，必ずしも最大のレスポンスが得られる用量レベルに達することではなく(これにはより大きなサンプルサイズの試験を要する)，むしろ用量反応曲線がプラトーに達する最大レベルの10%以内の用量レベルに達することが目的である．シミュレーションによれば，このデザインは奏効割合がプラトーに達するまでの用量レベルがあまりに多すぎない限りは有望な方法である．

　もちろん新しい生物学的製剤では，臨床的有用性を反映する，分子標的に関するエンドポイントが確立されていないこともしばしばである．また，別の問題として，生物学的な効果(immune response など)が生じるには数か月かかる場合があることや，生物学的製剤の効果が期待できるのは正常な生物学的機能(biologic function)をもつ患者であることが挙げられる．典型的な第Ⅰ相試験の対象は，予後不良で，状態も悪いことが多いため，こうした評価には適切ではなく，生物学的製剤の評価においてはデザインの工夫のみならず適格規準の工夫も必要であろう．

4.1.3　第Ⅰ相試験の結論　Phase I Conclusion

　第Ⅰ相デザインを選択する際には，各デザインの特性に関して何らかの妥協が必要となる．それぞれのデザインは，必要患者数，推定の正確性，MTD を超える用量で治療される患者数の最小化，無効な用量レベルで治療される患者数の最小化，用量レベル数の最小化といった因子についてそれぞれメリットを有する．しかし，すべての因子について最適なデザインは存在しないため，試験ごとに優先する因子を慎重に検討する必要がある．この検討には，その試験薬で予想される用量-毒性関係に基づいて行ったシミュレーションにより，候補となるデザインを評価することが含まれる．

　伝統的な第Ⅰ相デザインに改善の余地があることは明らかである．さまざまな新しいデザインが実際に用いられている〔Storer のデザインの応用例(Berlin et al., 1998)，PGDE デザインの応用例(Dees et al., 2000)，加速型漸増デザインの応用例(Sessa et al., 2000)，CRM デザインの応用例(Gelmon et al., 2000)〕．加速型漸増デザインと CRM 変法は広く受け入れられているが，フィボナッチ変法や各用量レベルに3人の患者を割り付けるアプローチ(three-patient-per-dose-level approach)は依然として最も広く用いられ続けている．Penel ら(2009)は，全身療法の用量探索を目的とした 288 の第Ⅰ相試験を調べ，243 試験では伝統的なデザインが用いられていたと報告している．利用可能なさまざまなデザインが存在する中で，どの方法が第Ⅰ相試験に最適なのかというコンセンサスはいまだ得られていない．

4.2 第Ⅰ/Ⅱ相試験　Phase Ⅰ/Ⅱ Designs

4.2.1　第Ⅰ相試験と第Ⅱ相試験を統合するということ　Combining Phase Ⅰ and Phase Ⅱ

　ときとして，第Ⅰ相試験のMTDで治療された患者を，引き続いて行われる第Ⅱ相試験の一部に含めることがある．それぞれの試験の患者数は限られており，2つの試験を1つのプロトコールで実施するこの方法は一見効率的に見える．しかし，第Ⅰ相試験と第Ⅱ相試験の有効性評価とでは目的が大きく異なっているため，プロトコールを統合することは必ずしも賢明なこととはいえない．もし，第Ⅰ相試験が固形がんすべてを対象とした典型的な試験であれば，がん種を限った第Ⅱ相試験で適格となる患者はほとんどいないだろう．たとえ数人が適格であったとしても，効果が期待できない量や毒性が強すぎる量が投与され得る試験に適した患者集団は，薬剤の効果を調べる試験に適した患者集団とは系統的に異なっており，第Ⅱ相試験の結果にバイアスを生じる可能性がある．つまり，第Ⅰ相試験の最後の部分で登録された数人の患者は，そのデザイン上の当然の帰結として，ある一定以上の毒性を経験している．毒性と抗腫瘍効果の間になんらかの因果関係があれば，試験の用量設定部分に登録された患者を有効性評価部分の一部として含めることは，バイアスにつながる可能性がある[訳注1]．また，2つの試験を1つのプロトコールで行うことの運営上の困難さも考慮しなければならない．これらを総合的に考えると，第Ⅱ相試験には新しい患者を組み入れることのほうが望ましい．いずれにせよ，目的もエンドポイントも異なる2つの試験は，引き続いて行われる別の試験とするべきであって，このタイプの第Ⅰ/Ⅱ相試験デザインを公式に定形化する試みは推奨できない．

　また，第Ⅰ相試験において，MTDが決められた後に，毒性の特性をより明らかにすることや効果の感触を得ることを目的として，特定の患者集団を追加コホートとして組み入れることは実際によく行われる．ただし，それによって第Ⅱ相試験での用量を第Ⅰ相試験で決められた推奨用量から変更したり，第Ⅰ相試験での有効性の結果から第Ⅱ相試験に進まないと決めるための適切な規準があるわけではない．3+3デザインでは，DLTの発現が33％未満である必要があるため，追加コホートにおいてもこのルールがふさわしいと考えられがちだが，これは必ずしも適切な規準ではない．たとえば，第Ⅰ相試験の最後のMTDレベルでは，典型的には6人中1人の患者にDLTがみられている．この場合のDLT発現割合の90％信頼区間は0.01～0.58であり，その用量でもかなりの毒性が発現する可能性が残されている．もし，33％ルールが追加コホートの10人の患者に適用された場合は10人中3人のDLTが許容範囲となるが，そのときの90％信頼区間も0.08～0.61であり，3/10が1/6よりも安全であることは保証されない．もしMTDコホートと追加コホートを合わせて考えるならば5/16が許容範囲となるが，この場合でも信頼区間の上限は0.55であり，やはりまだ十分な保証とはいえない．追加コホートでは，治療効果も評価することが多いが，まったく効果がみられないときには第Ⅱ相試験に進まないかもしれない．しかし追加コホートのサイズが適切で

訳注1)　一定以上の毒性がみられたということは，その毒性がみられるまで治療を継続できたからであって，それは治療が効いていたためである可能性が高い．そのため，一定以上の毒性がみられた患者を選択することは，効果が得られた患者を選択することになる可能性がある．

なければ，これもまた問題である．0/10の90%信頼区間は0～0.26であり，0/10をもってその薬剤は効果がないとすることも適切ではないからである．追加コホートの結果に基づいて有効性の判断を行うことは，結局，小規模かつ非公式な第Ⅱ相試験の第1段階の判断を多重性も調整せずに行うことと同じである．コホートの追加を計画するのであれば，最近よく行われている，がん種を特定して新規薬剤の併用を評価する試験と同様に，追加コホートの結果に基づいて行う意思決定の規準を詳細に明確化しておくべきである．例として，Hoeringら(2011)は，MTDレベルとその下のいくつかの用量レベルを設定して，公式なランダム化第Ⅱ相試験(pick-the-winner design)を行い，毒性と効果に基づいて，引き続く第Ⅱ相試験での用量を最終的に選択することを提案している[訳注2]．

4.2.2　第Ⅰ/Ⅱ相試験　Phase Ⅰ/Ⅱ

正式な第Ⅰ/Ⅱ相試験デザインは，さまざまな用量レベルでの毒性と効果を併せて評価し，許容できるリスク/ベネフィットのプロファイルを有する用量を次の試験に向けて選択するというものである．第Ⅰ/Ⅱ相試験の最初の論文は，Gooleyら(1994)のものであり，効果を認めなかった(移植後の拒絶)患者の数と，毒性(移植片対宿主病)を発現した患者の数に基づいて，次のコホートの用量を決定するものであり，その都度，用量のアップダウンを行って，最終的に1つの適切な用量を選択するという方法であった．この論文の主な貢献は，許容可能なデザインの性質を得るためにパラメータを調整するツールとしてシミュレーションを用いたことであり，これは今日では日常的に使用されるアプローチである．今日ではほかにもいくつかのデザインがあり，それらは2つ(効果と毒性)の2値アウトカム(あり/なし)や3レベルのアウトカム(効果あり＋毒性なし，効果なし＋毒性なし，毒性あり)のどちらにも対応できる．

O'Quigleyら(2001)は，3レベルのアウトカムに対応できるように，連続再評価法(CRM)を一般化した．きっかけとなったのは，HIVの試験に対する応用である．許容できない毒性が出現するか，毒性が許容範囲でもウイルス量が減少しない場合を治療失敗と定義し，毒性が許容範囲でかつウイルス量が減少した場合を治療成功と定義した．真の治療成功確率についてp_0を閾値(満足できないレベル)，p_1を期待値(有望とするレベル)とした．このようなデザインのアプローチは，毒性は用量に比例して増加し，かつ毒性がない場合は効果も用量に比例して増加するという仮定を置いていることになる(注：前者は通常，合理的な仮定であるが，後者はそうではないかもしれない)．成功確率はこれらの2つの単調増加する関数からなるが，成功確率自体は用量に比例して単調増加する関数にはならない．最初は毒性に関してCRMを用い，その後に特定の用量での治療成功に関して蓄積された情報を用いて，p_0 vs. p_1の検定を行う．p_1が正しいという結論に至ればそこで試験は終了し，その用量が次の試験の推奨用量となる．p_0が正しいという結論に至れば，次の試験では，p_0以下の用量は使われない．シミュレーションでは，この方法は毒性があまり変わらない用量間で明らかに効果に違いがある場合にはうまくいくことが示されている．

ThallとCockの提案(2004)は，2つの2値エンドポイントの場合と，3レベルのアウトカムの場合の両方に対応し，効果が用量依存性でない場合にも対応している．このアプローチの鍵となるの

訳注2) 第Ⅰ相部分の推奨用量レベルの患者を第Ⅱ相部分の有効性評価に組み込む第Ⅰ/Ⅱ相試験デザインは，コホートを追加する第Ⅰ相試験と基本的には同じであり，推奨できないというのが筆者らの主張である．

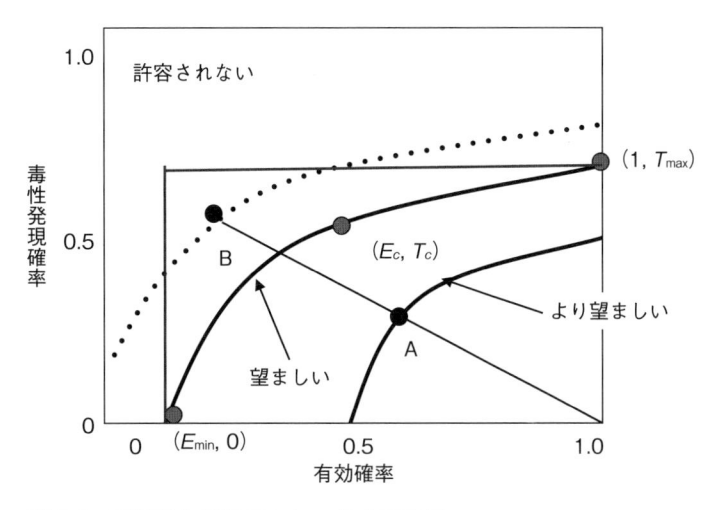

図 4.5　有効性と毒性のトレードオフ曲線

は，効果と毒性のトレードオフとなる曲線を明示することである．2 つのアウトカムの場合には，研究者が設定すべき情報として，許容される最小の有効確率 (E_{min}：毒性がまったくないとき)，許容される最大の毒性発現確率 (T_{max}：有効確率が 100％のとき)，およびそれら 2 つの極端な場合の中間の，望ましい毒性発現確率と有効確率のペア (E_C と T_C) が必要である．これら 3 つのポイントは，効果と毒性のトレードオフを示す曲線のセットを作成するのに用いられる (図 4.5)．基本的な手順は以下のようになる．まず，臨床医によって決められた開始用量で最初のコホートが治療される．最初のコホートの後のそれぞれのコホートでは，それまでのデータから許容されると判断される一連の用量が計算により求められる．(ベイズ流の分布から定量化されるその時点での確信度に基づいて) 有効確率が E_{min} より大きいと推定され，かつ毒性発現確率が T_{max} より小さいと推定されるときにその用量 x は許容されるとする．許容される用量がなかったときは試験は終了となり，どの用量も選択されない．許容される用量があったときは，次のコホートの患者はまだ試されていない次の用量か最も望ましい用量のうち低いほうの用量で治療される．最も望ましい用量とは，最も望ましい曲線 (これも図 4.5 に示されている) 上の用量である．試験が早期中止にならず，試験終了時に許容される用量が残っている場合には，残った用量の中から最も望ましい用量が次の試験のために選択される．Thall と Cock のデザインの詳細は，Thall らの論文 (2006) を見てほしい．シミュレーションでは，このアプローチは有望であることが示唆されている．Bekele と Shen (2005) は，2 値応答とした毒性と，バイオマーカーの発現のような連続変量で表される有効性を用いる方法を提案したが，これも有望な結果が得られている．

　Zhang ら (2006) は，生物学的製剤について，毒性と有効性を組み合わせて評価する 3 レベルのアウトカムを用いるベイズ流の「TriCRM」デザインは有望である可能性があると報告した．この方法の有望な事例は，ヘモグロビン (Hb) が基準値下限未満の患者の Hb を上昇させる薬剤の例である．3 レベルのアウトカムとは，効果なし (Hb が基準値下限未満のまま)，効果あり (Hb が基準値範囲内)，毒性あり (Hb が基準値上限を超える)，である．「毒性あり」は用量と共に増加すると仮定され，「効果なし」は用量と共に少なくなると仮定され，「効果あり」は用量との直線関係が必ずしもなくてもよいと仮定された．用量−アウトカム関係を表すのにモデルが設定された．高 Hb 以外の毒性が

みられた場合，アウトカムは「毒性あり」に分類された．コホートの患者が評価されるごとに，その用量の毒性発現確率$p_t(d)$と有効確率$p_r(d)$のベイズ流推定値が更新される．その$p_t(d)$があらかじめ定めた閾値より低い場合，次のコホートで投与する用量が求められる．次のコホートで選ばれる用量は，$p_r(d) - \lambda p_t(d)$が最大となる用量である．λを0とするのは毒性が許容範囲であるときであり，これはまさに最高の有効確率が期待される用量である．$\lambda > 0$とするということは，毒性の分だけペナルティを負わせていることになる．試験の最後にも同じ判断規準が適用され，選ばれた用量は「生物学的至適用量(biologically optimal dose：BOD)」とされる．この章でのほかの方法と同じように，シミュレーションではこの方法が有望であることがわかっている．ほかの第I/II相デザインと比べた場合のこのデザインのメリットは，判断規準(decision rule)が複雑でなく，事前分布の確信度(prior beliefs)の決定に必要な前提条件が少ないことである．

4.2.3　第I/II相試験の結論　Phase I/II Conclusion

　有効性と毒性を併せて評価することは複雑である．サンプルサイズが小さいために，第I/II相試験の性能は必ずしも明らかでないし，計算も簡単ではない．さまざまな用量–アウトカム関係のもとで許容される用量を適切に選択する確率を高くするためには，デザインを適用する前に十分に吟味する必要がある．第I/II相試験デザインを開発した研究者の多くが指摘しているように，シミュレーションを行って，判断規準を調整し，デザインの特性を評価することが不可欠である．

　多くの提案がベイズ流の手法を採用していることは，毒性発現確率と有効確率を事前に設定し，それをコホートごとの患者の観察に基づいて更新していくというアプローチが必要であることを意味している．次のコホートの用量はその時点での有効性と毒性のトレードオフに関する考察に基づく．このようなデザインでは，不確かな仮定に基づく早い段階での推定値は誤っている可能性も低くないため，強引に用量を上げすぎない注意が必要である．ベイズ流のアプローチのその他の問題点としては，DLTの数を数えて次の用量が決まるのではなく，最も有用と想定される用量を特定するためにパラメータの分布を更新するうえで，コンピュータでの相当な計算を必要とすることである．また別の問題として，試験をデザインする段階でもかなりの労力が必要なことが挙げられる．デザインのパラメータに関する広範な議論が必要であり，続いてシミュレーションも必要である．適切なデザインをみつけるために試行錯誤の繰り返しが必要なこともある．

　第I/II相試験デザインの主な利点は，第I相試験では非公式に行われている有効性評価の判断規準を公式に明確化することである．しかしながら，第I/II相試験のデザインにかかる労力や，実施する際の困難さ，次の用量レベルを決定するために有効性の情報を待たなければいけないこと等を考えると，これらのデザインをルーチンに広く使用することは推奨されない．この非常に煩雑な第I/II相試験デザインがそのデメリットに見合う価値を発揮するのは，POC(proof of concept)を評価する試験かもしれない．例えば，免疫製剤においては，毒性と免疫学的効果(immune response)を組み合わせる評価は，価値ある情報を与える可能性がある．こうした状況，特に用量–毒性関係が強くない場合においては，第I/II相試験のアプローチが，毒性のみを考慮するアプローチよりも，よりよい用量選択を可能にするかもしれない．

5章

第Ⅱ相試験
Phase Ⅱ Trials

野球は，10回のうち3回成功すれば「成功」とみなされる唯一の職業である．

— Ted Williams

　第Ⅱ相試験は，抗腫瘍効果についての新薬のスクリーニングや，治療法の新しい組み合わせ，新しいスケジュールを試みることを通じて，検証的な第Ⅲ相試験を開発する基となる．近年，第Ⅱ相試験デザインの焦点は大きな転換期を迎えている．それは，1つには分子標的薬の進歩への対応であり，また1つにはランダム化第Ⅱ相試験デザインの流行である．

　どのようなデザインであれ，第Ⅱ相試験の本質的な要素は，サンプルサイズが限られていること，そのために第Ⅰ種の過誤と第Ⅱ種の過誤について妥協せざるを得ないこと，そして，探索的な第Ⅱ相試験からは検証的な臨床的結論を導くことはできないことである．

　まずは伝統的な第Ⅱ相試験デザインから説明しよう．

5.1　単群の第Ⅱ相試験デザイン　Single-Arm Phase Ⅱ Designs

　新薬(investigational new drugs：INDs)の標準的な第Ⅱ相試験は，抗腫瘍効果について新薬のスクリーニングを行い，どの薬剤の評価をさらに続けるかを決定するために行われる．伝統的にこれらの試験は，短期的なエンドポイント(通常，がんの研究では腫瘍縮小)による限られた患者数の単群試験が典型であった．単群デザインの統計学的な根拠は，帰無仮説 $H_0: p = p_0$ と対立仮説 $H_1: p = p_1$ の検定として定式化される．ここで p は主たるアウトカム(例：腫瘍縮小)の確率であり，p_0 は，もし真ならそれ以上評価を続けるに値しない確率を示し，p_1 は，もし真ならその薬剤の評価を続けるに値するほど有効と認めるという確率である(仮説検定については2章を参照)．典型的には，p_0 は，同じ疾患の同じ病期に対する標準治療の過去の奏効割合の値もしくはそれより少し低い値を選び，p_1 は過去の対照の値に比べて臨床的に意味のある改善があると考えられる十分に高い値を選ぶ．p_0 と p_1 の選択は，アウトカムの定義，患者の選択条件，治療レジメンの特徴に依存する．したがって，最も適切な過去の対照は，その試験を計画している研究者グループと同じ研究者グループが行った試験である．単施設で行われた第Ⅱ相試験はしばしば状態のよい患者を対象に，均質な

治療が行われ,かつ Cooperative Group の効果判定の定義よりも甘い定義を用いることが多いため,単施設の試験から得られた推定値を多施設共同試験の p_0 と p_1 の決定に用いることは推奨できない.

第Ⅱ相試験のデザインの際には,エンドポイントの選択と帰無仮説・対立仮説の設定は注意して行わなければならない.かつて,ほとんどの第Ⅱ相試験が細胞傷害性薬剤の効果を評価していた時代には,腫瘍縮小(奏効)が標準的なエンドポイントであった.新しい分子標的治療薬は,しばしば単剤では腫瘍縮小効果をほとんどもたず,主たる効果は腫瘍の安定であり,その結果として無増悪生存期間や全生存期間が延長する.このような場合には6か月生存など,別のエンドポイントが適切かもしれない.

また,帰無仮説と対立仮説の選択は,特に過去の第Ⅱ相試験の結果の総括により時代的な変遷が示唆されたときには,現在の情報に基づいて行うべきである.アウトカムの定義や治療体系が変わった場合,それまで対照としてきた確率の推定値はもはや利用できない.例えば,1990年代には,進行/遠隔転移を有する大腸がん患者の生存期間中央値は約12か月であったが,現在ではそれはほぼ2倍になっている.

5.1.1 SWOG の標準第Ⅱ相試験デザイン
The Standard Southwest Oncology Group Phase Ⅱ Design

我々が用いている新薬第Ⅱ相試験(Phase Ⅱ IND trials)の標準的な方法は,有意水準(帰無仮説 $H_0: p = p_0$ が真のときに誤ってそれを棄却する確率)をおよそ0.05,検出力(対立仮説 $H_1: p = p_1$ が真のときにそれを正しく採用する確率)をおよそ0.9とした2段階デザインである(Green and Dahlberg, 1992).第1段階(first stage)での患者数を規定し,規定の登録が達成されると一時的に登録を中止して腫瘍縮小効果を評価する.もし,薬剤が有望でないことが示されれば(具体的には第1段階の登録終了後,対立仮説が有意水準0.02で棄却されれば)試験を早期に中止する.試験が早期に中止されなかった場合,登録を再開して第2段階(second stage)に進む.第2段階の登録終了後に帰無仮説(H_0)が棄却されたときのみ,その薬剤を有望であると結論する.

転移を有する食道がん患者に対する二次治療としての cetuximab の試験である SWOG S0415(Gold et al., 2010)は,SWOG の標準第Ⅱ相試験デザインの例である.この試験は,6か月生存割合を評価するようデザインされた.帰無仮説は「$H_0: p_0 = 0.3$」,対立仮説は「$H_1: p_1 = 0.5$」であった.この場合,標準デザインでは,最初に30例の患者を登録し,30例中9例以上が6か月以上生存したら,さらに25例を追加する.試験の最後で55例中23例以上が6か月以上生存したら,このレジメンは評価を続ける価値があると判断することとした.ここで,23/55 = 42% は,対立仮説の $p_1 = 0.5$ ではないことに注意してほしい.これは,帰無仮説である「6か月生存割合 = 30%」を否定して,対立仮説である「6か月生存割合 = 50%」を選択すると決める際の最低限の6か月生存割合の観察値である.

単群の第Ⅱ相試験デザインには数多くの方法がある(それらは後述する).我々の第Ⅱ相試験デザインにおけるアプローチは,さまざまな実践的な考察に基づいて発展させてきたものである.

まず初めに,倫理的な理由から,新薬が無効であると確信できる証拠が得られたときには,それ以上患者をその薬剤のための研究対象とすることをやめるようにすることが重要である.例えば,S0415試験において,仮に最初の10例で3例のみが6か月間生存したとする.このとき,治療が

患者に利益を与えていないと考えて試験を中止すべきだろうか？ ここでの統計的な課題は，この状況が「治療が無効であると確信できる証拠である」かどうかである．この例でいうと，「10人中7人死亡」はおそらく確信的な証拠とはいえない．例えば，もし新薬で6か月生存する確率が実際に50%である場合，10人の患者グループでは"平均的に"5人が生存する．しかし，繰り返しいくつもの「10人の患者グループ」に治療を行ったと仮定すると，すべての患者グループのうちの17%のグループでは3例以下しか生存しないことになる．このように，有効なレジメンであっても，「10人中30%しか生存しない(帰無仮説に相当)」ことは珍しいことではなく，10人のみで新レジメンが無効であると結論する十分な証拠が得られたとはいえない．さらに，レジメンが無効であるときに早期に試験を中止することは重要ではあるが，たまたま状態の悪い患者ばかりが続けて治療を受けたために有効な薬剤を誤って捨ててしまう危険から免れるためにも，早期の判断においては「保守的な」[訳注1]決断を下すこともまた重要である．保守的に判断すべきという要件と，無効な薬剤で治療する患者を可能な限り少なくするという要件とのバランスをとるため，第1段階では，我々は対立仮説 H_1 を有意水準 0.02 で検定する．この方法は，薬剤が無効であったときに試験を早期に中止することができると同時に，有効な薬剤を誤って早期に捨ててしまう確率が最大2%であるという保守的な手法である．

標準デザインにおける我々の選択に関する2つ目の考察は，多段階(multiple stages)の試験を完了するには長い時間がかかるという点についてのものである．典型的な場合，第1段階の登録を終えた時点では，我々は第2段階へ進むべきかどうかを決めるのに十分な情報をまだもっておらず，試験はその情報を得るために一時的に中止されなければならない．登録一時中止の後，十分に追跡して各患者のエンドポイントを確定するためには数か月を要するが，データを収集して検討するのにさらに多くの時間がかかり，登録を再開するまでにはさらに多くの時間がかかる．こうした実践的な観点の考察により，3段階以上の多段階デザインは現実的でなく，まず用いられないであろう．

3つ目には，結果がポジティブであることを理由に第II相試験を早期中止するよう規定するデザインも中にはあるが，このオプションが重要であるという状況はまずお目にかかれない．また，早期の結果がポジティブである場合，(そこまでは良好な効果が得られているわけだから)さらに患者を追加して登録することに倫理的な問題はない．そして登録患者数が増えることにより，有効性の程度についてのさらに詳細な情報や，有害事象のプロファイルについてのより精密な情報が得られる．さらに，第II相試験の終了時点で，有効と判断された薬剤の評価をさらに続けるための(第III相試験やさらなる第II相試験の)プロトコールができあがっていることはめったにない．こうしたことから，我々の標準第II相試験デザインでは，対立仮説が棄却されたときのみ(無効であるため)早期に試験を中止(無効中止)し，帰無仮説が棄却されたとしても(有効であるがために)早期に試験を中止(有効中止)することはしない．

我々の標準手法の妥当性を示す4つ目の考察は，がんにおいては新薬が有効であることが示される確率は高くないという点についてのものであり，そのため，標準手法の(有効な薬剤を正しく拾い上げる確率である)検出力は十分高く，(無効な薬剤を誤って拾ってしまう確率である)有意水準

訳注1) 「差がある」や「有効である」といった結論になりやすい手法や判断規準を統計的には"liberal"と表現し，逆に，なりにくいものを"conservative"と表現する．本書では"conservative"の訳として「保守的な」を用いた．

は十分低くなければならない(後述するランダム化対単群の項を参照).

　SWOGの標準デザインの魅力的な性質は，1つの仮説(帰無仮説)あるいはもう一方の仮説(対立仮説)を採択する判断を行う際に，直感的な感覚と適度に一致する判断指針であるという点である．第1段階では，奏効確率の推定値がおよそ p_0，すなわち試験継続の価値がないとされる値を下回った場合に試験が中止される．第2段階では，奏効確率の推定値がおよそ $(p_0+p_1/2)$ を上回ったときに，その薬剤はさらなる研究の価値ありと判断される．$(p_0+p_1/2)$ は，典型的には，対照となる過去のほかの薬剤の試験から期待された奏効確率に近く，試験の結果がそれより低い値であればその薬剤に対する関心が失われる値に相当する．

　我々の標準手法に関して最後に指摘すべきポイントは，多施設共同研究ではあらかじめ規定した数ぴったりの患者数が得られたところで登録を止められるわけではないという点である．規定数の最後の登録が得られてから登録終了の通知を送付するまで多少の時間が必要であり，その間に参加施設では何人かの患者に対して登録のためのアプローチがなされる．試験参加を依頼され，参加に同意した患者は試験に登録されるべきであり，そのため，登録終了が決定された後にも，参加施設が登録を継続できる期間が必要である．また，患者登録が終了した後に，何人かの患者が不適格であることが判明することもある．我々は登録終了時期の決定を慎重に行っているが，それでも試験デザインで予定した数ぴったりの登録数が得られることはまれである．そのため，予定数どおりの登録数が得られなかった場合にも使うことができる柔軟なデザインが必要なのである．SWOGの標準手法の利点は，実際に登録された患者数が予定の数と異なった場合にも簡単に適用できる点である．我々が行うことは，第1段階で実際に得られた患者集団に対し有意水準 0.02 で対立仮説の検定を行うだけである．対立仮説が棄却されれば試験は継続されないし，棄却されなければ試験を継続して第2段階へ進む．第2段階の終了時には，実際に登録されたすべての患者に対して，最初に計画された有意水準で最終的に帰無仮説の検定を行うだけである．このアプローチは既に詳しく分析されたが，ほかのありうるアプローチと比べても妥当であることが示された(Green and Dahlberg, 1992)．SWOG S0415 の場合，第1段階で十分多くの患者が6か月以上生存し，第2段階に進んだ．最終的なサンプルサイズは適格患者55例で，そのうち20例が6か月間生存した．これは，プロトコールで規定したカットオフ値の23例よりも少なく，このレジメンは，この患者集団に対しては十分に有効ではないと結論づけられた．

5.1.2　その他の単群第Ⅱ相試験デザイン　Single-Arm Phase II Designs

　その他にも，2段階もしくはそれ以上のさまざまな多段階第Ⅱ相試験デザインが提唱されてきた(Simon, 1987; Fleming, 1982; Chang et al., 1987; Simon, 1989; Simon and Wittes, 1985; Liu et al., 1993)．そのいくつか(例：Simon, 1989)は，特定の条件の下で，試験に必要とされるサンプルサイズを最小化するものである．こうしたデザインの問題の1つが，予定したサンプルサイズがぴったり正確に得られないといけない点であるが，先に述べたように実際にはたいていの状況でそれは実現されない．ただし，Fleming(1982)とSimon(1987)のデザインを実際に得られた患者数に応じて調整することは可能である(Green and Dahlberg, 1992)．こうした第Ⅱ相試験デザインの枠組みでは，サンプルサイズを決定するために特定の帰無仮説と対立仮説を設定する．そして，薬剤またはレジメンがさらに評価を続けるに値するか否かを決める判断規準を設定する．最終的には，関心の

あるアウトカム(割合または中央値)の推定値とその信頼区間が，最も重要な試験結果である(8章を参照)．

5.1.3 その他のエンドポイント Alternative Endpoints

過去の第II相試験では，試験のエンドポイントとして奏効(カテゴリカルアウトカム)が伝統的に最も広く用いられてきたが，代わりにほかのエンドポイントを用いることもできる．S0415の例で示したように，全生存期間(および無増悪生存期間)は，試験の登録患者の6か月無増悪生存割合または全生存割合をヒストリカルコントロールを比較することで用いることができる．また，この方法を修飾して無増悪生存期間中央値または生存期間中央値を比較することもできる(Tangen and Crowley, 2006 を参照)．どのような場合にも重要なことは，適切なヒストリカルコントロールを選択することである．適切なヒストリカルコントロールがない場合は，ほかのデザインを検討するべきである．

5.1.4 単群パイロットデザイン Single-Arm Pilot Designs

既に有効であることが示されている薬剤からなる治療レジメンを評価する際には，「1段階デザイン(single-stage design)」(または「パイロット研究(pilot studies)」)は許容されるだろう．そうした場合には，患者が無効な治療法で治療されるという点での倫理的な問題は生じないからである．パイロット研究の目的は，一般的な「そのレジメンの開発をさらに続けるかどうかを決める」だけでなく，実施可能性(例:「このレジメンは多施設共同の設定においても毒性が許容範囲か？」)や推定(例:「信頼区間が±10%の精度での2年生存割合はどれくらいか？」)とされることが多い．パイロット研究のサンプルサイズは，必要とされる推定値の精度に応じて通常50～100例とされる．

5.2 多群第II相試験 Multi-Arm Phase II Trials

5.2.1 対照群を設定した非ランダム化第II相試験デザイン
Nonrandomized Phase II Designs with a Control

過去に治療された同様の患者から選んだ対照群を設定して臨床試験を行うことがある．小児と若年者のリンパ芽球性リンパ腫(LBL)に対する予防的頭蓋放射線療法(prophylactic cranial radiation therapy：PCRT)の有効性を調べた試験(NHL-BMF95)がその1例である(Burkhardt et al., 2006)．同じ研究グループが過去に行った2つの試験(PCRTを施行したNHL-BMF 86 および 90)で，day33時点での十分な奏効が得られた病期III～IV期の中枢神経浸潤がない患者が選ばれ，新規試験でPCRTを行わなかった患者と同様の背景因子をもつ患者156例(新規試験でPCRTが行われた患者は6例のみであった)との比較が行われた．この3試験の導入化学療法は，少し異なっていた(daunorubicinの用量，L-asparaginaseの用量と製造会社が異なっていた)が，それ以外はよく類似していた．対照群の試験(NHL-BMF 86 および 90)のほうが縦隔病変が多く，前駆B細胞陽性患者の割合は低かったが，それ以外の背景因子はよく類似していた．2年無イベント発生割合は，

新規試験の86％に対し，対照患者では91％であった．両者の差の95％信頼区間下限は－11％であり，これは，重篤な晩期障害のリスクを考慮してPCRTが必要ではないと結論づけるために事前に決めた規準を満たしていた．BMF90の対照患者では中枢神経以外の累積再発割合がやや低かったが，中枢神経の累積再発割合は両者でほぼ同等であった．ヒストリカルコントロールとの比較であるため，結果は批判的に解釈することが重要であると著者ら自身が考察で述べており，また，さまざまな問題点も列記された．その中には，BMF95で導入療法のL-asparaginaseの用量が低かったためにバイアスが生じた可能性があるという記載があった．著者らは，「中枢神経系に浸潤のない病期Ⅲ期またはⅣ期のLBLで導入化学療法で十分に奏効した患者に対しては，PCRTを行わない治療はPCRTを行う治療に劣らないかもしれない」と，結論においても慎重な表現をしている．これは，数多くの小規模な試験において，過去に行われた試験の患者を対照として結果が有意でなければ「差がない」と結論づけられているのとは対照的に斬新なことである．次の例を見てみよう．Cheungら(2008)は，試験治療を受けた36例と試験治療を受けていないヒストリカルコントロール21例を比較し，プライマリーエンドポイントである死体移植腎の急性拒絶反応発生割合が対照群のほうで高かったにもかかわらず，「tacrolimusをベースとした治療にdaclizumabを追加することは安全ではあるが，臨床的有効性をさらに改善することはできない」と結論した．

　後ろ向きに設定する対照群を用いる場合，対照群の結果は既にわかっているため，デザインについて考慮しなければならないことは，前向きに対照群を集める場合とは異なる．このとき，サンプルサイズについて考慮すべきことは既知の結果に依存する．また，デザインにより共変量を調整して，潜在的なバイアスをコントロールできる場合もある(Makuch and Simon, 1980 ; Dixon and Simon, 1988 ; O'Malley et al., 2002 ; Lee and Tseng, 2001)．

5.2.2　対照群を設定したランダム化第Ⅱ相試験デザイン
Randomized Phase Ⅱ Designs with a Control

　単群の第Ⅱ相試験は，ヒストリカルコントロールの情報が信頼でき，帰無仮説が適切に選択できたときにのみ有用といえる．試験のエンドポイントが奏効ではなくなったり，標準治療が変わったり，腫瘍のサブタイプが解明されて以前より限定されたサブセットが同定されたりしてきたことにより，ヒストリカルコントロールに基づいて帰無仮説を設定する方法が適切ではなくなってきた．その結果，新しいレジメンと対照治療をランダム化するランダム化第Ⅱ相試験の重要性が強調されるようになった．そうした試験では，新薬は単剤では用いられず，対照治療レジメンに上乗せされることが多い．

　多群試験の性質も考慮しつつ第Ⅱ相試験のサンプルサイズを比較的小さくするためには，妥協しなくてはならないことがある．すなわち，第Ⅰ種の過誤(Type Ⅰ error)と第Ⅱ種の過誤(type Ⅱ error)はそれぞれ5％と10％(SWOGの標準単群デザインの設定)におさえることはできず，かなり大きく設定しなければならない．Rubinsteinら(2005)は，2値のエンドポイント(binary endpoint)，および生存時間エンドポイント(time to event endpoint)を用いた試験に適したサンプルサイズと過誤率(error rate)の選択について，有意水準を15～20％，検出力を80％にすると，サンプルサイズを比較的小さくすることができると提唱した(これは「スクリーニングデザイン(screening design)」という呼称で発表された)．例としては，転移を有する膵がんに対して，インスリン

表5.1 単群第Ⅱ相試験とランダム化第Ⅱ相試験の必要サンプルサイズの比較

対照群の中央値(月)	試験治療群の中央値(月)	ランダム化第Ⅱ相試験の第Ⅰ種の過誤/検出力	ランダム化第Ⅱ相試験のサンプルサイズ	単群第Ⅱ相試験の第Ⅰ種の過誤/検出力	単群第Ⅱ相試験のサンプルサイズ
6	9	0.10/0.80	126	0.05/0.90	60
		0.15/0.80	99	0.10/0.90	42
12	18	0.10/0.80	131	0.05/0.90	62
		0.15/0.80	102	0.10/0.90	48
18	27	0.10/0.80	154	0.05/0.90	73
		0.15/0.80	120	0.10/0.90	56

様成長因子レセプターファミリー(insulin-like growth factor receptor family：IGF-1R)をターゲットとしたモノクローナル抗体である分子標的治療薬のIMC-A12を評価したランダム化第Ⅱ相試験であるSWOG S0727が挙げられる．この試験では，標準治療であるgemcitabineとerlotinibで治療された患者と，この2剤にIMC-A12を併用して治療された患者のPFSの比較が行われた．この試験デザインでは，第Ⅰ種の過誤を片側10%，検出力を90%とし，ハザード比1.5(PFSを2か月から3.5か月に延長することに相当)を十分に検出できるように106例の登録が必要であった(ヒストリカルコントロールのデータが正確だと考えられる場合，単群デザインでは，これらと同じパラメータを54例の患者で検証できることに注意してほしい)．表5.1は，イベントが発生するまでの時間データについて，さまざまな設定で必要なランダム化デザインと単群デザインのサンプルサイズの比較を示している．

5.2.3 ランダム化選択デザイン Randomized Selection Designs

ときに，第Ⅱ相試験の目的が，1つの治療レジメンを次の相(第Ⅲ相試験)に進めるかどうかを決めることではなく，いくつかある新しいレジメンの中から(すべてが次の相には進めないと仮定して)次の相に進めるものを選ぶことである場合がある．このような場合，「選択デザイン(selection design)」が用いられることがある．患者は検討中の治療群にランダムに割り付けられるが，研究の意図は検証的な比較にあるわけではなく，将来の研究のために，ほかの新しい治療と比べ悪くない(少なくともひどく悪くはない)と確信できる治療を選ぶことにある．選択デザインでの判断規準(decision rule)は「程度は問わず，とにかく観察された結果が最もよかった治療群を次のステップへ進める」と表現される．各治療群の患者数は，1つの治療がγだけほかの治療より優れておりほかの治療群は互いに等しいという仮定の下で，優れている治療を選択できる確率がπとなるように決められる．これが意味するのは，治療法のうち1つがほかのものよりかなり優れているときには，その治療法が次の試験へ進むものとして選ばれやすいということである．かなり優れているのでなければ，選ばれた治療法は最良のものではないかもしれないが，それでも選ばれた治療法と真に最良である治療法との差はγを超えることはない．強調されなければならないのは，このデザインは，選ばれた治療がほかのものより優れていると結論づけるものではなく，次の試験に進むべき治療を選ぶうえでベストな"賭け"(best bet for further testing)に過ぎないということである．

選択デザインでのサンプルサイズは，奏効割合をエンドポイントとしても(Simon, et al., 1985)，

生存時間をエンドポイントとしても(Liu, Dahlberg et al., 1993)求めることができる．例えば，2つの治療群があり，ある治療群がもう1つのものより奏効割合で15%(γ)まさっているとき，まさっているほうを90%の確率(π)で選びたければ，最大で1群37人の患者が必要となる．もし治療群が3つあれば1群55人が必要となり，4群であれば1群67人が必要となる．生存時間をエンドポイントにするときは，γはハザード比の形で表される(ハザード関数とハザード比に関する議論については2章を参照)．ハザード比が1.5のとき最良の治療群を90%の確率で選ぶためには，治療群が2群，3群，4群の場合それぞれ1群あたり36，54，64例ずつが必要となる(生存時間が指数分布に従うと仮定し，最大の追跡期間は，より劣る群での生存期間中央値の約2倍，患者集積期間と追跡期間は等しいと仮定)．

選択デザインで重要な1つの特徴は，このデザインでは常にある1つの治療が選ばれるということである．潜在的な問題は明らかで，ある治療がほかのものよりも優れてはいるが真の差はγより小さい場合，このデザインではその治療は選ばれずにほかの治療が選ばれてしまうかもしれない．もし2つ以上の治療が非常に有望だとしても，このデザインではただ1つだけの治療が選ばれてしまう．もしすべての治療が望み薄でも，それでもやはりこのデザインではどれか1つが選ばれてしまう．すべての治療群の結果が悪く，試験の結論としてどれも選ばないときには，統計学的考察に基づいた仮説はもはや意味をなさない．γの差をもって優れた治療を選んだであろう確率は，今やπよりも小さくなってしまう(なぜならγだけ優れた治療を「選ばない」という選択肢が，結果が得られた後に事後的に加わったためだ)．なんらかの理由でデザインのこうした特性を無視すること[訳注2]は，また別の理由で無視した別の結果の可能性[訳注3]も残すことになる．そうなると，別の状況のときに結論がどうなっていたかを具体的に知ることはできなくなるし，本当に優れた治療群を選んでいる確率を計算することもできなくなる．試験の特性がわからないということは，試験の解釈も非常に困難であることを意味する．そのため，選択デザインは，誰かが責任をもって，最良として選択した治療を引き続く次の相で必ず試験するという状況でない限り用いるべきではない．

Liuら(2006)は，上記の方法で選んだ"優れた治療(winning arm)"を次の試験に進めるうえで，(ヒストリカルデータと比べて)最低限まさっていなければならない閾値を設定する選択デザインの変更案を提唱した．この手法は，進行非小細胞肺がんに対する2つの逐次投与法を調べたSWOG S0342で用いられた(Herbst et al., 2010)．

5.2.4. その他のランダム化デザイン Other Randomized Designs

研究者に人気のあるデザインの1つは，しばしば「スクリーニングデザイン(screening design)」とも呼ばれ，ときには「並行非比較レジメンデザイン(parallel noncomparative regimens)」と呼ばれるものである．このデザインは，上述した「選択」デザインとしばしば混同される．このデザインでは，患者は複数の試験治療群にランダム化されるが，互いの直接比較は行わない．本質的には，並行して複数の単群第Ⅱ相試験を実施しているとみなし，各群のアウトカムをヒストリカルコントロールの値と比較する(Mandrekar and Sargent, 2010)．また，対照群を試験に加え，対照群と各

訳注2) 例えばどれも選ばないという選択をする．
訳注3) 例えば本当は3つのうち2つが同じくらいよい．

治療群の比較を並列に行うオプションもある．このデザインの利点と欠点(pros and cons)は，5.4で述べられる単群デザイン(single-arm design)とランダム化対照群デザイン(randomized-control arm design)の利点と欠点と同様であるが，検定の多重性(multiple testing)を考慮してサンプルサイズをさらに大きくする必要がある．

　SWOG S8905試験は，進行大腸がんを対象に5-FUの7つの変法を評価した"スクリーニングデザイン"の試験の失敗例である．選択デザインを用いるのが妥当といえる前述のような状況であっただろうと思われるが，不運なことに目標はもっと野心的であり，検定はより複雑であり，全く結論が出せない結果となってしまった．7群の内容は，①5-FU急速静注(標準治療)，②低用量leucovorin＋5-FU急速静注，③高用量leucovorin＋5-FU急速静注，④28日間5-FU持続静注，⑤leucovorin＋28日間5-FU持続静注，⑥5-FU 24時間静注，⑦PALA＋5-FU 24時間静注，であった．第Ⅱ/Ⅲ相スクリーニングデザインと呼ばれる方法を用いたこの試験では1群80例を必要とし，標準治療である5-FU急速静注に対して6つの変法をそれぞれ比較し，加えて，「治療群④」vs.「治療群⑤」の比較，「治療群⑥」vs.「治療群⑦」の比較も行うというものだった．有意水準は両側0.05で，生存の50%改善を見出す検出力が0.67である検定により，それぞれの対比較が行われるように計画された．治療群④から治療群⑦の4群に対しては，それぞれで最初の20例中1例も奏効例がなければその群の登録を中止するという早期中止規準が設定された(第Ⅱ相部分)．治療群②と治療群③は十分なデータがあったため第Ⅱ相部分の早期中止規準は不要とされた．第Ⅱ相部分の評価が完了した後，残った群同士の対比較について，4回の中間解析と最終解析が計画された(第Ⅲ相部分)．この試験で延命効果の可能性が示された治療レジメンを用いて引き続き大規模な検証的試験が予定されていた．このデザインにさまざまな問題があったことは明らかである．第Ⅱ/Ⅲ相試験と称しながらも，第Ⅲ相部分の結論を正当化するのに適切な検出力をもつようデザインされていなかった．有意水準0.05での対比較の検定をこれほど多く行うことにより，全体のαエラーが大きくなってしまうことが問題となる．仮にこの試験の8つの主要な対比較のうち1つだけが有意であったとしても，それが特に有望であると主張することは多重性の観点から無理がある．全体の検出力(overall power)もまた問題となる．「治療群①」vs.「治療群②」，「治療群④」vs.「治療群⑤」，「治療群⑥」vs.「治療群⑦」のいずれにおいても50%の改善があると仮定しよう．各治療群には別々の患者が含まれるため比較結果は独立であり(2章参照)，この3つの差をすべて正しく見出す検出力は単純なかけ算の$0.67 \times 0.67 \times 0.67$で求めることができ，結果的には0.3しかないことがわかる．また，このデザインにおけるその他の問題として，別方向の検定(two-way test)で一貫した結果が得られなかったときに(例えば，治療群⑦は治療群①より有意によかったが，治療群⑥よりは有意によいとはいえず，治療群⑥は治療群①より有意によいとはいえないとき)，早期中止や最終判断をどのように行うのかを規定していなかったことも挙げられる．(統計的に有意な差が認められたにもかかわらず)結局この試験では結論を得ることができず，有望な延命効果の可能性を見出すこともできなかった．治療群⑦だけが極めて明瞭に無効として除外されたにすぎなかった(Leichman et al., 1995)．その後に行われた治療群④と治療群⑥を比較するための第Ⅲ相試験の結果はネガティブであった．標準治療である5-FU急速静注を対照とした試験を実施しない限り，5-FUの変法が標準治療である5-FU急速静注を生存期間で上回るかどうかについて結論を得ることはできない．

もう1つのランダム化第Ⅱ相試験デザインのバリエーションは「ランダム化中止デザイン(randomized discontinuation design)」と呼ばれる．このデザインでは，すべての患者は導入期間("run-in" phase)としてまず試験治療を受ける．ある決められた時点まで腫瘍が安定(stable)している患者(かつ重篤な有害事象のない患者)のみが，試験治療群か，対照群であるプラセボ群または標準治療群にランダム化される．このデザインでは，急速に進行する集団が除外されるため，ランダム化される集団はより均一であり，ランダム化部分のサンプルサイズは，より少なくてすむかもしれない．しかし，試験の真の目的が治療効果を推定することである場合，残念ながらこのデザインもまた解釈が難しい．ランダム化されるためには導入期間に増悪していないことが必要であり，その条件下でのみ治療効果の推定が可能である．そのため，すべての患者が最初に標準治療を受けた場合に比べての治療効果の差や，新治療の真の効果が早期のみに発現して長期間の治療による効果はないためにランダム化した群間に差が生じないといった場合の治療効果については情報が得られない．また，ランダム化する患者を十分に集めるためには試験全体のサンプルサイズは非常に大きくなる．

5.3 その他の第Ⅱ相試験デザイン　Other Phase Ⅱ Designs

5.3.1 複数のエンドポイントを設定するデザイン　Multiple Endpoint Designs

奏効と毒性の両者を同時に正式に(formally)判断規準に組み込む第Ⅱ相試験のデザインもいくつか提唱されている(Bryant and Day, 1995; Conaway and Petroni, 1995)．このタイプのデザインでは，奏効のみられた患者数と許容できる毒性しかなかった患者数の両方が，次の試験に進めると結論できるほど十分多くなければならない．患者数が多くなることは望ましいこととみなされるが，それは，それぞれのアウトカムに対する帰無仮説と対立仮説の設定によるだけでなく，アウトカムの間の相互関係(joint relationship)にも左右される．さらに，毒性をエンドポイントにするといっても，いずれか1種類の毒性のみを選択してエンドポイントにすることが適切でないこともある．そのためこのタイプのデザインでは，質的に異なる2つのアウトカムについての意思決定規準はどうしても恣意的になる．以上から我々は，薬剤やレジメンを次の試験に進めるべきかどうかを判断するには，まずプライマリーエンドポイントに基づいて判断を行い，次にセカンダリーエンドポイントを判断にどのように用いるのかを考えるというデザインがベストであると考えている．

その他にも，通常の2値のアウトカム(奏効または非奏効)を用いる代わりに，3値のアウトカムを用いるデザイン(three-outcome approach)もある．Zeeら(1999)は，奏効と早期の増悪(early progression)を用いるデザインを提唱しており，これは，高い奏効割合と低い早期増悪割合の両方が得られたときに有望とするものであるが，これの変法として，完全奏効(CR)と部分奏効(PR)と非奏効(no response)の3値とする提案(Panageas et al., 2002)や，奏効と長期安定(prolonged sta-

---

訳注4)「failure」という場合，増悪による治療中止(無効中止)だけでなく，毒性による治療中止(毒性中止)を含めることが一般的である．

ble)と治療失敗(failure)^訳注4)の3値とする提案(Lin et al., 2008)がなされている．複数のカテゴリーの(3値以上の)アウトカムを用いる方法(multinomial approach)^訳注5)で最近関心を集めているのは「ウィンドウデザイン(window design)」である．前治療のない患者に対して，標準治療を行う前に短期間新しいレジメンでの治療を行うものであり，これは前治療の影響で治療が効きにくくなる前の患者を対象とするほうが，有効なレジメンを正しく同定できる確率が高くなるという仮定に基づいている．しかし，標準治療の開始が遅れることによる患者のリスクも考慮されなければならないため，ウィンドウデザインにおいては，奏効，非奏効，早期の治療失敗(failure)をアウトカムとすることが多い(Chang et al., 2007)．このようなリスクを伴うため，このデザインが適している状況かどうかは注意深く考える必要がある．また，薬剤を短期間(通常4～12週間)使用しただけでは，十分に治療効果を評価できない可能性があることも考慮しなくてはならない．

5.3.2　多層試験　Multi-Strata Trials

　複数のサブセット(例えば，肉腫の複数の組織亜型)について，ある薬剤やレジメンの試験をそれぞれ別々に行う代わりに，サブセットを独立したものとはみなさずにサブセット間で互いに情報を共有(borrowing information across subsets)する解析を行うというやり方で，すべてのサブセットを含める1つの試験を行う方法もある．実際にサブセット間のアウトカムに関連がある場合は，検出力をほとんど損なわずにサンプルサイズを節約できる可能性があることが利点である．Thallら(2003)はベイズ流階層モデル(Bayesian hierarchical modeling)を用いた方法を発表した．また，LeBlancら(2009)は，全体とサブセットそれぞれに対する中止規準を別々に設定する頻度論デザイン(frequentist design)を発表した．さらに複雑なデザインの例として，マーカーを用いてグループ化したサブセットに対して複数の治療法を評価しているBATTLE試験がある(Kim et al., 2011)．

　層別化デザイン(stratified design)のもう1つの方法は，LondonとChang(2005)，および，SpostoとGaynon(2009)によって提唱された．この方法では，帰無仮説に用いる各層での閾値奏効確率を決め，各層の登録患者数に応じて試験全体で観察されるべき奏効数を計算し，それが得られるかどうかを検定する．この方法の問題点は，各層に登録される患者の割合の推定である．もし推定がはずれた場合，サンプルサイズも的外れのものになるし，検出力が期待よりも高くなることもあれば低くなることもある．このデザインでは，各層について結論することはできないが，不均一な集団を対象とする試験においては，ただ1つの帰無仮説の閾値確率を仮定するよりは有用であり得ることは注目に値する．

訳注5)　原著者らは，2つ以上のエンドポイント(奏効と毒性)を組み合わせて判断規準を設ける場合と，1つのエンドポイントのカテゴリーを3つ以上設ける場合(multinomial approach)の両方を「multiple endpoint design」と呼んでいる．

5.4　ランダム化 対 単群：利点と欠点
Randomized versus Single Arm : The Pros and Cons

　ランダム化第Ⅱ相試験デザインは新しいデザインではない．新しいのは，これらのデザインが以前より注目されるようになったことである．ではどうして普及したのだろうか？　第Ⅱ相ランダム化試験が普及するきっかけになったのは，近年行われた膵がんの試験であった．進行期または転移を有する膵がんは生存期間中央値が6か月であり，長年，治療法がほとんど進歩してこなかった．現在の標準治療は gemcitabine をベースとした治療だが，gemcitabine を支持する元となったデータでさえ，治療が有効であることを適切に示す意図で試験特異的に作られた「臨床的ベネフィット (clinical benefit)」[訳注6]をエンドポイントとした小規模臨床試験に基づいたものでしかなかった (Burris et al., 1997)．21 世紀の最初の10年間に，異なる臨床試験グループによって行われた3つの第Ⅲ相試験が完遂した．これらの試験はいずれも単群の第Ⅱ相試験の有望な結果に基づいて行われたものであり (Xiong et al., 2004; Kindler et al., 2005; Louvet et al., 2002)，いずれも gemcitabine 単剤と，gemcitabine に新規薬剤を併用する治療の比較が行われた．新規併用薬剤は，cetuximab (Philip et al., 2010), bevacizumab (Kindler et al., 2010), oxaliplatin (Louvet et al., 2005 and Poplin et al., 2009) であった．いずれの第Ⅲ相試験も，試験治療が標準治療に優ることを示すことはできなかった．その結果，第Ⅲ相試験をデザインするために単群の第Ⅱ相試験を行うこと自体に問題があると結論された．しかし，これらの結果はそれほど驚くべきことではない．Zia ら(2005)は，第Ⅱ相試験に続いて同じ集団に対して同じ治療が行われた43の第Ⅲ相試験について次のように報告した．43試験のうち35試験では奏効割合が第Ⅱ相試験より低く，第Ⅱ相試験より奏効割合が明らかに高かったのは1試験にすぎなかった．さらに残念なことに，第Ⅱ相試験と同じ対象に対して同じ治療が行われたという最良であるはずの状況で，第Ⅲ相試験の43試験のうちポジティブだったのはわずか12試験であった．第Ⅲ相試験に進まなかった治療法は，第Ⅲ相試験に進んだ治療法よりもさらに悪かったのであろうが，それにしてもこれは有望な成功確率とはいえない．

　これらの例から，第Ⅱ相試験そのものに欠点があるといえるのだろうか？　あるいは，真に有効な薬剤が少ないということが問題なのだろうか？　つまり，多くの第Ⅱ相試験のポジティブな結果は，偽陽性を意味するのだろうか？

　Simon (1987)は，NCI (National Cancer Institute：米国がん研究所)が開発した83の新薬について，奏効割合のデータを総括した．固形がんに対する253の第Ⅱ相試験のうち，15%以上の奏効割合が観察されたものは，たったの10%にすぎなかった．このように，古い試験が行われていた時代には，新規の細胞傷害性治療レジメンのおおよそ10%が真に有効であると推定されていた．分子標的薬についての同様の推定結果はまだないが，この数字がさほど変わらないと仮定することは的外れと

訳注6) 膵がんでは腫瘍縮小の画像評価が困難であるとの認識に基づき，この試験では study-specific なエンドポイントとして「clinical benefit response」が定義され，用いられた．これは，疼痛の程度，鎮痛薬使用量，Karnofsky の performance status を組み合わせて評価するものであり，その後，いくつかの膵がんの臨床試験で用いられたが今日では一般的にはなっていない．

表5.2 ポジティブな第Ⅱ相試験に続いて行われる第Ⅲ相試験での真の陽性確率

第Ⅰ種の過誤	検出力	真の陽性確率
0.15	0.8	37%
	0.9	40%
0.10	0.8	47%
	0.9	50%
0.05	0.8	64%
	0.9	67%

はいえないであろう．こうした状況において，真に有効でない薬剤を誤って第Ⅲ相試験に進めてしまう確率に，有意水準や検出力の選択がどのように影響するのだろうか？ 表5.2は，さまざま条件下で行った第Ⅱ相試験でポジティブとした治療が，真に有効である確率(第Ⅲ相試験がポジティブとなる確率)を示している．たとえば，有意水準15%，検出力80%の第Ⅱ相試験で有効と評価される治療のうち，第Ⅲ相試験で真に有効と判断される治療は40%に満たない．検出力の変更よりも有意水準の変更のほうがこの確率への影響は大きい．この表の数字は，サンプルサイズとは独立していて(さらに，単群かランダム化第Ⅱ相試験かという試験デザインからも独立している)，単に選択される過誤率(error rate)と，真に有効な治療がどれくらい試験されるかの仮定のみに関連していることに注意してほしい．従って，試験が行われる集団における妥当なヒストリカルコントロールがあるのであれば，より厳しい有意水準と検出力でサンプルサイズを設定した単群の第Ⅱ相試験を行うことは妥当であり，それにより次の段階へ進む偽陽性の試験数を少なくすることが可能である．以上の考察からは，どのような場合でもランダム化第Ⅱ相試験が奨められるとは限らないといえる．

　ランダム化第Ⅱ相試験を行う根拠の1つは，新治療の効果の大きさ(effect size)についてバイアスのない不偏推定値(unbiased estimate：偏りのない推定値)を得ることである．しかし，それにはサンプルサイズがかなり大きくなるという代償が必要となる．Taylorら(2006)は，シミュレーションを行ってこの問題を検討した．その結果，ヒストリカルコントロールの推定値にバイアスがほとんどないか，それほどバイアスがない場合，ランダム化試験を行うより単群試験を行うほうが効率的であると結論した．また，より最近Tangら(2009)は，患者集団が時代とともに変化することが，どの程度単群試験に悪い影響を及ぼすかを示した．このように，デザインを決定するうえで重要なのはヒストリカルデータの信頼性である．バイアスがあまり大きくないと判断される場合には，ランダム化するかどうかのトレードオフは実践的な観点から十分考慮に値する．ランダム化第Ⅱ相試験では，低い有意水準と高い検出力を確保するためには単群試験の2～4倍のサンプルサイズが必要となる．それによって，引き続き行う第Ⅲ相試験の成功確率を正確に予測することが保証されるのであろうか？

　先に述べたように，Ziaらは，同じ集団に対して同じ治療が行われた第Ⅱ相試験でポジティブであったにもかかわらず，本来ポジティブになるはずの第Ⅲ相試験の成功率は低いことを報告した．成功率が低い要因として，第Ⅱ相試験の帰無仮説の選択が適切でないこと，サンプルサイズが小さいために奏効確率やその他のアウトカムの推定精度が十分でないこと，そして，検定が十分に保守

的でないために，結果として非常に多くの場合に偽陽性になることが挙げられる．その他の要因としては，試験を行う施設が(第Ⅱ相試験での)専門施設から(第Ⅲ相試験での)地域の一般病院に変わることで，よりリスクの高い患者が含まれるようになることや，第Ⅲ相試験のエンドポイントを十分に予測できない短期的なプライマリーエンドポイントを用いることが挙げられる．単にランダム化するだけでは，これらの問題を解決することはできず，帰無仮説の選択が不適切であるという問題を解決することができるだけである．

もし帰無仮説の正確な推定値が利用可能なのであれば，第Ⅱ相試験は単群試験とするのがベストな選択である．有意水準が約 0.05，検出力が 0.9 で，閾値 0.25 と期待値 0.45 の検定を行う 50 例の患者の単群試験を考えてみよう．単群試験と同等の有意水準と検出力のランダム化第Ⅱ相試験には 200 例が必要である．もちろん，どの試験においても 0.25 が適切とは限らない．例えば，登録患者のタイプの違いによって，40％の試験では真の奏効確率が 0.25，別の 40％の試験では 0.35，残りの 20％の試験では 0.15 であるという場合を想定してみてほしい．この場合，単群試験では，偽陽性は 5％ではなく 21％となり，検出力は 86％に減少する．200 例のランダム化試験では，有意水準は 5％，検出力は 88％に保たれる．さらに，新治療の 20％が奏効に関して真に有効であり，そのうち 50％が生存期間の延長に寄与し，奏効に関しては無効であるが生存期間の延長には寄与する新治療が数％あると仮定してみてほしい．この場合，単群の第Ⅱ相試験 100 試験を行うと，その結果 34 の第Ⅲ相試験(片側有意水準 2.5％，検出力 90％とする)が行われることになり，うち 9 試験がポジティブとなる．200 例のランダム化第Ⅱ相試験 100 試験だと，22 の第Ⅲ相試験が行われ，9 試験がポジティブとなる．大きなランダム化第Ⅱ相試験を行うことで第Ⅲ相試験の成功確率は高くなるが，それは第Ⅲ相試験と称してもよいほど大きな第Ⅱ相試験を行うことを代償にしている．同じ 100 の単群試験でも，最終的にポジティブとなる第Ⅲ相試験の数は同じであることに注目してほしい．大きなランダム化第Ⅱ相試験の場合よりも多くの第Ⅲ相試験(22 試験 vs.34 試験)が行われることにはなるが，単群の第Ⅱ相試験の必要患者数はランダム化第Ⅱ相試験のわずか 1/4 であり，より早く終了する．以上の考察により，ヒストリカルデータが若干あいまいであるといった状況下では，単群試験は依然，理にかなった治療開発戦略であるといえる．

ヒストリカルデータの情報が限られている状況では，よりよい意思決定を行うために，また，将来の試験をデザインするうえでは対照群の患者のより正確な推定が重要であるため，大きなランダム化第Ⅱ相試験を行うことは妥当である．それ以外の場合には，ランダム化第Ⅱ相試験が，よりよい意思決定につながるかどうかは定かではない．試験で評価する特定の疾患と治療について，ヒストリカルデータの推定値がどの程度信頼できるのかと，過誤率を小さくするうえでどのアプローチが最も適しているかを注意深く考える必要がある．

対照群の情報がほとんどない場合や，標準治療が急激に変化した場合，対象患者のタイプが変化した場合には，単群の第Ⅱ相試験が適切でないことは明らかである．これは，稀少がんの場合や，マーカーの発現の有無や程度に基づいて分子標的治療が行われる新しい患者サブセットで試験が行われる場合に特にあてはまる．こうした場合にはランダム化第Ⅱ相試験デザインがもっとも適しているかもしれない．しかしながら，より大きな第Ⅱ相試験による評価を続けるかどうか決めるために治療の実施可能性を評価したり，小さい集団での大きな治療効果の差があるかどうかを評価するために行う単群試験には依然価値がある．このような開発戦略を用いることによって，ランダム化第Ⅱ

相試験で真陽性と評価される薬剤の割合は増えるだろう．第Ⅱ相試験でランダム化を行うかどうかに関するガイドラインには Rubinstein ら(2009)のものがある．

5.5 結論　Conclusion

この項では，第Ⅱ相試験デザインを決定するうえで考慮すべき問題について議論してきた．第Ⅱ相試験デザインに関して最後に注意することは，選ばれたプライマリーエンドポイントは，新薬の開発を続けるか否かを考えるうえでの1つの要素にすぎず，その他のエンドポイント(腫瘍縮小効果がプライマリーエンドポイントである場合の生存期間や毒性など)も考慮されなければならないということである．例えば，有効であると判断されるのに十分な数の奏効例が得られたとしても，生命を脅かす重篤な毒性があまりにも多くみられたり，重篤な毒性が生じた患者すべてが早期死亡したようなときには，開発を続けるに値しないと判断される場合があるだろう．逆に奏効例が十分でなくても，毒性プロファイルが良好であり，生存期間がかなり有望であったような場合は，さらなる試験が組まれることが考慮されるべきであろう．

6章

第Ⅲ相試験
Phase III trials

1747年5月20日,私は航海中のソールズベリ号の甲板で12人の壊血病患者を診察した.その患者たちは私が以前診た患者と似ており,全員に歯肉の腐敗臭と皮膚の出血斑がみられ,膝の脱力を伴う疲労感を訴えていた.彼らは甲板前部の病人用の部屋に並んで横たえられ,みな1日1回の同じ食事が与えられていた…私はそのうちの2人に1日1クウォートのりんご酒を飲むように命じ,別の2人には1日3回スプーン2杯の酢を…別の2人には強い酸味のうがい薬でのうがいに加え1日3回空腹時に硫酸塩エリキシル剤25ガットを摂るよう指示し,最も重症だった2人には…海水を飲ませた…また別の2人には2個のオレンジとレモン1個を毎日与えたが,彼らは空腹時もそうでないときもそれらをむさぼるように食べた…最後の2人には,病院の外科医が勧めていた大きなナツメグを1日3回摂らせた…
その結果,目に見えて最も早くよくなったのはオレンジとレモンを与えた患者だった.そのうちの1人は6日後には任務に復帰した.

— James Lind(1753)

ダニエル(3章参照)から約2千年のときを経て,我々は上記の「熟考して計画されたヒトを対象とする最初の比較試験」(Stuart and Guthrie, 1953)をみた.それは1群2例の6群の比較試験であった.聖書(ダニエル)の「試験」に比べて研究の質には顕著な進歩がみられる.(海水を飲まされた最も重症の2人を除いて)バイアスを排除するための努力を含む綿密な計画がなされ,研究の質を評価するに足る詳細が報告されており,哀れなほど小さなサンプルサイズにもかかわらず,柑橘類が壊血病を予防するという正しい結論に達している.幸運にもLindの治療のうち1人では治癒が得られている.しかし現代の我々は,それほど大きくはない治療効果と大きな確率的多様性とともに生きており,比較試験の実施に際しては比較試験であるが故に生じる問題点についてよく考える必要がある.

6.1 ランダム化 Randomization

3章で述べたように,ランダム化は,背景因子(baseline characteristics)の系統的な違いなしに患者がそれぞれの治療に割り付けられることを担保する.ランダム化の目的は,アウトカム(outcome)に影響すると考えられる重要な背景因子について治療群間で良好なバランスを取ることである.サンプルサイズが大きいときには単純ランダム割付(simple randomization)によって既知の因

子と未知の因子の両方でのバランスが得られる．しかし，このことはいつも保証されるわけではなく，大規模なランダム化試験であっても中間解析の時点ではサンプルサイズは小さいため，多くの試験ではあらかじめ選択した因子でのバランスをコントロールする方法を用いてランダム化が行われる．

6.1.1　層別因子 Stratification Factors

　層別因子は，アウトカムに強く関連することが知られているものでなくてはならない．参加施設が少ないときは，施設によって日常診療が異なるため，施設を層別因子とするのがベストである．しかし，あまりにも多くの層別因子が含まれるとランダム化の手法ではバランスが取れなくなる．一般的に言って，通常のがんの臨床試験でのサンプルサイズであれば，層別因子は最大3つとすることを我々は提案する．

　2つの患者サブセットの間で，治療効果の大きさや方向がかなり異なっていた場合は，層別割付だけでは十分ではない．この場合は，事実上2つの異なる試験とみなせる十分なサンプルサイズをもったサブセット解析が最初から計画される必要がある．

　治療をランダムに割り付け，かつ重要な予後因子のバランスを取るために，さまざまな方法が用いられ提案されてきた．そのうちブロックランダム化法（乱塊法：randomized block design）がおそらくもっとも一般的なものであろう．この方法では，すべてのブロックで各群の患者数が等しく，ブロックの中で群の割付がランダムになされる．層別割付は，特定のタイプの患者ごとのブロックを用いることで実現される．例えば，年齢（40未満 vs.40以上 60未満 vs.60以上）とPS（performance status）（0–1 vs.2）で層別する場合，6つの患者グループの中でそれぞれランダム割付がなされる．

　注意すべきことは，グループの数は層別因子の数が増えると急速に増加することである．例えば，それぞれ3つのカテゴリーからなる4つの層別因子があると計81の患者グループが必要になる．中程度のサンプルサイズの試験で多くの層別因子を設定すると，数例しかいない患者グループができてしまい，使い切らないブロックができることで，アンバランスが生じることになる．

　この問題を解決する手段として動的割付法（dynamic allocation）がよく用いられる．少数例のブロック内での治療群のバランスを取ることを試みる代わりに，それぞれの因子全体で最良のバランスが達成されるように（確率を高くして）割り付けるのである．「バランス」はさまざまに定義することができるが，ポコック・サイモン（Pocock–Simon）法（1975）が一般的である．例えば，2つの因子（性別と人種）と2つの治療群（1と2）があり，数例が既に登録されているとする．次に登録される患者が男性で白人だったとしよう．ポコック・サイモン法では，その患者が2つの治療群それぞれに割り付けられた場合に，その結果それぞれの群で白人患者の数と男性患者の数がどうなるかが計算され，患者は全体としてのアンバランスが少なくなる群へ高い確率（例えば2/3）で割り付けられる．

　表6.1は2群の400例の試験で，層別因子が増えるときに，単純ランダム割付，ブロックランダム化法，動的割付法がそれぞれどれだけ機能するかを示している（Therneau, 1993）．表の数字は，変数のアンバランスの指標である．つまり，数字が小さいほど，よりバランスが取れることを意味する．単純ランダム割付はバランスを強制しないためバラツキは大きいが，層別因子の数によらずバラツキは一定である．ランダム化ブロック法では，層別因子の数が少ない場合にはうまく機能し

表6.1　層別因子の数の関数としてのアンバランス制御の性能

層別因子数	アンバランスの指標（N=400）		
	単純ランダム割付	ブロックランダム化法	動的割付法
2	13.8	1	0.8
8	13.8	7.8	1.4
12	13.8	13.5	1.6

ているが，層別因子の数が増えると単純ランダム割付と同じになってしまう．動的割付法でも層別因子の数が増えるとバラツキは大きくなるが，その程度は極めて小さい．

　選択した因子のバランスを取ることのほかにも，層別割付には別のメリットがある．例えば，未知の因子に関するバランスは単純ランダム割付と比べて悪くなることはないし（Aickin, 2001），層別因子と相関する因子に関してはむしろバランスがよくなるかもしれない．さらに，バランスによって治療群間の差の推定値のバラツキが小さくなることで，試験の効率性（efficiency）が高まる可能性がある．Weir and Lees（2003）は心疾患の試験でシミュレーションを行い，単純ランダム割付の代わりに層別アプローチを使うことでサンプルサイズの効率性は8％増加すると推定した．Begg and Kalish（1984）は5つのECOGの試験を用いたシミュレーションから同様の結果を得ている．単純ランダム割付は，層別割付と比較して，相対的な効率が92〜99％になるという推定結果であった（注；選択された因子が実際にはエンドポイントと関連しない場合には効率の増加はない）．

　それぞれのランダム化の手法は「何についてバランスを取るのか」についての重みが異なる．ブロックあたりの患者数が少なく層別因子がないブロックランダム化法では，各群の患者数はほとんど等しくなるが，重要な予後因子について偶然大きな偏りが生じることは制御できない．逆に，層別因子ごとのブロックを用いる層別ブロックランダム化法では，層別因子別の治療群間バランスはもっとも良好になるが，全体の治療群別の患者数には大きなアンバランスが生じ得る．動的割付法はこれらの中間に位置するが，それぞれのサブグループの中でのバランスは保証されない（男性の患者数や40歳以上の患者数は両群でほぼ同じになるが，「40歳以上の男性」における治療群の患者数が同じになるとは限らない）．

6.1.2　ランダム化のタイミング　Timing of Randomization

　一般に，ランダム割付の最もよいタイミングは，比較する治療の開始に可能な限り近いタイミングである．もしランダム割付と治療の開始時点が離れていたら，治療開始前に死亡したり，全身状態が悪化したり，ほかの治療による合併症が生じたり，気が変わったり，治療が適さなくなったりして，割り付けたとおりの治療を受けない患者が多くなるだろう．こうした患者を解析から除いてしまったら，もはや両群は比較可能ではなくなる．なぜなら，こうした逸脱は一方の群で多く生じたり，逸脱の理由が群ごとに異なったりするからである．我々が推奨するように（8章の"intent-to-treat"の原則を参照），ランダム割付の時点で適格であったすべての患者を試験の主たる解析に用いる場合は，ランダム割付後の逸脱は不必要なバラツキを増すことになる．こうした問題を最小化する最良の方法は，治療開始直前にランダム割付を行うことである．例えば，大腸がんに対する術後補助療法の試験においては，ランダム割付は手術時（術直後）よりも治療開始の前日とすべきで

表 6.2 SWOG7827 における転移陽性リンパ節個数と治療群別のコンプライアンス

	陽性リンパ節 1〜3個 1年間治療群	陽性リンパ節 1〜3個 2年間治療群	陽性リンパ節 4個以上 1年間治療群	陽性リンパ節 4個以上 2年間治療群
12 か月のリスク集団の数*	86	92	83	92
治療期間<6 か月	6%	20%	10%	7%
治療期間>11 か月	86%	72%	83%	85%
24 か月のリスク集団		78		71
治療期間>23 か月		32%		42%

*リスク集団の数は，12か月で無病生存している患者数を示す(すなわち，1年間治療を受けてきた患者)

ある．

　2つの治療群において，一定の時期までは治療が同じで，その後に治療内容が分かれるような試験の場合も同様の考察が必要である．例えば，共通の導入化学療法に続いて，一方は大量化学療法，もう一方は標準治療を行う場合，導入化学療法の後でランダム割付を行うことにより，大量化学療法群に割り付けられながら大量化学療法を受けない患者が多く生じるという問題は回避される．もしランダム割付を導入療法の前に行うと，大量化学療法を受けなかった患者を不適切に解析から除外してしまうとバイアスが生じる．また，解析に加えるとしても真の治療効果の比較におけるバラツキは大きくなるため，大きなサンプルサイズが必要となる．治療が枝分かれする段階より前のランダム割付が試験実施上のさまざまな理由(同意の取得がより容易，保険の適用が保証される等)から必要とされるかもしれない．しかしその場合，患者や医師の選択によって実際の治療開始が遅れ，治療群間で違いが生じることもある．例として，ホルモンレセプター陰性，リンパ節転移陽性の乳がん患者に対する術後補助化学療法(CMFVP)について1年間の治療と2年間の治療とを比較したSWOGのS7827をみてみよう(Rivkin et al., 1993)．ランダム割付の時期の候補として，「治療開始時」と「1年後でCMFVP施行中のとき」の2つの選択肢があった．この2つのアプローチではそれぞれ質問が異なることに注意が必要である．最初のアプローチの質問は，「術後化学療法開始時に2年間の治療と1年間の治療のどちらを計画すべきか？」であり，2つめのアプローチでは「1年間の化学療法を続けた患者がさらに1年間の治療を続けるべきか？」となる．この違いをみるために，Rivkinらの論文から引用した表6.2をみて考えてほしい．

　この試験ではランダム割付の時期は治療開始時が選ばれた．最初の1年間は両群で同じであると予想されたが，実際には治療中止のパターンにかなり興味深い差がみられた．低リスクの患者(転移陽性リンパ節1〜3個)においては，最初の6か月までに治療をやめた患者は2年治療群で1年治療群より多く，一方，高リスクの患者(転移陽性リンパ節4個以上)においては逆の結果であった．毒性の強い治療を2年間受けるという知識によって，低リスクの患者では早期の治療中止が多くなり，一方，高リスクの患者では，再発のリスクが高いという知識が，長期間に及ぶ治療を続けることの動機付けを強めたと考えられる．この試験の結論の1つは「2年間の治療は完遂困難である」であった(実はコンプライアンスがあまりにも低すぎて，治療を1年間上乗せすることの利益を適切に評価できなかったため，これが試験の主たる結論となった)．しかし，もしこの試験が1年間の治療を完遂した患者のみを登録してランダム割付するようデザインされていたとしたら，おそらく

登録が少なすぎるために途中で試験が早期中止されただろう．そして，2年間の治療の完遂が困難であるという結論さえ得られず，ランダム割付された群によって早期治療中止が異なるという探索的な結論も得られなかっただろう．

　ランダム化のタイミングについてのもう1つの問題は，いつ患者の同意を得るかである．たいていの場合，患者はランダム割付の前に試験への参加を依頼されるが，それは治療がランダム割付されることを承諾することが同意のプロセスの一部であるからである．法的責任能力を有する成人を対象とする試験においては，これが唯一の適切なタイミングであると我々は信じている．ある状況下では「承諾前割付法(randomized consent design)」が適切であるという主張がなされてきた(Zelen, 1979)．このデザインでは，患者の同意の前にランダム割付を行い，割り付けられた治療群の治療への同意が患者に依頼される．別のバージョンでは，試験治療群に割り付けられた患者にのみ同意取得がなされ，標準治療群に割り付けられた患者には試験参加への同意取得がなされずに標準治療が行われる．この方法の正当性の根拠は，対照治療群に行われる標準治療は日常診療であるというものである．この方法を用いようとする動機は，既に治療群の割付がなされていれば試験への患者登録が容易であるというものである．しかしこれには，患者が「真に十分知らされたうえでの同意」を与えていないという問題と，割り付けられた治療が最善の選択であると巧妙に説得されてしまいがちであるという問題がある(Ellenberg, 1984)．倫理的な問題を抜きにしても，この方法には解析上の問題もある．患者は割り付けられた治療群で解析されるということがしばしば都合よく忘れられるが，実際に別の群の治療を受けたとして受けた治療の治療群として解析することや，解析から除外することは不適切である．したがって，もし非常に多くの患者が，割り付けられた治療を拒否した場合には，試験の信頼性が損なわれる．

6.2　デザインに関するその他の考察　Other Design Considerations

6.2.1　片側検定か両側検定か　One-Sided or Two-Sided Tests

　第III相試験の典型的な目的は，「…の患者に対する治療における生存期間についてAとBを比較する」である．2章で述べたように，帰無仮説は通常「生存時間分布が等しい(『ハザード関数が等しい』も同義)」であり，対立仮説は「生存期間が等しくない」である．対立仮説を片側と両側のいずれにするかと，それをいつ設定すべきかはいくつか議論が必要な問題である(この問題は，同じ有意水準で同じ検出力を得るためには両側検定のほうが片側検定よりも多くのサンプルサイズを必要とするために，実践上の重要な問題でもある)．統計家の中には，「いずれの群にも劣っている可能性が常にある以上，対立仮説は常に両側であるべきである」と主張する者もいる．これについて，我々はむしろ(統計の問題というよりも)なにを判断するかという問題であると考える．もし，A vs. Bの試験の終了時に，結論が「Aを使い続ける」か「Bを使う」のいずれかになるなら片側の設定となり，もし結論が「Aを使う」「Bを使う」「どちらを使ってもよい」であるならそれは両側の設定となる．例えば，標準治療レジメンに試験治療薬を加える上乗せ効果をみるような場合はほとんど常に片側の設定となる．試験の終了時における判断は「試験治療薬を上乗せすべきか」か「上乗せすべきでな

いか」のどちらかである．もしその薬剤が生存期間に対して上乗せ効果がないか，むしろ劣る効果があった場合はその薬剤は使われず，生存期間が改善した場合にはその薬剤は広く推奨されることになる．「どちらの治療レジメンも使ってよい」は適切な結論ではない．また，新治療が有害である可能性があるときに，それが有害であることを証明するまで試験を続けることはおそらく非倫理的である．一方，2つの標準治療の比較はしばしば両側の設定で行われるが，この場合には，「（まさったほうの）一方の標準治療が他方の標準治療より推奨される」か「両方ともに許容される」のいずれかが結論となる．

6.2.2 有意水準，検出力，サンプルサイズ Significance Level, Power, and Sample Size

有意水準(α)，検出力($1-\beta$)，検出すべき差(difference to be detected)，の3つがサンプルサイズの主たる決定因子である(2章参照)．総論的には，「検出すべき差」はほかの試験の結果に基づいて決めるべきではなく，むしろ「検出することが意味のある最小の差」をもって決めるべきである．例えば，標準治療が無治療であるときに毒性の強い試験治療と比較する場合は，かなり大きな利益が意味のある差として必要となるだろうし，有効な治療が確立されている場合には，より小さな利益でも検出する価値のある差とみなされるはずである．

有意水準の選択については，通常は標準的な0.05が適当である．しかし時には，例えば，かなりの論争の的になっているような場合や，毒性が非常に強い治療のような場合，より保守的であることが重視されることもある．こうした場合，一般診療としての使用を推奨する前に，有効性についてのより強いエビデンスを基に慎重に判断を行う目的で，0.05ではなく0.01が有意水準として選択されることもある．

我々は「80％の検出力」はやや低いと考えている．「検出力80％」とは，本当は有効な治療の20％が誤って有効でないと判断されることを意味する(ここで20％というのは，「設定した差の上乗せ効果をもって有効である治療」の20％が落とされる意味であることも考えてほしい．設定した差より小さい上乗せ効果を有する治療法も含めると，有効な治療の20％以上が落とされてしまうことになる)．がんの領域では，中程度に有効なものを含めても，新しい治療法が見つかることはさほど多くないため，我々は原則として90％の検出力を推奨している．

生存期間が試験のプライマリーエンドポイントである場合，治療群間の差は通常ハザード比(hazard ratio)$R(t)$で表現される．ハザード比は，ある時点で生存している患者の死亡率の両群の比である(2章参照)．ハザード比が常に同じである場合，$R(t)$は定数Rとなり，これが「比例ハザード性の仮定(proportional hazards assumption)」と呼ばれる．すべての群の生存期間が指数分布(exponential distribution)である場合は，ハザード比が一定であると言える(2章で述べたように，指数分布の場合のハザード比は，群間の生存期間中央値の比の逆数である)．ハザード比が一定でかつ1であることは，各時点での死亡率が同じである(すなわち両群の生存時間分布が等しい)ことを意味する．もし生存期間がまったく違うが比例ハザード性の仮定が成り立っているならば，Rは0に近いか極めて大きな値になるかのどちらかである．第Ⅲ相試験におけるもっとも一般的な仮説は，統計的には「$H_0: R=1$」vs.「$H_1: R>1$」または「$H_1: R \neq 1$」と表現される．生存期間がエンドポイントであるとき，サンプルサイズの決定に際して我々は公式を提示する(公式は単純ではない)のではなく，いかにさまざまな因子がサンプルサイズを変化させるかについての一般的な考え方のみ

表 6.3　年間登録数 200 例,片側設定の 2 群比較試験における 1 群あたりのサンプルサイズ

		α	1−β	T	α	1−β	T	α	1−β	T	α	1−β	T	α	1−β	T	α	1−β	T
m	R	0.05	0.8	1	0.05	0.8	5	0.05	0.9	1	0.05	0.9	5	0.01	0.9	1	0.01	0.9	5
1	1.25		330			260			430			360			610			530	
	1.5		130			80			170			110			240			170	
	2.0		60			30			80			40			110			60	
5	1.25		640			430			790			570			1050			800	
	1.5		310			160			390			220			510			310	
	2.0		170			70			210			100			280			140	

注）α は有意水準,$1-\beta$ は検出力,R はそれぞれの検出力が対応するハザード比,m は対照群の生存期間中央値（年),T は登録終了後の追跡期間（年）である.

を示すことにしている.α,β,R に加えて,サンプルサイズに大きく影響するのは,追跡が必要な患者数と彼らがどれくらい長く生きるかである.重要なことは,サンプルサイズは登録患者数によるのではなく,期待死亡数によって決まるという点である.非常に予後の悪い疾患に対する比較的小規模の試験と,死亡率が低く追跡期間の短い大規模試験とが同じ検出力をもつことになる.生存期間中央値が短くなるほど,各患者の追跡期間が長くなるほど,死亡数は多くなる.

　表 6.3 は,有意水準,検出力,検出するハザード比,生存期間中央値,追跡期間がサンプルサイズに及ぼす影響を示したものである.計算に際しては指数分布を仮定し（2 章参照),年間登録数を 200 例とした.公式は Bernstein と Lagakos（1978）の方法に基づいた.

　ここで示したサンプルサイズと表 2.9 で示した二項分布に基づくサンプルサイズとの比較は示唆に富む.多くの研究者は,ある時点での生存確率の違いが,ハザード比の違いと同じであると誤解している.試験の目標が「"生存"の 25％改善」と記述されていたとする.「25％の改善」が 1 年生存割合の 40％から 65％への変化であったなら,表 2.9 に従って 1 群 74 例あれば十分となる.しかし,この違いはハザード比 2.13 に相当するため,生存期間中央値にすれば 2 倍以上の変化になる.これを生存期間中央値の 25％改善（ハザード比 1.25）とするなら,サンプルサイズは 1 群数百例のオーダーになる.

　生存時間分布を指数分布と仮定することは,サンプルサイズの計算において普通に行われている.実際の生存時間分布は決して正確な指数分布とはならないが,サンプルサイズ計算においてこの仮定を用いることは一般に妥当であり,少なくとも近似的には比例ハザード性の仮定も保たれていることが多い（Schoenfeld, 1983).もし比例ハザード性の仮定が正しくなければ,標準的なサンプルサイズ計算法を用いることは正しくない（Benedetti et al., 1982).例えば,ある時点 t までの生存曲線が重なっており,時点 t 以降離れていく（ハザード比がある時点まで 1 でそれ以降 1 以外になる）ような場合には標準的な公式は当てはまらない.生存曲線が重なっている間の死亡は治療群間の差に情報を与えないので,このような場合のサンプルサイズは全体の死亡数に基づくのではなく,時点 t 以降の死亡数に基づいて算出されるべきである.いずれにせよ,標準的な仮定から明らかにはずれているような場合には,異なったタイプのサンプルサイズ計算が必要なのである.

6.2.3 多重エンドポイント Multiple Endpoints

ここまでの議論は，プライマリーエンドポイントが1つしかない試験にのみ当てはまるものである．一般的には，我々は臨床的にもっとも重要なエンドポイントを容易に決定することができ，それをプライマリーエンドポイントとし，それに基づいてサンプルサイズを算出する．それ以外のエンドポイントはセカンダリーエンドポイントであり，結果の報告の際も別にレポートされる．しかし，関心のあるエンドポイントのそれぞれの差に重みをつけて合計し，すべてのエンドポイントを組み合わせるアプローチを提唱している人たちもいる(O'Brien, 1984; Tang et al., 1989; Cook and Farewell, 1994)．このアプローチの問題点は，重み付けがまったく恣意的であるという点である．研究者は，それぞれのエンドポイント(生存期間，増悪までの期間，毒性，QOLの各ドメイン等)の相対的な重要性を判断して，治療群間で観察された差についてそれぞれ重み付けを行うことになる．すべてのエンドポイントにまったく同じ重要度を付ける人間はいないため，我々はこのアプローチが満足のいくものであるとは思っていない．したがって我々は，こうしたアプローチは用いずにそれぞれのエンドポイントの比較を別々にレポートすることを推奨している．もし，治療群間にみられた差がすべて1つの治療群に好ましい方向であるのではない場合にどちらの治療を好むかの判断は個人の好みによるものであってよいと考えるからである．

セカンダリーエンドポイントの重要性を主張するのであれば(例えば規制に関係する目的がある場合など)，主たる比較に悪い影響を与えずに多重エンドポイントの検定を行う方法を考慮すべきである．例えば，主たる比較で有意差が認められない限りセカンダリーエンドポイントの検定を行わないという単純なゲートキーパーアプローチ(gatekeeper approach)がある．この方法やその他のより詳細な方法についてはDmitrienkoら(2009)を参照されたい．どのような戦略が取られるにしても，その方法についてはプロトコールのデザインの章に明記されなければならない．事後的な(post hoc)計画は第Ⅰ種の過誤確率をつり上げるものとみなされるだろうし，試験の解釈の妥当性を危うくする可能性がある．

6.3 同等性試験または非劣性試験 Equivalence or Noninferiority Trials

あなたが，2群間の奏効確率の比較を主目的とするランダム化比較試験の論文を読んでいると仮定しよう．その研究は奏効確率の15％の差を検出するようにデザインされていた．論文公表の時点で，A群の奏効割合は25％で，B群の奏効割合20％より5％だけ上回ったのみであった．研究者にとって残念な試験結果であり，彼らは試験を早期に中止して「両群には有意差がなかった」と結論付けた．この試験の「統計的に有意差がなかった」結果は，臨床的な同等性を証明したといえるだろうか？

もっとも適切な答は「No」である．「帰無仮説を棄却できない」ことは，「帰無仮説が証明された」ことと等価ではない．p値が0.9であることは「帰無仮説が正しいことが90％確かである」ことではない．「帰無仮説の下で観察された結果(もしくはそれ以上偏った結果)が得られる確率」がp値であると述べた2章を思い出してほしい．小さなp値は，真の奏効割合が等しいときには観察された結

表 6.4　A 群の奏効確率 25%，B 群の奏効確率 20%の場合の p 値と信頼区間

群あたりの N	帰無仮説 $H_0: p_A = p_B$ に対する p 値	$p_A - p_B$ の信頼区間
20	0.71	(−0.21, 0.31)
40	0.59	(−0.13, 0.23)
80	0.45	(−0.08, 0.18)
160	0.28	(−0.04, 0.14)
320	0.13	(−0.01, 0.11)
640	0.03	(0.00, 0.10)

注：表は $p_A = p_B$ という帰無仮説の検定における両側 p 値と，正規近似による奏効確率の差の 95%信頼区間を示している．

果はめったにしか起こらないことを示し，大きな p 値はしばしば起こり得ることを示すだけである．もしめったに起きないことなら，その結果は帰無仮説に対して矛盾していると考え，我々は 2 つの治療効果は異なる（と判断される）と結論付けることができる．一方，もししばしば起きることなら，その結果は帰無仮説に矛盾するとはみなせない．この場合は残念ながら，治療効果が同等であると結論付けることはできないのである．なぜなら，観察された結果と矛盾しない仮説が別に存在するからである．

　観察された A 群の奏効割合が 25%で B 群の奏効割合が 20%（観察された奏効割合の差が 5%）という先の例を用いて詳しく説明しよう．帰無仮説（$H_0: p_A = p_B$：A 群と B 群の奏効確率は等しい）の下での観察された差（いずれも 5%）により算出される p 値はサンプルサイズに依存する．**表 6.4** に，1 群あたりのサンプルサイズごとの p 値と差の 95%信頼区間を示す（信頼区間については 2 章を参照）．**表 6.4** で，最も大きい p 値は 1 群 20 例のときの 0.71 である．大きな p 値にもかかわらず，信頼区間は −0.15 と 0.15 の両方を含み，このことは真の値が取り得る範囲が広いことを意味する．すなわち，この場合，まだどちらの治療群も他方より優れている可能性が十分にあるといえる．一方，帰無仮説の下で最も小さい p 値は 1 群 640 例の場合である．このサンプルサイズでの 5%の差は「統計学的に有意」であるが，逆にこのサンプルサイズでは，2 群の奏効確率がほぼ同じであるという非常に強い証拠を示していることになる（信頼区間は，A 群が B 群を上回ったとしてもその差はせいぜい 10%未満であることを示している）．

　別の視点からの疑問について考えてみよう．**表 6.5** は，おおむね p 値が同じである場合に，サンプルサイズ別に，観察された差とそれぞれに対応する 95%信頼区間がどうなるかを示したものである．1 群 20 例のとき，p 値が 0.7 であるという状況では，とり得る差の大きさ（信頼区間上限）は最大約 0.3 となり，1 群 640 例のときは同じ p 値でとり得る差の大きさは最大でも 0.06 となる．この表を見れば，サンプルサイズが多いときに p 値が大きいということが，両者が等しいという帰無仮説を支持するものであることがわかるだろう．

　表から明らかなように，等しいという帰無仮説の検定それ自体は，2 つの治療の同等性に関する有用な情報を提供するわけではない．では，どうすればこの論文の著者らは「おおむね同等である」ことを論理的に主張することができるであろうか？　1 つの方法として，異なる仮説を異なる p 値を用いて検定することである．この論文の著者らは 0.15 の奏効確率の差を検出することに関心があった．実は「A 群の奏効確率が B 群に比し 0.15 上回る」または「B 群の奏効確率が A 群に比し 0.15

表 6.5　A 群の奏効確率が 25%のときに観察される割合

群あたりの N	B 群の奏効割合	B 群−A 群の差	帰無仮説 $H_0: p_A = p_B$ に対する p 値	$p_A - p_B$ の信頼区間
20	20	0.05	0.71	(−0.21, 0.31)
40	22.5	0.025	0.79	(−0.16, 0.21)
80	22.5	0.025	0.71	(−0.11, 0.16)
160	23.1	0.019	0.70	(−0.07, 0.11)
320	23.8	0.012	0.71	(−0.05, 0.08)
640	24.1	0.009	0.70	(−0.04, 0.06)

注：表は，p 値がおおむね 0.7 となる場合の B 群の奏効割合と，正規近似による両群の奏効割合の差の 95%信頼区間を示している．

表 6.6　H_1, H_2, H_3 の検定における両側 p 値

群あたりの N	$H_1: p_A = p_B + 0.05$	$H_2: p_A = p_B + 0.15$	$H_3: p_A = p_B - 0.15$	$p_A - p_B$ の信頼区間
20	1.0	0.45	0.13	(−0.21, 0.31)
40	1.0	0.28	0.03	(−0.13, 0.23)
80	1.0	0.13	0.002	(−0.08, 0.18)
100	1.0	0.09	0.001	(−0.07, 0.17)
160	1.0	0.03	0.000	(−0.04, 0.14)
320	1.0	0.002	0.000	(−0.01, 0.11)
640	1.0	0.000	0.000	(0.00, 0.10)

注：表は，観察された奏効割合が A 群 25%，B 群 20%であったとき，1 群あたりのサンプルサイズごとの対立仮説 H_1, H_2, H_3 の検定結果を示す．

上回る」($H_0: p_A \geq p_B + 0.15$ または $p_A \leq p_B - 0.15$)という帰無仮説を設定することによって検定が可能である．これら 2 つの仮説が棄却された場合，我々は 2 群の奏効確率の差が 0.15 以内であると結論付けることができる．表 6.6 は，3 つの異なる仮説に対する検定の p 値を示し，仮説はそれぞれ $H_1: p_A = p_B + 0.05$（A 群が 0.05 上回る），$H_2: p_A = p_B + 0.15$（A 群が 0.15 上回る），$H_3: p_A = p_B - 0.15$（B 群が 0.15 上回る）である．奏効確率の差の 95%信頼区間は表 6.4 と同様である．N=20 のときの検定結果(p 値)をみれば，実はいずれの群についても奏効確率が他方の奏効確率を 0.15 上回ることが「珍しい」ことであるとはいえない．A 群が 0.15 上回っている(H_2)という帰無仮説も棄却されず，B 群が 0.15 上回っている(H_3)という帰無仮説も棄却されない．両方の帰無仮説が棄却されるのは 160 例以上のときであり，このことは，160 例以上での信頼区間が−0.15 と 0.15 のいずれも含まないことに反映されている．表 6.6 はまた，もし観察された結果を帰無仮説(H_1)として検定した場合，常に p 値は 1.0 となることを示しているが，このことからも大きな p 値それ自体はあまり意味がないことが理解できるだろう．

6.3.1　同等性試験や非劣性試験をデザインすること
Designing an Equivalence or Noninferiority Trial

完了した試験が十分大きく，観察された差が十分小さかったときに「おおむね同等」という結論を

下すことが可能であるのと同じ理由で，同等性の検証を目的とする試験をデザインすることが可能である(Blackwelder, 1982; Harrington et al., 1982; Kopecky and Green, 2006).その場合，「差がない」という標準的な帰無仮説を用いる代わりに，群間に「小さな差がある」という帰無仮説を置くことになる．有用な薬剤が存在するがん種が増えてくるにつれて，同等性試験の片側バージョンである非劣性試験が行われることが多くなってきた．有用な薬剤がある場合であってもほかの治療オプションはあったほうがよく，有効性以外にメリットがあるのであれば，有用であると結論付けるうえで，新薬がより有効であることを示すことは必ずしも必要ではない．例えば，治療Aが標準治療Bより毒性は軽く，同等の効果があるという仮説を検証するという状況が考えられる．この場合の帰無仮説は「治療Aは治療BよりΔだけ効果が低い(毒性が軽いのだから有効性が少し劣っていても許容される)」となり，対立仮説は「A＝B」となるだろう．

非劣性マージン(noninferiority margin)と呼ばれるΔの選択についてはさまざまな議論がなされてきた．Δは，臨床的な観点から許容できる有効性の不足分を考慮して決める場合と，標準治療Bとプラセボの間の差の推定値(d)に基づいて決める場合がある．後者の場合，Δはdより大きくすることはできない(そうでなければ非劣性の帰無仮説が棄却されたとしても治療Aがプラセボに劣ることを否定したことにはならない)．また，$\Delta = d$と仮定することも十分ではない．Δが棄却されてもそれは治療Aがプラセボ以上であることを示すだけであって，治療Bと同等であることを示したことにはならない．このように，非劣性マージンは少なくとも治療Bのベネフィットがわずかでも保たれるように決める必要がある(しばしば$\Delta = d/2$とされる)(FDA Guideline for Industry, 2010).非劣性仮説が棄却された場合の結論は，「両群が同等である」ではなく，「両群の差はΔより小さい」ということである．もうひとつ重要な点は，非劣性試験において小さな差がないことを示すために必要なサンプルサイズは，優越性試験において小さな差があることを示すために必要なサンプルサイズとほぼ同じである．結論として，きちんとデザインされた同等性試験(非劣性試験)は通常，非常に大規模なものとなるはずである．

6.4 分子標的薬に対するデザイン　Designs for Targeted Agents

ここ数十年，従来の細胞傷害性薬剤よりもはるかに腫瘍に特異的な，細胞の増殖経路や腫瘍の微小環境を標的とする数多くの薬剤が開発されてきた．例としては，腫瘍細胞に発現する成長因子であるHer-2(特に乳がん)を標的とするtrastuzumab，上皮成長因子(EGFR)の経路を標的とするerlotinib(特に非小細胞肺がん)，慢性骨髄性白血病に特徴的なbcr-abl転座を有する細胞を攻撃するimatinib(GISTなどc-kit陽性腫瘍にも効果がある)，k-RAS野生型の大腸がんに特に効果のあるcetuximabが挙げられる．

このような分子標的治療の評価は，臨床試験のデザインにおける新しい課題である．本書ではここまで，特定のがん種の患者全体に対する治療効果を評価するようにデザインされた第II相試験や第III相試験について議論してきた．理論的には，想定した分子標的の発現に基づく特定のサブタイプの患者に適格規準が限定されることを除いて，分子標的薬を用いた試験でも方法論上の違いはな

いはずである．しかし残念ながらさまざまな課題がある．1つには，しばしば標的を発現しているサブグループはがん種全体のごく一部を占めるに過ぎないため，試験の実施可能性が大きな問題となる．また，多くの場合，そうした患者のサブグループに対する適切なヒストリカルコントロールがないため，早期のパイロット試験ですら，単群の第Ⅱ相試験ではなくランダム化第Ⅱ相試験が必要となるために必然的に大規模な試験にならざるを得ない．さらに大きな問題は，想定した標的が正確に測定されなかったりまったく測定できなかったりすることも多く，薬剤が，少なくとも測定可能なレベルでは想定した標的にヒットしないこともあることである．これらを踏まえると，これまで実施されてきた多くの試験のデザインは，適切な結論を導くのに適切であったとはいえない．

これまでマーカーのパイロット試験の多くは単群試験で実施された．遺伝子型や遺伝子発現レベル（高い/低いに分類されることが多い）が，評価対象の薬剤で治療された患者集団におけるアウトカムと相関するというデータに基づいて，多くの試験では，どの患者が治療の恩恵を受けるかがマーカーにより予測できたと結論された．しかし，そのマーカープロファイルをもつ患者が（標的との関連はないと思われる）ほかの薬剤で治療された場合の臨床的なアウトカムと比べることなく，そのマーカーが単にアウトカムと相関しているだけなのか（単なる予後因子に過ぎないのか），そのマーカーが本当に治療との因果関係があって，治療効果の違いの予測に有用である（効果の予測因子である）のかを知ることはできない．この区別をつけるためには，治療の主効果（対象全体における効果）だけでなく，マーカーと治療の交互作用（interaction）を調べる必要がある．マーカーと治療の交互作用を評価するのに必要となるサンプルサイズはしばしばかなり大きくなるため，マーカーの真の治療効果予測能を評価することはかなりやっかいな課題である．

分子標的薬の第Ⅲ相試験デザインに関して多くの提案がなされてきた．簡単にいうと，これらの試験デザインは3つのカテゴリーに分けることができる．(1)オールカマーデザイン〔all comers (randomize all) design〕，(2)マーカープラスデザイン〔marker + (enrichment) design〕，(3)ストラテジーデザイン (strategy design)，である．(1)オールカマーデザインでは，すべての患者でマーカーが評価されるが，マーカーの値によらず同じ2つ（もしくはそれ以上）の治療群にランダムに割り付けられる．ランダム化の前にマーカーの評価が実際に可能であるなら，患者をマーカーの値によって層別化することもある．(2)マーカープラスデザインでは，マーカーが評価され，事前に示された遺伝子型やマーカーの発現レベルを有する患者だけが試験に適格となる．(3)ストラテジーデザインでは，患者はマーカーによって治療を変える (marker based therapy) 群とマーカーによらず治療を行う (non-marker based therapy) 群にランダム割付される．

オールカマーデザインの成功例は National Institute of Canada Clinical Trial Group による試験である (Shepherd et al., 2005)．初回化学療法の後，増悪した非小細胞肺がんの患者がプラセボと erlotinib にランダムに割り付けられた．Erlotinib 群は生存期間で上回り，この対象に対して erlotinib は承認された．レトロスペクティブな解析によって，erlotinib の標的である EGFR (epidermal growth factor receptor) を免疫組織化学的に高いレベルで発現していた患者では顕著な効果があった一方で，EGFR 陰性であった患者では明らかな効果を認めなかったことがわかった．すべての患者で容易に組織が利用できたわけではなく（これがマーカープラスデザインが用いられなかった理由の1つだが），組織が利用できなかった患者グループでは erlotinib の中等度の効果を認めた．

trastuzumab の承認に使われた進行乳がん患者の試験ではマーカープラスデザインが用いられた

(Slamon et al., 2001). 免疫組織化学的に測定されたマーカー Her-2 は約 20% の患者のみで陽性であり，マーカープラスデザインが唯一の実用的なデザインであった（以下の説明参照）．

ストラテジーデザインの最も基本的なバージョンは，患者を「標準治療」群と「分子標的に基づく治療」群（「戦略」群）に割り付けるものである．「戦略」群では，マーカー陽性の患者は分子標的薬に割り付けられ，残りは標準治療に割り付けられて，「戦略」群のすべての患者と標準治療群のすべての患者を比較する解析を行う．多くの人にとってのこのデザインの魅力は，「分子標的に基づく治療戦略」をそうでないものと比べるという考えである．しかし残念ながら，話はそれほど単純ではない．まず，このデザインでは，「戦略」群のマーカー陰性の患者は標準治療群の患者と同じ治療を受ける．結果として，分子標的治療を受けた患者のアウトカムの改善が薄まることになる．さらに，このデザインでは，分子標的薬は理論的に「正しい」マーカープロファイルをもつ患者にのみ効果があると仮定しており，もしその薬剤がすべての患者に有効であったとしても〔マーカー(−)の人にも有効であったとしても〕，そのことは見出されない（これはマーカープラスデザインにも共通の欠点である）．このデザインの最後の欠点は，分子標的薬群に割り付けられた患者でのみマーカーの結果が得られた場合に生じる．この状況では，標本が得られない患者や標本が評価できない患者は標準治療群では許容されるが「戦略」群では許容されない．標準治療群の患者におけるマーカーの評価ができれば，少なくとも分子標的を発現している患者集団どうしでの直接比較を行うことができる．

このタイプの最初の試験の 1 つは，Cobo ら（2007）によって実施された，非小細胞肺がんの患者に対して cisplatin よりも gemcitabine を優先的に使用するかどうかを DNA 修復遺伝子である excision repair cross-complementing 1（ERCC-1）遺伝子の発現レベルにより決めた第III相試験である．「戦略」群では ERCC-1 レベルが低い患者は docetaxel/cisplatin に割り付けられ，ERCC-1 レベルが高い患者は docetaxel/gemcitabine に割り付けられた．対照群はすべて docetaxel/cisplatin による治療を受けた．この試験はマーカーに基づく研究のアイデアが出されるよりかなり前の 2000 年代初頭に実施されたため先進的であると称賛されたが，多くの欠点に苦しんだ．まず，「戦略」群に割り付けられた患者の 10% 以上が解析可能な組織がないために不適格であった．対照群では組織は不要であったためそうしたことは起きなかった．次に，プライマリーエンドポイントの奏効割合に，両群で統計学的な有意差を認めたが，この差は ERCC-1 の治療効果予測によるものなのか，治療レジメンの元々の差によるものなのか，はっきりしなかった．対照群における ERCC-1 の値の情報や，ERCC-1 が低レベルの集団に gemcitabine を投与した情報がなければ，この疑問は解決できない．また，全生存期間や無増悪生存期間では群間に有意差はみられなかった．

これらのデザインの良い点と悪い点は何人もの研究者により評価されている．Simon and Maitournam（2004）は，マーカープラスデザインの効率をオールカマーデザインと比較した．生物学的な背景が十分に理解されていて，関心のあるサブグループのみ調べることに明確な理由があり，マーカーの陽性割合が低い場合にはマーカープラスデザインが最も効率的であると彼らは結論している．しかし，これらの条件が満たされない場合には，試験の適格患者を見つけるために多くの患者をスクリーニングしなければならないため，マーカープラスデザインは最初に現れたときと比べるとあまり有望とはいえないだろう．Sargent ら（2005）はオールカマーデザインとストラテジーデザインを検討して，規制当局による分子標的薬とマーカーアッセイ（や測定機器）との同時承認を狙う

のに用いられるストラテジーデザインのバリエーションを提案した.

　Hoeringら(2008)は,いくつかのシナリオの下で,これら3つの基本的な試験デザインの検出力を,マーカー陽性のカットオフ値が十分に確立されていない場合や,マーカー陰性の患者にも治療効果がある場合や逆に有害である場合も含めて検討した.その結果,マーカーのカットオフ値が十分にわかっていて,治療が真にマーカー陽性の場合にのみ効果がある場合には,マーカープラスデザインが最も検出力が高いと結論した.一方,新治療がマーカー陰性の患者にも有効で,マーカーのカットオフ値がまだ確立されていない場合や,マーカーの陽性割合が高い場合には,オールカマーデザインが望ましいとも結論した.そして,検討したいかなる場合においてもストラテジーデザインは効率的ではないとした.

　進行非小細胞肺がんに対するSWOGのS0819試験では,オールカマーデザインの重要なバリエーションが使用された.患者は標準治療群と標準治療に上皮成長因子受容体(EGFR：epidermal growth factor receptor)抗体であるcetuximabを上乗せした群にランダム割付された.標的の測定はFISH(fluorescence in situ hybridization)によってなされた.1つの比較はランダム化された全登録例で行われ(all comers),追加でマーカー陽性の患者のみの間での比較も行われた.試験全体の偽陽性割合を保持するために,それぞれの比較はより小さいαエラーで実施された.

　S0819試験の最終的な試験デザインを決定するための解析として,全体で無増悪生存期間の20%の改善を検出力90%,片側αエラー2.5%で検出するときの,さまざまなバリエーションにおけるサンプルサイズが計算された(Redman, 2012).マーカーの陽性割合は40%と仮定された.オールカマーデザインではサンプルサイズは1,340となり,マーカープラスデザインではサンプルサイズは1,380で,うち522人がランダム化される(これはマーカー陽性のサブセットで33%の改善が仮定された場合である).ストラテジーデザインでは2,888人が必要と計算された.しかし,有意水準を2.5%ではなく2%でオールカマー(全登録例)で解析し,マーカー陽性のサブセットの解析を有意水準0.8%で行うとすると,試験全体の偽陽性割合は2.5%に保たれ,かつ試験全体とサブセットの2つでポジティブな結果が得られる可能性があるが,サンプルサイズは1,380から1,430に増えるだけであった.

　分子標的治療の試験デザインは,信頼性が高く再現性の高いアッセイ系を生み出す技術に依存する.Program for the Assessment of Clinical Cancer Testsの大腸がんワーキンググループは,大腸がんのアウトカムを予測するマーカーを同定する,最も有望な結果に関する100以上の文献をレビューした(Taube et al., 2005).これらの試験のほとんどは,小規模すぎたり,再現性のない分析が用いられていたり,相反する結果を生み出したと結論された.これらの多くがバリデーションも行っておらず,臨床試験にこれらのマーカーを導入することに対する熱意を削ぐものであった.このように,重要な疑問とは,単にどの試験デザインを採用するかということではなく,恐らくより重要なことは,マーカーが評価に用いられる準備がいつできるかということである.

6.5 多群(3群以上)の試験 Multi-Arm Trials

標準的な2群のランダム化臨床試験がよく行われる理由の1つとして，そのデザインと解釈が比較的単純であることが挙げられる．サンプルサイズを決定するための最も基本的な原則として，1つの検出力，1つの有意水準，1つの検出される差の大きさを特定する必要がある．2群比較の場合の結論は単純であって，2つの治療群は異なるということが示されるか，そうでないかのいずれかである．しかし治療群が3つ以上になると，とたんに状況は複雑になる．例えば，4群の試験では〔4群の一様性をみる包括的検定(global test)を含めないとしても〕6つの対比較(pairwise comparison)がありうる．複数の群を併合して2群比較とするやり方は19通りあり，治療群に順序があると仮定すればその並び替えの方法は24通りもあるため，これらすべてを合わせると50通りもの仮説検定がありうる．このうちいくつかの比較が臨床的に関心のある比較であるはずだが，それぞれに検出力，有意水準，検出すべき差の大きさが設定されなければならない．その際は検定の多重性の問題が考慮されなければならないし，関心があるとする比較の選択が間違っていた場合には，当然得られる結論にも問題があることになる．

6.5.1 多群試験のタイプ Types of Multi-Arm Trials

2群試験の単純な拡張は，治療法間に特別な関係がなく，すべての対比較に関心があるK群の比較試験である．例えば，SWOG試験S8203(Cowen et al., 1991)は進行乳がんに対するdoxorubicin, mitoxantrone, bisantreneの3剤の比較試験であった．この試験では，どの薬剤もほかより優れていないという帰無仮説が立てられ，3つの対比較すべてが関心のある比較と設定された．

治療群間に特定の関係があるという仮定を置いて試験がデザインされることもある．このタイプの典型例は，順に用量が増加する，またはある治療法に順に薬剤が加わっていくというような，治療群間に特定の順序をもってデザインされる試験である．SWOGの肺がんの試験S8738(Gandara et al., 1993)は順序のある多群試験の例であり，標準用量cisplatin(CDDP)，高用量CDDP，高用量CDDP+mitomycin-Cの3群のランダム割付が行われた．設定された仮説は，「順に治療をプラスすることによって生存が改善されるか？」であった．

1つの対照群と複数の試験治療群がある試験では，有望とされている新治療の群と比較されるのは標準治療群(対照群)である．試験の目的は，新治療群のどれかが対照群より優れているかどうかを知ることである．例えば，SWOGのリンパ腫の試験S8516では，stage IIの非ホジキンリンパ腫に対して，標準治療であるCHOP療法と，それまでの非ランダム化試験の結果から有望と考えられた3つの治療レジメン(MACOP-B, mBACOD, ProMACE-CytaBOMでこれらはいずれもCHOPより毒性が強く高価である)が比較された．試験の仮説は，「新しい世代の治療レジメンはCHOPより優れているか？」と「優れているのであれば，どれが最もよいレジメンか？」であった(Fisher et al., 1993)．「スクリーニングデザイン(screening designs)」は，対照群 vs. 複数の試験治療群を比較するデザインであるが，試験治療レジメン開発のより早期の段階で用いられる(5章の5.2.4を参照)．

多群試験の特殊なタイプに要因実験デザイン(factorial design)がある．これは，2つ以上の治療法(用量レベルのこともある)を，それぞれの治療単独で，またはその治療の組み合わせとして評価するデザインである．要因実験デザインでは，患者は複数の治療のあり得る組み合わせのいずれかに割り付けられる[訳注1]．この試験の目的は，ほかの治療法を併合して，ある治療法の効果をそれぞれ別々に調べることである[訳注2]．限局性非小細胞肺がんの試験 S8300 が SWOG における要因実験デザインの例である(Miller et al., 1998)．この試験では化学療法と予防的脳照射(PBI)の両方に関心があった．すべての患者が胸部照射を受けた後に，「PBI＋化学療法」vs.「PBI」vs.「化学療法」vs.「追加治療なし」の 4 群にランダム割付された．PBI の有無に関する検討では，化学療法あり/なしを併合して検定し(すなわち，化学療法を受けた，受けないにかかわらず，PBI を受けたすべての患者が，PBI を受けていないすべての患者と比較された)，化学療法の検討では，PBI あり/なしを併合して検定した．

複数回ランダム化を行うデザインは要因実験デザインの 1 つであるが，ある時点でまだプロトコール治療中である患者全員に対して，あるいはある条件を満たす患者のみに対して，さらに別の介入を加えるような場合に用いられる．例えば，SWOG の試験 S8600(Weick et al., 1996)では，急性骨髄性白血病の患者を「標準用量化学療法」vs.「高用量化学療法」にランダム化し，さらに標準用量に割り付けられた患者のうち完全寛解を得た患者のみを再度，「標準用量」vs.「高用量」にランダム化した．

多群試験のデザインの問題点を説明するために，これまで示した SWOG の実例に加えてシミュレーション研究(Green, 2006)を示す．これは，「経過観察のみの群 O」vs.「治療法 A」vs.「治療法 B」vs.「治療法 A＋B(AB)」の 4 群を仮定した仮想試験である．このシミュレーションでは，登録期間 3 年，追跡期間 3 年，生存期間は指数分布に従うとし，対照群の生存期間中央値を 1.5 年とした場合，各群 125 例が必要とされた．これは，治療法 B に効果がない場合に，治療法 A の効果であるハザード比 1.33 を有意水準 0.05，検出力 0.9 で検証する，「治療法 A あり」vs.「治療法 A なし」の検定を行うために必要なサンプルサイズである．

6.5.2　有意水準　Significance Level

多群試験では，多くの仮説を検定したいという自然な欲求が問題を生じさせる．多群試験で行われる検定にはそれぞれに有意水準(帰無仮説が真であったときにそれが棄却される確率)がある．仮に各検定が有意水準 α で行われるとすると，帰無仮説が真である場合に少なくとも 1 つ以上の検定で有意になる確率は α を上回り，結果的に試験全体での有意水準は α より大きくなってしまう．たくさんの検定が行われると，その確率は α よりはるかに大きくなってしまう．例えば，本当は群間で差がない 4 群の仮想試験において，冒頭で述べた 50 通りの検定を行う 1,000 回のシミュレーションでは，結果が"有意"となる(少なくとも 1 つの検定結果が 0.05 の水準で有意になる)のは 1,000 回のうち 5％ではなく，28％なのである．(1,000 個の仮想試験の 10％の試験において，11 以上の

訳注1) 例えば A1 と A2 の 2 つの手術手技，B1 と B2 の 2 つの化学療法がある場合，患者は A1B1, A1B2, A2B1, A2B2 のどれかに割り付けられる．

訳注2) 手術手技の比較は「A1B1＋A1B2」vs.「A2B1＋A2B2」で行い，化学療法の比較は「A1B1＋A2B1」vs.「A1B2＋A2B2」で行う．

検定結果が"有意"になった！）

　この問題への対策としてよく用いられる方法は，まず包括的検定(global test：すべての群が同じかどうかの検定)を行い，包括的検定が有意な場合のみ，引き続き群間比較の検定を行うというものである．初めに包括的検定を行うことで，一部の検定が偽陽性となる確率を抑えることができる．その他には，各検定における有意水準を調整する方法がある．例えば，K 回の検定が予定されているのであれば，各検定を α/K の水準で行うというものである．このボンフェローニ修正(Bonferroni correction)といわれる方法により，試験全体の有意水準が α を超えないようにできる．

　その他の多群セッティングでは，必ずしも行い得るすべての検定について調整する必要はない．試験開始前に主たる関心項目であると特定した仮説に対してのみ検定を計画し，それ以外のすべての検定は探索的と位置付ける．すなわち将来の研究に向けての仮説を作り出すことを目的とするものであって，そこから検証的な結論を導き出すことはないとするのである．実は，複数の主要な仮説に対して個々に水準 α で検定すべきか，試験全体の水準を α とすべきか，については統計家の間でも意見は分かれる．しかし，統計家個人の哲学がどうあれ，試験全体の有意水準(少なくとも1つの偽陽性の結果が得られる確率)が高い場合には，試験から得られた1つのポジティブな結果の解釈は難しくなり，ほかの研究者から「結論は得られていない」と無視されることがあることを念頭に置く必要がある．

　SWOG の肺がんの試験 S8300 において，研究者は「脳照射は生存を延長させるか？」と「化学療法は生存を延長させるか？」という2つの検定をそれぞれ有意水準 0.025 で行う試験デザインを選んだ．それ以外の検定は事前に計画しなかった．脳照射と化学療法が互いに影響しあうことはないと仮定したが，この仮定が正しい場合には，試験の有意水準は最大でも 0.05 である．

6.5.3　検出力　Power

　多群比較における対比較の検出力(特定の対立仮説が真であるときに帰無仮説を棄却する確率)に対する考え方は，多数の群から選んだ2つの治療群に，通常の2群比較試験のサンプルサイズ計算の考え方を当てはめればよい．しかし，2群の対比較それぞれに対して特定される対立仮説が妥当なものであったとしても，組み合わせた対立仮説が全体として妥当であるとは限らない．例えば，「A」vs.「AB」vs.「ABC」の試験では，「A」vs.「AB」と「AB」vs.「ABC」の両方で差 Δ を見出す検出力を設定することがあるかもしれないが，この場合も A と ABC の差として2倍の Δ を見込むことは妥当でないかもしれない．（A と ABC の差 Δ が妥当な大きさである場合には）「A」vs.「AB」，「AB」vs.「ABC」それぞれの真の差がともに $\Delta/2$ かもしれず，その場合，「A」vs.「AB」と「AB」vs.「ABC」のいずれも検出力が不十分な試験となり，結論が出ないことになってしまうだろう．

　順序対立仮説(ordered alternatives)についての検出力とサンプルサイズ計算の考え方は，用いられる解析手法によって異なる．順序がある場合に差を検出するためには，感度が高い包括的検定(global test)が用いられることがある(Liu and Dahlberg, 1995；Liu Tsai and Wolf, 1998)．この種の解析の検出力は，ある特定の対立仮説における包括的検定の検出力に相当する．また，「バブルソート法(bubble sort approach)」も1つの方法である(Chen and Simon, 1994)．この方法では，例えば A＞B＞C のように，選択される治療になんらかの優先順位がつけられる．つまり，3群の生存期間が等しいのなら A が選ばれ，B と C の生存期間が等しくいずれも A よりもよいという場合に

はBが選ばれ，Cは生存期間でAとBの両者よりまさったときのみ選ばれるというものである(優先順位は，例えば毒性やコストによって決められるかもしれない)．この手法での検定は段階的に行われる．最初に「C」vs.「B」が検定され，有意にCがよければBが除かれる．有意でなければCが除かれる．Cが除かれた場合，「B」vs.「A」が検定される．BはAより有意によいという結果とならなければ除かれる．逆にBが有意によければAが除かれる．もし，「B」vs.「C」の検定でBが除かれれば，「C」vs.「A」が検定される．そして，CがAより有意によいとならなければ除かれる．逆にCが有意によければAが除かれる．こうして最後に残った治療法が選択される．この方法での検出力は，特定の対立仮説の下で正しい治療法を同定する確率と言い換えることができる．引用した文献にはサンプルサイズ決定方法の詳細が記されている．

研究の目的が，いくつかの群を併合して互いに比較することである場合でも(例えば，薬剤Aを含んだ治療群すべてを併合し，薬剤Aを含まない治療群も併合して両者を比べる)，ある適切な仮定の下では，併合した群の患者数に基づいて検出力を計算することは妥当である．ここで必要となる主な仮定は，①ほかの因子と治療法が，比較のために併合した群間でバランスが取れていること(例えば，薬剤Aを含む治療を受けた群と受けていない群とで，共に薬剤Bを投与された患者の割合は等しく，高リスクと低リスク患者の割合も等しい)と，②薬剤Aを含む治療と薬剤Aを含まない治療の効果の差の大きさが，試験におけるその他すべての治療法の有無によらず同じであることである(例えば，薬剤Bが投与されない患者で薬剤Aによって33%の改善が認められるのであれば，薬剤Bの投与を受けた患者でも薬剤Aにより33%改善される)．②の状況のことを統計用語で「交互作用(interaction)がない」という(次項参照)．ただし，①と②をともに満たしている場合でも，薬剤Bに効果があるときは，薬剤Bが投与された患者群の死亡数が減るため薬剤Aの効果に関する検出力は低下する．この場合，通常のログランク検定(2章参照)を用いると，無視できないほど検出力が低くなってしまう．この検出力の低下は，異なる生存時間分布をもつ群が混在することで生存曲線の形が変わってしまうことが原因である．ログランク検定は比例ハザード性の仮定が正しいときに最もうまく働く．残念ながら，「A」vs.「B」の差に比例ハザード性があり，「C」vs.「D」の差にも比例ハザード性がある場合でも，「A+C」vs.「B+D」の差に必ずしも比例ハザード性が成り立つわけではないので，ログランク検定がうまく働くとは限らない．(ほかの治療の有無により層別した)層別ログランク検定(stratified logrank test)ならこの検出力の低下を防ぐことができる．

「O」vs.「A」vs.「B」vs.「AB」の試験で，Bに効果がある場合のAの効果に関する検出力への影響を表6.7に示した．表はシミュレーションの結果である．適切に(Bの有無で層別してAの効果をみる検定として)層別ログランク検定を用いれば，Bによほど高い効果がある場合を除いて，検出力に対するBの影響はそれほど大きくはない．ハザード比1.33のAの効果に対する検出力を90%と設定した場合，Bの効果がAの3倍程度あっても検出力は80%以上に保たれる．不適切にも，層

表6.7 治療法Aによるハザード比1.33の効果の検出力

Bのハザード比	1	1.25	1.33	1.5	2	3	4
Aの検出力(層別しないログランク検定)	0.92	0.90	0.89	0.88	0.82	0.76	0.70
Aの検出力(Bによる層別ログランク検定)	0.92	0.90	0.90	0.89	0.85	0.83	0.81

別しないログランク検定が用いられた場合は，検出力の低下はこれより大きくなる．

さらに注意すべき点は，AとBをともに見出す検出力である．Aの検出力が90％，Bの検出力も90％のとき，AとBをともに正しく検出する確率は90％より低くなる．シミュレーションの結果では，AとBがともに有効でハザード比が1.33のとき，両者の効果が正しく検出される確率は0.79にすぎなかった．

6.5.4　交互作用 Interaction

がん臨床試験における要因実験デザインで最も一般的に用いられる解析方法は，ある因子の効果を検定する際にほかの因子の違いを無視してひとまとめにしてしまう方法である．最も単純な例は，先述した因子Aと因子Bがともに2水準である2×2要因実験デザインである．Aの効果を調べるのにBのあり／なしを丸めてしまうこと（Bの効果を調べるのにAのあり／なしを丸めるのも同様）は，Bのあり／なしによってAの効果が変わらないというのであれば，1つ分の値段で2つの答えが得られる素晴らしいトリックのようにみえる．「O」vs.「A」の差が「B」vs.「AB」の差と同じであれば，OとBを併合し，AとABを併合して（層別検定を用いて）検定すればAの効果を検討することができる．しかし一般的には，Bが存在する場合のAの効果は，Bがない場合のAの効果と正確に同じになるわけではない，と考えるほうが普通であろう．これは「治療の交互作用（treatment interaction）」として知られている（これは，ある薬剤を併用することにより起こりうる有害事象を指して用いられる薬物の交互作用（drug interaction）の概念とは異なる）．こうした交互作用の例は，あり得る2つのシナリオにおける，生存期間中央値に対する治療Aと治療Bそれぞれの治療効果と共に示した**表6.8**と**表6.9**で見ることができる．**表6.8**では，両方の試験治療薬が生存期間中央値を改善しており，薬剤Aの治療による改善は薬剤Bの有無によらず同じ（1.33）である．同様に，Bによる改善は薬剤Aの有無によらず同じである．2つのそれぞれのハザード比の比は交互作用の推定値である．この場合，1.33/1.33＝1で，治療の交互作用がないことを示している．一方，**表6.9**では，治療Aによる効果は治療Bを受けたかどうかによって異なっている．治療Bを受けなかったほうのハザード比は1.33であるのに対して，受けたほうのハザード比は1.75である．この場合，

表6.8　交互作用がない場合の治療Aと治療Bの効果の例

	Bあり	Bなし	ハザード比
Aあり	16	12	1.33
Aなし	12	9	1.33
ハザード比	1.33	1.33	交互作用＝1.33/1.33＝1.0

注：数字は生存期間中央値（月）

表6.9　交互作用がある場合の治療Aと治療Bの効果の例

	Bあり	Bなし	ハザード比
Aあり	21	12	1.75
Aなし	12	9	1.33
ハザード比	1.75	1.33	交互作用＝1.75/1.33＝1.32

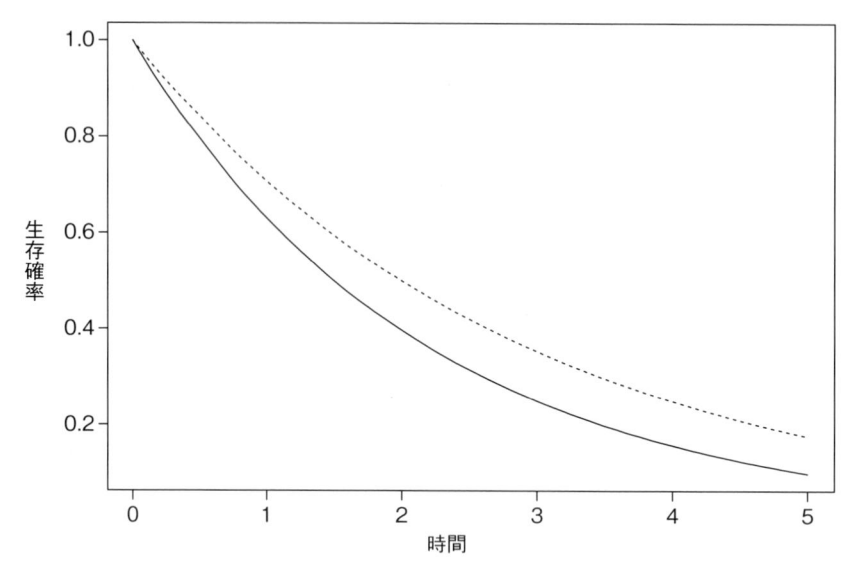

図 6.1　A が有効，B が無効，交互作用がない 4 群試験の生存時間分布
実線が B 群と対照群，点線が A 群と AB 群を表す．

治療 A はいずれの状況でも有用であるが，治療 B を加えることでよりその効果が上がる．このときの交互作用は 1.32 である．

交互作用を説明するには，以下の比例ハザードモデルを用いるのがよいだろう (2 章参照)．

$$\lambda(t, x_1, x_2) = \lambda_0(t) \exp(\alpha x_1 + \beta x_2 + \gamma x_1 x_2)$$

ここで x_i の値は 0 または 1 をとるが，それぞれ A, B の治療の有無 (0 なし，1 あり) を示している．図 6.1 は「A が有効な治療法 (上の式で α が負)，B は無効 (β が 0)，交互作用なし (γ が 0，γ は交互作用のハザード比の対数である)」という場合の 4 群の生存時間分布を示したものである．図 6.2 と図 6.3 は「A が有効，B が無効，交互作用あり」の場合の生存時間分布を示している．γ が負のときは AB が A 単独よりも優れていて，γ が正のときには AB が A 単独より劣っていることを示している．

交互作用の有無を調べる有意性検定 (上記のモデルで $\gamma = 0$ を帰無仮説として検定) では満足な結果が得られないことが多い．一般に交互作用の有無の検定は検出力が低く，これを計画した試験でどのように解析を行うべきかについて明確なものはない．交互作用の検定を計画したのであれば，交互作用が有意な場合に解析をどのように進めるのかもあらかじめ計画しておく必要がある．例えば，交互作用が有意であり，かつ A と B の組み合わせがよくないことが示されたときには，A と B は O に対して別々に検定されなければならない．両者とも O に比べてよいのであれば，A と B のどちらがよいかが問題になる．それ以外の解析が解析計画に含まれる場合，「A」vs.「A 以外」の検定についての検出力計算はもはや単純にはいかない．その手順は複雑であり，実際に計算するのは困難である．

要因実験デザインでの解析における可能なアプローチとして，以下の 3 つのバリエーションがあ

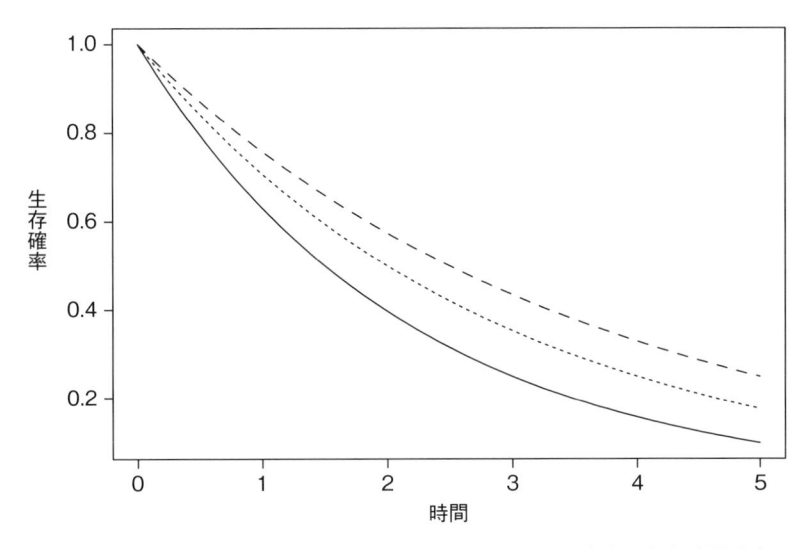

図 6.2 A が有効，B が無効，正の交互作用がある 4 群試験の生存時間分布
実線が B 群と対照群，点線が A 群，破線が AB 群を表す．

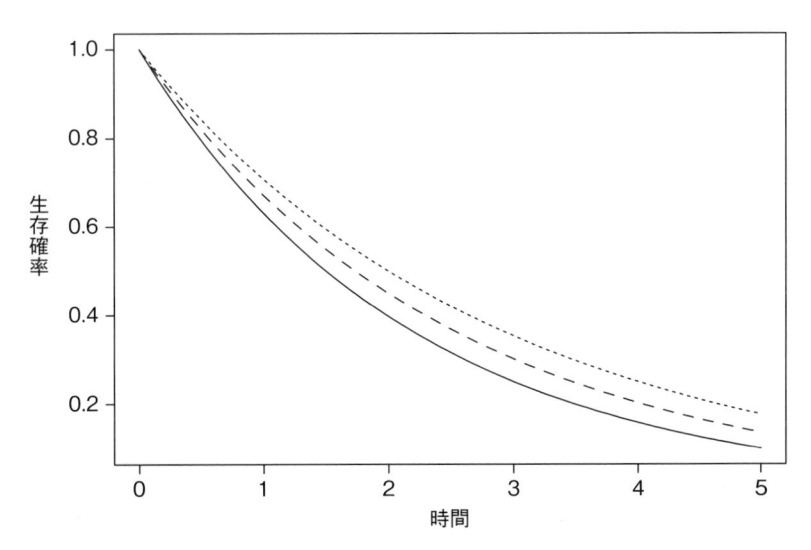

図 6.3 A が有効，B が無効，負の交互作用がある 4 群試験の生存時間分布
実線が B 群と対照群，点線が A 群，破線が AB 群を表す．

る．① 交互作用が存在しないとみなして，結果によらず主効果だけを検定（「A」vs.「A 以外」，「B」vs.「B 以外」）する（A と B の 2 つの主効果がともに有意な場合にのみ AB を選ぶと結論づける）．② 多群の包括的検定を最初に行って，それが有意な場合にのみほかの比較の検定を行う．③ 交互作用の検定から始めて，交互作用が有意であればサブセットの検討に進み，交互作用が有意でない場合は主効果の検定に進む．最もよい治療群を選択するという観点から，これらのアプローチをシミュレーションによって検討した．最もよい治療群を選択するということは，O を使う，A を使う，B を使う，AB を使う，A または B を使うが AB は使わない，のいずれか 1 つを選ぶということになる．シミュレーションでは以下のような結果が得られた．

第1に，上記のアプローチ①（主効果のみ検定する）とアプローチ③（最初に交互作用を検定する）では，全体のαエラー（AとBに効果がないときにOが選択されない確率）は非常に大きくなった（それぞれ0.11と0.13）．アプローチ②（最初に包括的検定を行う）では全体のαエラーは大きくならないが，包括的検定で十分高い検出力が保てるほど4群の違いが大きくない場合は，本当によい治療群を正しく選択する確率が低くなった．

第2に，交互作用がないときに交互作用の検定を行うと問題が生じる．交互作用がない場合にアプローチ①でなくアプローチ③を用いる（まず交互作用の検定を行う）と，真によい治療法を正しく選択する確率は低くなった．

第3に，交互作用があるときは，交互作用の検定を行ったほうがよい場合もあるし，交互作用の検定を行わないほうがよい場合もある．最良の治療法の有効性が交互作用により見かけ上低くみえる場合には，交互作用の検定を行ったほうがよい（例えばAが有効，Bが無効，γが正なら，最良の群はAとなるが，群を併合することによってAによる改善効果は小さくなってしまう）．逆に，交互作用によって最良の治療法の効果が見かけ上高くみえる場合には，交互作用の検定を行うことはかえって有害である（例えば，Aが最良でγが負のときは群を併合することによって検出力は高くなるが，最初に交互作用の検定をしてしまうと群を併合しない解析に進んでしまうため検出力が低くなる）．

第4に，そもそも交互作用の検定は検出力自体が低い（有意になりにくい）という問題がある．たとえ有意水準を0.1に緩めても，シミュレーションでは最大で47％しか交互作用を検出できなかった．

第5に，いずれのアプローチも最良の治療群を正しく選択するには不十分である．最良の治療群が対照群に対して33％の改善を示すという，臨床的にありえそうなシナリオでのシミュレーションであるにもかかわらず，どのアプローチでも最良の治療群を正しく選ぶ確率は0.5未満であった．

最後に，いずれかの治療法が有効であり，かつ交互作用がその効果を低くする方向に作用する場合には，正しい結論が得られない危険性が高い．γが正で，真によい治療群が対照群ではない場合，どのアプローチにおいても有効な治療法を正しく選択する確率は非常に低い．「交互作用がない」と仮定するアプローチ①は特にひどい（AとBがともに有効でAB併用が有効でない場合は，正しく選択する確率はゼロである．なぜならこのアプローチの結論は，Aを選択する，Bを選択する，ABを選択する，のいずれかになるため，正しい「AかBを使いABは使わない」が選択されることはないからである）．

負の交互作用とそれによる好ましくない影響は望まなくても起きるものであり，先述のSWOG試験S8300がそうした不幸な事例であった．この試験では，PBIが生存期間に関して悪い影響を及ぼすことがわかった．最も生存期間が悪かった治療群は「PBI＋化学療法」，次いで「PBI」，「追加治療なし」，そして「化学療法単独」の順であった．あらかじめ計画した「化学療法あり/なしを併合してPBIの効果を有意水準0.025で検定し，PBIあり/なしを併合して化学療法の効果を有意水準0.025で検定する」という規準に従った解析では，「PBIと化学療法ともに用いるべきではない」という結論になるはずである．しかし，この結果から「化学療法単独」と「追加治療なし」の比較が明らかに重要と思われるにもかかわらず，その比較の検定の検出力はまったく不十分であったため，化学療法のみを加えることの意義についてはなんら結論を得ることができなかった．

どんなエンドポイントであっても，治療群のサブセット間の比較に対する検出力の確保が重要と考えられる場合には，より大きなサンプルサイズが必要である．実際，交互作用の可能性も考慮してそれに完全に対応しようとすれば2倍以上のサンプルサイズが必要であり，例えば，単独の主効果（「A」vs.「A以外」）と同じ大きさの交互作用を検出するには，主効果を検定する場合の4倍の患者数を必要とする（Peterson and George, 1993）．これでは要因実験デザインの主たる利点が台無しとなってしまうのは明らかである．要因実験デザインの理論的な考察はSludの論文（1994）で詳しく述べられている．

6.5.5　1つの試験で複数のモデルを仮定すること　Other Model Assumptions

どのようなモデルを仮定したとしても，その仮定自体が正しくなければ問題は生じうる．これまで交互作用の検定について述べてきたが，一般に主たる仮説以外の別の仮説を検定することについても，有益なこともある反面有害である場合もあり，どちらになるのかを事前に確かめる方法はないのである．複数の仮定を検定する場合は，ある仮定が正しくないとわかった場合に，引き続いて別の仮定を検定する手順をあらかじめ定めておかなければならない．そうしないと，手順によって試験の性質が変わってしまい，サンプルサイズについての考え方も複雑になってしまうからである．

本章で2番目の例として紹介したSWOG試験（S8738）は，別の仮説に対する予想外の結果により，予定された解析の一部が無意味となってしまった事例である．この試験では，集積予定のおよそ半分が登録された時点で，高用量CDDP群の生存期間は標準用量CDDP群に対して，仮定した25%の上乗せ効果を有さないということが確定的になった（実際は高用量CDDP群のほうが悪かった）ため，登録中止となった．もう1つの「mitomycin-Cを高用量CDDPに加えることによって上乗せ効果がある」という仮説がこの時点で否定されたわけではなかったが，標準用量と高用量の比較の意義がなくなった時点で，この仮説の検討も意味を失った．

6.5.6　逐次的ランダム化　Sequential Randomization

（患者を寛解に持ち込むための）導入療法のランダム化と（導入療法で寛解が得られた後の生存期間を改善させるための）維持療法のランダム化の両方を行う臨床試験は，要因実験デザインの1つといえる．導入療法の「A vs. B」の比較と，引き続いて行われる維持療法の「C vs. D」の比較のどちらにも関心がある場合には，どのタイミングで「C vs. D」にランダム化するかを決めなければならない．「A vs. B」のランダム化の後，間隔をあけて「C vs. D」のランダム化を行うデザインの試験と，「A vs. B」のランダム化と同じタイミングで「C vs. D」をランダム化するデザインの試験では，検証する仮説が異なる．「C vs. D」に関して，「導入療法により寛解が得られた患者が，引き続いて維持療法を行う規準を満たし，維持療法を続けることに同意した場合，次にCとDのどちらを行うべきか？」が前者のデザインにおける仮説であり，「A→C，A→D，B→C，B→Dのうち，どれが最もよい組み合わせか？」が後者のデザインの仮説となる．

ほとんどの患者が維持療法に移行するのでなければ，どちらのアプローチでも結果の解釈が困難になる可能性がある．時間をおいて2回目のランダム化を行う前者のデザインでは，2つのランダム化の間隔が長くなりすぎると最初のランダム化に対する長期の効果を比較することが難しくなってしまう．また，2回目のランダム化に進むことのできるA群とB群の患者がどれくらい異なっ

ているかに影響を受ける選択バイアスによって引き起こされる潜在的な治療の交互作用が問題となる(この交互作用は時間的に遅れて生じるが、やはり要因実験デザインであるがゆえに生じうる).さらに同様の理由から，AがBより優れていて，CがDより優れていても，必ずしもA→Cの組み合わせが最適であるとは限らない．例えば，AとBのいずれの後にDを行っても非常に有効であり，Aを受けた患者のほうがBを受けた患者よりも2回目のランダム化に同意しやすい場合，本当はAとBには延命効果に差がなくても，長期の「A vs. B」の比較ではAが見かけ上よくみえるというバイアスが生じる．また逆に，AがBよりよい治療法である(A単独治療を受けた患者はB単独治療を受けた患者よりも長期間生存し，Aのほうがより多くの患者で2回目のランダム化が行われる)場合，Bで寛解導入を得た患者にとってはDの維持療法のほうがよくても，交互作用と2回目のランダム化時点でAの患者が多いというバランスに左右され，組み合わせとして本当はB→Dが最良であるにもかかわらずA→Cがまさっているという結果になりうる.

一方，2つのランダム化がともに最初に行われる後者のデザインでは，今度はコンプライアンス不良が大きな問題となる．すなわち，患者が割り付けられたとおりにCまたはDの治療を受けなかった場合でも，解析は割り付けられた治療群で行わなければならない[訳注3]．例えば，多くの患者が治療を拒否した場合，C群では低リスクの患者で，D群では高リスクの患者で治療を拒否した患者が多かったとすれば，観察されるC群とD群の差は，治療法の差だけではなく，割り付けられた治療法にそのまま従うことを選んだ患者のタイプの違いに依存してしまう．割り付けられた群で検定を行うことは統計的には妥当であるが，結果の解釈は非常に難しくなり，一方，割り付けられたとおりの治療を実際に受けた患者だけで比較を行うこと[訳注4]は統計的に妥当ではない．治療開始時(ベースライン)の患者背景は最初のランダム化の時点でのみバランスがとれているため，治療の結果(コンプライアンスも1つの結果である)に基づいて後から患者が除かれてしまうとランダム化の利点はすべて失われてしまう．もし，実際にDの治療を受けた患者に低リスクの患者が多く，Cの治療を受けた患者に高リスクの患者が多ければ，治療の有効性とは無関係にDがよいとみえてしまうだろう(Peter and Crowley, 2006 参照).

SWOGの白血病グループはS8600試験でこの問題に直面した．この試験は導入療法と維持療法を別々の時点でランダム化し，導入療法については短期のエンドポイント(完全寛解CR)で，維持療法については長期のエンドポイント(生存)で評価を行った．寛解導入療法では高用量化学療法と低用量化学療法をCRによって比較し，その後，標準用量化学療法を受けた患者のうちCRが得られた患者を高用量と低用量の維持療法にランダム化して生存が改善するかを検定するというデザイン上の工夫により，この試験は目的を達成することができた．導入療法に関する長期の比較と，導入療法と維持療法でどの組み合わせがよいかという点にも関心があったが，デザイン上の観点からは適当ではないとして目的には挙げなかった.

SWOGの骨髄腫の試験S8229(Salmon et al., 1990)は，1回のランダム化を行うデザインでは達成困難な目的を有していた．導入療法と維持療法のいずれについても長期のエンドポイントの比較が目的とされた．2つのランダム化が導入療法の前に行われ，約600例が導入療法前の2つのラン

訳注3) intention-to-treat 解析.
訳注4) per protocol 解析または protocol compatible 解析.

ダム化を受けたが，うち180例だけが75％以上の寛解に達し[訳注5]，あらかじめ割り付けられた維持療法が行われた．この180例中100例がVMCPに，80例が半身照射(hemi-body RT)＋VPに割り付けられていた．デザインに従えば，最初に割り付けられた群に従って「VMCP vs. RT」は全600例で比較されるべきであるが，実際には420例が維持療法を受けていなかったためこの比較は解釈不能とされた．最終的に，VMCPの100例とRTの80例が比べられたものの，可能性のある選択バイアスを考慮すると，この解析結果も適切に解釈されたものとはいいがたい．

6.5.7 多群(3群以上)の試験のまとめ Concluding Remarks on Multi-Arm Trials

この項の要点は以下のようにまとめられる．

1) 多群(3群以上)の試験では多くの仮説が発生し，多くの検定が実施される．複数回の検定は過誤の可能性も複数倍になることを意味し，多くの過誤が起こりうる場合には過誤の確率を減らすために多くの患者が必要になる．

2) 検出力の計算はモデルとして設定する仮定に依存する．群の数が増えれば仮定も増える．もし仮定が間違っていれば検出力の計算も間違えることになり，関心のある疑問のいずれに対しても答えが得られない検出力不足の試験になるかもしれないが，残念ながら仮定は正しくないことが多い．こうして試験の群が増えるほど，結論が何も得られない試験になる可能性が高くなる．

3) 交互作用はよく起きるものである．事実，治療法Bが併用される場合と併用されない場合とで，治療法Aが同じように効くわけではないという状況はありふれたものである．交互作用が存在する場合には，要因実験デザインによって最良の治療法を同定することは相当に難しい．世の中には，「2×2の要因実験は1つ分の値段で2つが手に入る，無から有を産み出す便法である」と称して要因実験を支持する統計家が率いる哲学学校があるようだが，我々は，それは"がまの油(snake oil)"を売りつけることに等しいと考えている．要因実験デザインは最初は農業の領域で開発されたが，多因子かつ多水準の実験を限られた実験単位(しばしば1群当たり2件以下)で決して打ち切りが生じない短期間で評価が行える工業の分野で，特によく用いられてきた手法である．確かにこうした工業や農業の分野では，要因実験デザインや一部実施要因実験(fractional factorial)デザインのような高度に構造化された実験デザインのみが有用である状況がありうるが，医学研究の分野では状況が全く異なるのである．

4) 試験終了時に単純明快(straightforward)な結論を得るチャンスを大きくするには，単純明快(straightforward)なデザインを用いることである．2群の試験では多くの仮説を設定することはできないが，（サンプルサイズが十分にありさえすれば）答えは必ず得られる．一方，同じサンプルサイズでも多群試験では多くの仮説を設定することができるが，明快な答えが何も得られないことも容易に起こりうる．登録スピードが期待したより遅い場合，多群の試験では何も答えが出ないかもしれないが，2群の試験なら1つの仮説に対する答えだけは得られるだろう．

5) もし，どうしても多群の試験を考えなければならない事情がある場合は，多重比較，交互作用，その他の誤った仮定，コンプライアンス不良によって生じる問題を念頭に置く必要がある．そ

訳注5) 骨髄腫では血清M蛋白の減少割合で効果判定を行う．

のデザインでその試験の目的が達成されうることをあらかじめ確かめておかなければならないし，もし仮定が正しくなかったときにはどうしたらその試験を救えるかも考えておく必要がある．1つの方法として，最も単純化した仮定に対して必要なサンプルサイズよりも，サンプルサイズを多くしておくことで過誤に対する余裕をもたせるという方法がある．それによって，無駄な努力か素晴らしい結果かの明暗が分かれるかもしれない．

6.6　中間解析　Interim Analyses

今，あなたが標準照射法と多分割加速照射法による放射線療法を比較する肺がんの臨床試験を行っているという状況を想定してみよう．試験の中間時点でのデータをみてみると興味深い差がありそうにみえる．そこであなたは責任者としてこの試験の検定を行うことにした．その結果，生存期間のログランク検定でのp値は0.05であった．この時点で試験を中止して，多分割加速照射法が標準照射法より優れていると結論していいだろうか？

答えは「No」である．2章で説明したように，最終解析時のみに2つの治療群の有意差検定を有意水準0.05で行うとすると，本当は差がない場合に「有意差がある」と結論する確率は5%である．この試験の中間解析が最終解析と同じように計画されて行われれば，中間解析の時点で有意差があると結論する確率も5%となる．そして，中間解析と最終解析のいずれかの時点で差があると結論する確率は5%より大きくなる．もし最初の解析が計画によらずに，試験結果がよさそうだからという理由で行うと，「有意差がある」と結論する全体の確率は5%をはるかに超える．

中間解析が行われるのは，ある治療がもう片方の治療より明らかに優れている場合には，その時点で試験を中止しなければ倫理的に問題であるためである．しかし，頻回に中間解析を行うと試験の信頼性を大きく低下させてしまう可能性がある．きちんと計画された中間解析のみが適切なモニタリングを可能とし，試験デザインの一貫性を保つことができるのである．

中間解析の影響を説明するために，中間解析を2年目に，最終解析を4年目に行う2群比較試験を想定した100回のコンピュータシミュレーションを行った．100のすべての仮想試験における治療群の結果は同一の分布から作成された．有意水準5%で検定すると，シミュレーションのうちの5つの試験が最終解析で有意差ありと判定され，5つの試験が中間解析で有意差ありと判定された(Fleming et al., 1984)．これは有意水準5%という定義に従って当然予想されることである(ここには意図的な操作はない．みられるであろう差が期待されたとおり正確に結果として現れただけである)．このシミュレーションで興味深かったのは，2年目の中間解析と4年目の最終解析の両方で有意差ありと判定された試験がなかったことである．つまり，本当は差がないにもかかわらず，100回の試験のうち10回の試験で有意差ありと判定されたのである．これは全体での第Ⅰ種の過誤(type Ⅰ error)が5%ではなく10%であることを意味している．中間解析で有意差があるとされた5つの試験でのp値は，3つの試験で0.02，2つの試験で0.01であった．これら5つの試験の最終解析でのp値は，それぞれ0.83，0.53，0.13，0.21，0.17であり，いずれも中間解析のときよりも大きくなっていた．このシミュレーションは，本当は差がない場合には，中間解析で優れている結

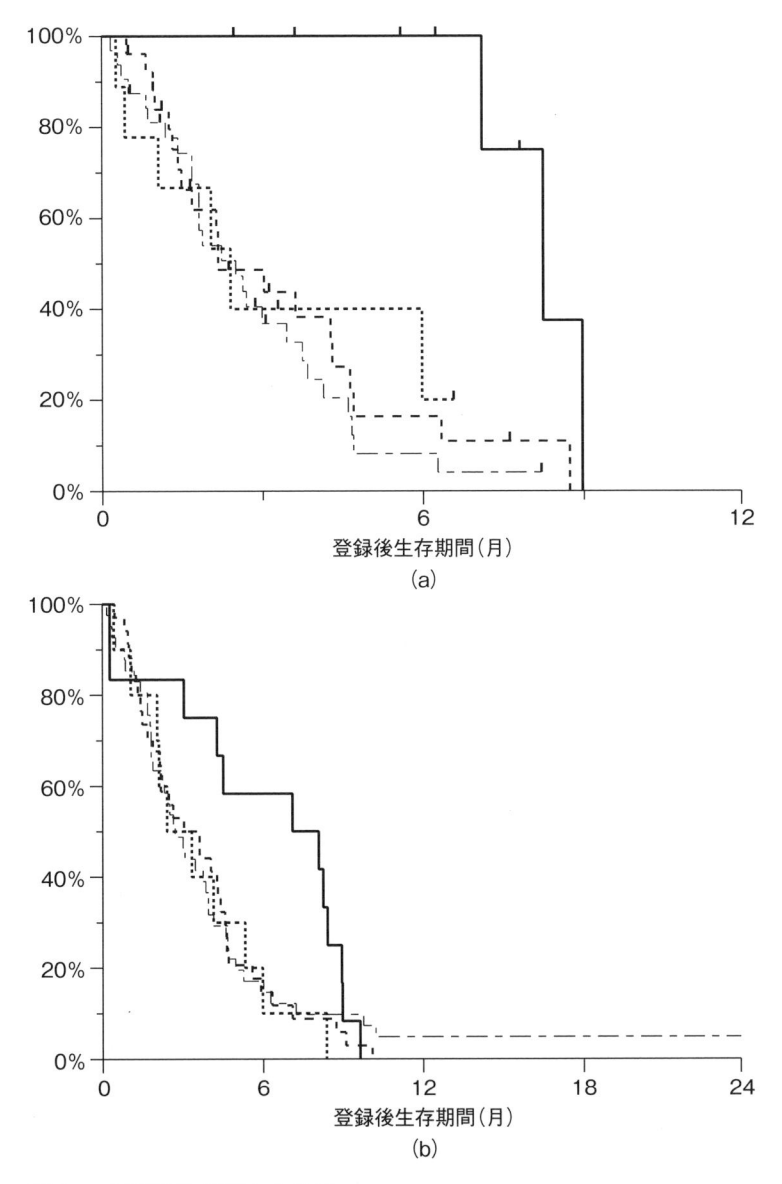

図 6.4 不適切な早期中止の例
 (a)中間解析，(b)最終解析．実線は予後良好なサブセットでの A 群．

果であると判定された多くの試験が，さらに追跡すると優れているとはいえない結果になることがありうることと，第Ⅰ種の過誤率は検定を複数回行うことで高くなることを示している．仮に2回の検定を行ったとすると，誤った判断をする確率は5%ではなくておよそ10%となる．もしそれ以上検定を行うとすると，誤った判断をする確率はさらに高くなり，頻回に検定を行う場合には25%にもなりうる．

　図 6.4 に，不適切に早期の登録中止がなされた SWOG 試験の実例を示した．図 6.4a は，明らかに劣っている治療群を落としたときの中間解析時点での生存曲線である．予後良好のサブセットでは，治療群 A の曲線が明らかに上回っている．しかしこれはごく少数の患者とごく短期間の追跡

表6.10 1〜3回の中間解析を行う場合に試験全体の有意水準を0.05とするデザインでの各有意水準

1回目の中間解析	2回目の中間解析	3回目の中間解析	最終解析
0.01			0.045
0.005	0.005		0.045
0.01	0.015		0.04
0.005	0.005	0.005	0.045
0.005	0.01	0.01	0.04

の結果に基づくものであり,引き続き行われた追跡により予後良好のサブセットの患者に死亡例がみられ,さらなる追跡によって,この群には長期生存例はいなくなった.図6.4bが最終的な結果である.治療群間の差はもう関心を引くものではなくなっている.この例は,試験早期のデータが当てにならないことを示している.

　試験途中で解析を行う際のこうした問題を解決する統計的な方法は,試験の早期中止を認めることを前提として,誤って差があるとしてしまう確率を試験全体で5%に抑えるデザインを用いることである.これを実現する方法の1つは,データを検定する回数を制限し,かつ中間解析を行う場合は非常に保守的(conservative)に行うことである.つまり,p値が0.05となったときに試験を止めるのではなく,あらかじめ決めた時点でのp値が0.05よりかなり小さい場合にのみ試験を止めるのである(Haybittle, 1971).試験早期中止におけるSWOGの標準的な方法は,1〜3回までの中間解析を試験途中に行い,それぞれの時点で有意と判断される確率をほぼ等しく,かつ低く抑えて行うものである(Crowley et al., 1994).デザインの例を**表6.10**に示す.例えば,表の一番上の行は,中間解析を1回計画した試験デザインの場合である.このデザインでは,試験早期中止となるのは中間解析において有意水準0.01で差があった場合である.試験が予定どおり完了した場合には,1回の中間解析が既に行われていることを調整して,最終解析は有意水準0.045で行われる.**表6.10**のほかの場合でも同様であるが,この試験デザインにおける試験全体の有意水準はおよそ0.05である.

　付け加えると,我々が試験を早期に中止することは,高度に有意に優れている結果が得られた場合だけではなく,高度に有意に劣っている結果が得られた場合にもありうる(対立仮説を帰無仮説として検定を行う場合).つまり,試験治療が有用ではないと早期に確信できるなら試験は中止すべきであり,試験治療の毒性が強い場合には特にそうである.我々は,試験治療を行うべきでないと結論するためには,試験治療の毒性がより強く,実際に標準治療よりも致死的(lethal)であることを証明する必要はなく,期待する利益が得られそうにないことを示すだけで十分であると考えている.その場合,片側(非対称)検定の利点を活用すればよい.すなわち,両側検定によるアプローチでは新しい治療が有意に「悪い」ときのみ試験が早期中止されるが,片側検定によるアプローチでは新しい治療が「優れていない」場合に,両側検定の場合より早期に試験の中止が可能である.

　一般的に,中間解析は,適切な数のイベントが生じると期待される期間が過ぎた後に行われるよう計画されるべきである(もし解析と解析の間の期間にイベントが何も起こらなかった場合には,再度解析を行う意味はない).解析と解析の間のイベント数はちょうど同じ数であるべきといわれ

表 6.11 対立仮説に基づく条件付き検出力(同等であるという帰無仮説を棄却する確率)
対立仮説 ①：A 群の奏効確率が 0.15 上回っている．対立仮説 ②：B 群の奏効確率が 0.15 上回っている．

群当たりの登録数	A 群，B 群の奏効確率(%)	条件付き検出力 (A 群が0.15上回る)	条件付き検出力 (B 群が0.15上回る)	95%信頼区間
100 of 160	0.25, 0.25	0.08	0.08	(−0.12, 0.12)
100 of 160	0.25, 0.22	0.21	0.02	(−0.09, 0.15)
100 of 160	0.25, 0.20	0.34	0.01	(−0.07, 0.17)
100 of 160	0.25, 0.15	0.73	0.00	(−0.01, 0.21)

注：試験で計画された 160 例中のうち 100 例が登録されたと仮定．

ることがあるが，その必要はない．なぜなら，もしあらかじめ設定された中間解析の有意水準と，実際に得られた情報に基づいて使われた有意水準とが全く同じではない場合においても，試験全体の有意水準を 0.05 に保つために，最終解析時の有意水準を再計算することが可能であるからである．しかも，たいていの場合には再計算は必要ではなく，予定した時期から実際の解析の時期がズレたとしても試験全体での有意水準を 0.05 とするための最終解析の有意水準が影響を受けることはほとんどない(Crowley et al., 1994)．

　中間解析を行うほかのデザインには，「消費関数(spending function)」アプローチ(Lan and DeMets, 1989)と，「条件付き検出力(conditional power)」または「確率打ち切り法(stochastic curtailment)」(Anderson, 1987；Lan et al., 1982；Spiegelhalter et al., 1986)と呼ばれるアプローチがある．前者の消費関数アプローチは，前もって解析を行う回数を決めずに，中間解析における有意水準を決める方法である．この方法では，全体の曲線下面積が 0.05 となる関数をあらかじめ決めておき，その関数上の 2 点間の曲線下面積から有意水準を求める．横軸は時間経過によって増加する情報量(実時間そのものではなくイベント数を時間とみなす)であり，2 点とは①1 つ前に中間解析を実施した時点における情報量(イベント数)と，②その中間解析を実施する時点における情報量(イベント数)を意味している．このアプローチの問題点は，試験終了時点での全体の情報(イベント数)がどれくらいになるかをあらかじめ見積もる必要があることと，中間解析において非常に多くの近似の仮定が必要となることである．我々はこの方法は，有意水準をコントロールするという単純な問題に対する解決法としては，精密すぎかつ複雑すぎると考えている．

　後者の確率打ち切りアプローチは，(中間解析時点の結果に基づいて)最終的に有意な差となる確率が小さくなった場合に早期に試験を中止できるようにするものであり，最終的に有意な結果が得られないことが明確となった時点で，早々に試験を中止して次の試験計画に向かおうというものである．しかしながら，我々は「十分確信的なネガティブな結果」は，「十分確信的なポジティブな結果」と同じくらい重要であると信じているため，このアプローチを推奨しない．残念なことに，p 値が大きい，すなわち「有意になりそうもない」ことは，「同等である」と同じではない．

　「有意になりそうにない」という概念は，統計学的には「条件付き検出力が低い(conditional power is poor)」と言い換えることができる(その時点までに得られた結果に基づいて計算される検出力が，見込んだ差を検出するには足りない)．先に示した表 6.4〜6.6 の我々の試験の例において，各々の群で 100 例ずつ登録された後に試験が中止されたと仮定してみよう．**表 6.11** に，サンプルサイズ

を各群160例として計画した場合の，さまざまな結果に対する条件付き検出力と観察された差の95％信頼区間を示した．観察された差が0.05以下の場合には条件付き検出力がかなり低いにもかかわらず，観察された奏効割合がほぼ同じ場合のみ，95％信頼区間が対立仮説で考えた奏効割合の差である0.15を含まなくなる．観察された奏効割合の差が0.03を超える場合には，その治療に関する確定的な結論を下すことは不可能であり，結果は「A群の治療が優れている」と「どちらの群の治療も許容できる」のどちらとも矛盾しない．特にB群の毒性が軽い場合には，この時点での試験の結果はどちらにも解釈されうる．

いくつかのモニタリングストラテジーでは，必要なサンプルサイズを中間解析の時点で再評価することが含まれる(Gallo et al., 2006)[訳注6]．サンプルサイズの再評価は，バラツキの大きさや対照群のイベント率(event rate：イベントが生じているスピード)，治療効果の大きさなどのさまざまな因子についての，その時点での推定値に基づいて行われる．前述の標準的な群逐次モニタリング計画(group sequential monitoring plan)[訳注7]において，重要なポイントは第Ⅰ種の過誤確率のコントロールである．イベント率が不確定ならば，再評価と調整を計画することは合理的であり，第Ⅰ種の過誤確率のコントロールは必ずしも問題とはならない(Kieser and Friede, 2003)．しかし，その時点で観察された結果に基づいて再設定(re-estimation)を行うことはエラー率の問題に加えて，中間時点での差の推定値は信頼性がないことや，再調整されたサンプルサイズから推論できてしまう情報が多すぎること[訳注8]などの多くの理由で問題がある．表面的には魅力的だが，これらの方法は効果的ではなく，標準的な群逐次法のほうが一般的には望ましい(Tsiatis and Mehta, 2003)．

6.6.1　中間解析の事例　Examples of Interim Analyses

この項の残りの部分では，モニタリング委員会が効果的に機能した例をいくつか挙げる．例として挙げる試験は，SWOGの初期のモニタリングポリシーの下で実施されたものである．これらの例は試験が早期中止される場合の状況やモニタリング委員会が考慮すべき因子について説明するのに有用であろう．最初の3つの試験は規定された中止規準に従って中止となったものであり，次の2つの試験は予期されなかった理由のために中止せざるを得なかったものである．

6.6.1.1　ポジティブな結果による早期中止　Stopping Early for Positive Results

SWOGのS8795(Lamm et al., 1995)は，表在性膀胱がんに対する膀胱内注入療法としてBacillus Calmette-Guerin(BCG)とmitomycin-Cを比較したランダム化試験であった．それまで行われていたBCGと他の膀胱内注入薬剤(thiotepaやdoxorubicin)の比較では，BCGの優位性が示されていた．過去に行われたランダム化試験では，mitomycin-Cによる治療はthiotepaやdoxorubicinを超える改善効果は示されていなかった．また別の(小規模な)試験ではBCGによる治療はmitomycin-Cを超える改善効果は示されていなかった．しかし，mitomycin-Cは早期膀胱がんに対する抗がん剤の中では最も高い完全奏効(CR)率を示していたため，SWOG泌尿器腫瘍グループのメンバーの

訳注6) このパラグラフは，近年議論されることの多いadaptive designについて(批判的に)述べている．
訳注7) サンプルサイズの途中見直しを前提としない通常の中間解析のやり方
訳注8) 再設定されたサンプルサイズから，その時点で試験治療群がどれくらい上回っているかが推定できてしまうことをさしている

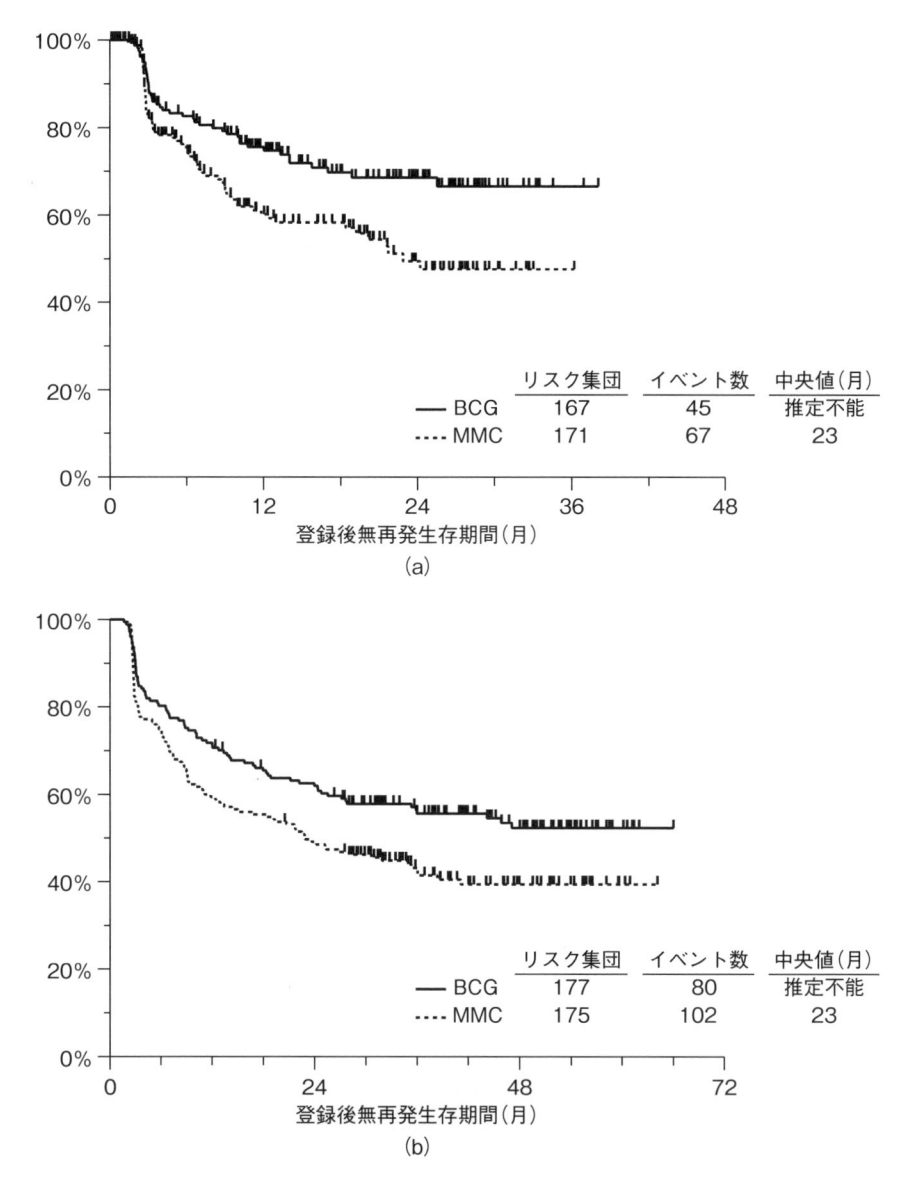

図 6.5 SWOG の表在性膀胱がんの試験 8795 の無再発生存曲線
(a) 最初の中間解析時点, (b) 公表時.

大部分は BCG による免疫療法と mitomycin-C による治療の比較試験は正当だと考えた. この試験のプライマリーエンドポイントは, 上皮内がんを除く, 切除後の T_a または T_1 の移行上皮がん患者における無再発生存期間であった. この試験では, いずれかの群での 35% の改善(ハザード比が 1.35 または 1/1.35 = 0.74)を見出す検出力が 0.9 として計算され, サンプルサイズは 663 人とされた. 中止規準として, 期待イベント数の 1/4, 1/2, 3/4 が観察された時点で, それぞれ有意水準を 0.005, 0.01, 0.01 で両側検定でのログランク検定による中間解析を行い, 最終解析は有意水準 0.045 で行うとされた.

初回の中間解析で, ログランク検定による p 値が 0.001 (図 6.5a) で BCG が上回った. 発生頻度,

重症度ともにBCGの毒性はmitomycin-Cと比較して強かったが(毒性なしが各々28％と39％, grade 2～3が各々31％と16％), grade 4の毒性は観察されなかった. この試験では試験中止のコンセンサスが得られず, 最終的な決定をSWOG代表者が行わなければならなかった. 試験中止に反対する意見は以下のようなものであった. ① 元の病変よりも進行度が高くない表在性病変の再発は生命への危険を高めるわけではないため, より毒性の強いBCGが長期のベネフィットにおいてもまさることが証明されたわけではない(理にかなった意見である). ② この試験が終了すれば, この患者群を対象とする試験がなくなってしまう(あまり妥当な意見ではない. 我々は, 患者が臨床試験によってより優れた治療を受けることを期待しており, これは臨床試験グループの関心事と患者の関心事が全く同じわけではないという例であろう). 試験を中止したほうがよいという意見は以下のようなものであった. ① あらかじめ規定したプライマリーエンドポイントにおいて著しい差が観察され, それが試験早期中止規準に合致していた, ② この試験の結果は, 表在性膀胱がんに対するBCGの有効性に関するほかの試験によるエビデンスを検証したものである, ③ 毒性の程度は許容できないものではなかった, であった. この試験はBCGが優れていると結論され中止された. 結果の論文公表の時点では, 予想されたとおり差は小さくなったが(図6.5b), 依然としてp値は0.02と統計学的に有意な差であった.

6.6.1.2　ネガティブな結果による早期中止　Stopping Early for Negative Results

　試験S8738(Gandara et al., 1993)は進行非小細胞肺がんの患者を対象とした試験で, 標準用量のcisplatinによる治療を対照群とし, 高用量のcisplatin単独投与, 高用量cisplatin+mitomycin-Cの併用投与の2つの試験治療を比較する3群比較が行われた. この試験のデザインは, ハザード比1.25を検出力0.825で検出できるように計画され, 各治療群のサンプルサイズは200であった. 中間解析は, 期待イベント数の1/3および2/3が得られた時点に有意水準0.005の片側検定で行い, 最終解析は有意水準0.045で行うというものであった. 1回目の中間解析は予定のおよそ半数の登録が得られた時点で行われ, 高用量cisplatinと標準用量cisplatinの比較に関する対立仮説がp値0.003で棄却された(図6.6a)^{訳注9)}. 高用量cisplatinと高用量cisplatin+mitomycin-C併用投与群に関する帰無仮説と対立仮説はいずれも棄却されなかったが, mitomycin-Cの併用の有無によらず, 高用量cisplatinの理論的根拠に疑問が生じたことになる. さらに, 2つの高用量cisplatin投与群は, 標準治療群と比較して明らかに毒性が強かった. モニタリング委員会はこの時点で試験全体の中止を勧告した. 論文公表の時点でも結果は変わらずネガティブであった(図6.6b).

6.6.1.3　ポジティブな結果による同等性試験の早期中止
Stopping an Equivalence Trial Early for Positive Results

　SWOGの試験S8412(Alberts et al., 1992)はstage Ⅲとstage Ⅳの卵巣がん患者を対象として,「経静脈投与cisplatin+cyclophosphamide」と「経静脈投与carboplatin+cyclophosphamide」の"同等性"を検証する試験としてデザインされた. それまでに行われた試験により, carboplatinはアナロ

訳注9) SWOGでは中間解析で帰無仮説についての検定だけでなく, 中止を判断するために同じ有意水準で対立仮説に関する検定も定型的に行っている.

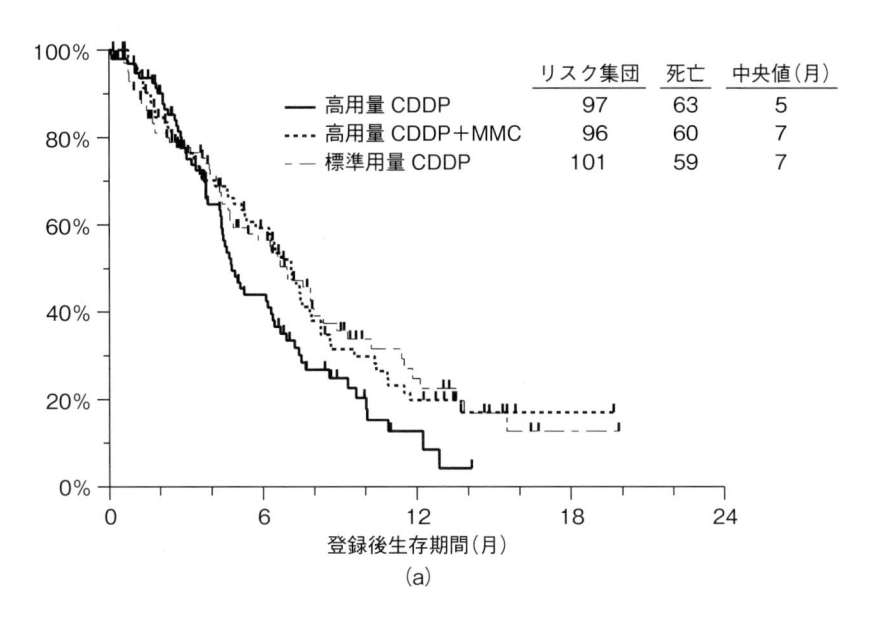

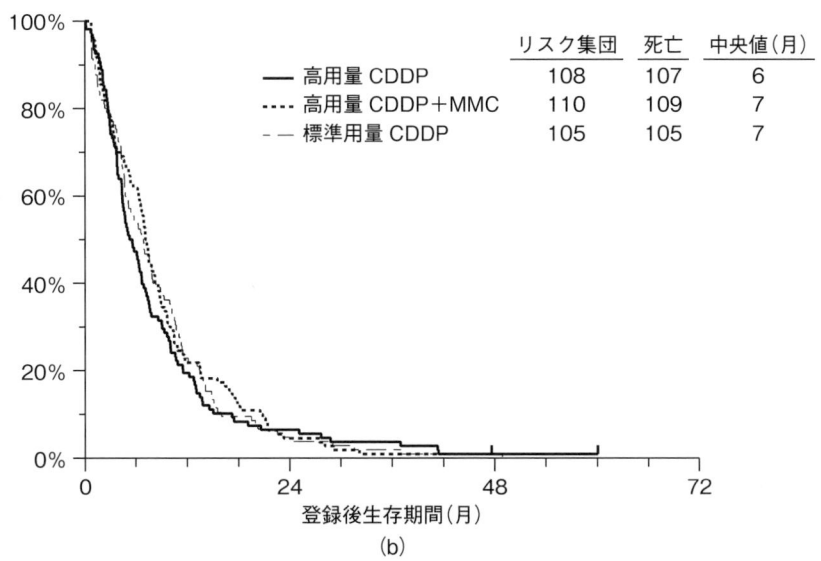

図 6.6 SWOG の肺がんの試験 8738 の生存曲線
(a) 登録中止時，(b) 公表時．

である cisplatin より顕著に毒性が軽いことが示唆されていたことから，この試験の目標は cisplatin の抗腫瘍効果が carboplatin より顕著には上回らないことを示すことであった．帰無仮説は「cisplatin 群の生存期間が 30％上回る」とされ，試験は，もし両群が真に同等であればこの帰無仮説を棄却するのに十分な検出力をもつようにデザインされた．

　モニタリング委員会がこの試験に対して最初に行った大きな決定は，プライマリーエンドポイントを病理学的完全奏効 (CR) から生存期間に変更することであった．病理学的 CR で問題となったのは，完全な情報が得られていないということであった．臨床的 CR がみられたためにセカンドルック手術 (second-look surgery) が行われておらず，病理学的 CR が判定できていなかった患者が予想

より多すぎたのである．逆に，臨床的に残存腫瘍を認めた2名の患者で（プロトコールでは要求されていなかったが）セカンドルック手術が行われ，残存腫瘍がないことが確認された．これらの2つの事実から，病理学的CRに基づく解析はバイアスがかかることが示唆された．また，たとえ病理学的CRが完全に評価されていたとしても，その差が，必ずしも患者の長期予後が良いか悪いかを反映するわけではないとも議論された．プライマリーエンドポイントは生存期間に変更され，それに伴い早期中止規準も変更された．

期待死亡数のおよそ1/4の死亡が観察された時点に計画された最初の公式の中間解析時には，「生存期間におけるcisplatin群での30％改善」の仮説は，あらかじめ決められていた早期中止のための有意水準で棄却された．事実，この時点でcarboplatin群の生存期間は上回っているようにみえた．しかし，試験中止の決定プロセスはあまり明快なものではなかった．carboplatin群で血小板減少が多かったこと，腫瘍縮小効果と治療中止までの期間（time to failure）では確定的な結果でなかったこと，長期生存の情報がないことなどの結果よりも，cisplatin群の生存期間に明らかな優越性がないことと，cisplatinの重い毒性の多くについてcarboplatinが明らかな優位性を示したことを重視するべきとされた．モニタリング委員会では，試験に参加した患者を治療する担当医は自分の患者がcarboplatin群に割り付けられたときに患者の悪心・嘔吐が少ないという先入観をもつことから，carboplatin群での担当医評価による毒性は過小評価されているのではないかという議論もなされたし，またNCI代表からは，試験が早期中止された場合，その後の追跡により結論の出ない試験になる可能性があるという思慮に富む指摘もあった．委員の何人かからは，試験の結果は公表するがランダム化は継続するという，あまり役に立たない提案もなされた（これは「登録中の試験の結果は公表しない」というデータモニタリング委員会の方針に反する．また，確信が得られたとして試験の結論を公表することと，劣っていることが示された薬剤による治療をやめないことは矛盾する態度である）．1回の公式な会合と2回の書面でのやりとりの後に，試験の結果は，登録をやめて結果を公表するのに十分確信的なものであるという結論が下された．

図6.7aは登録中止を決定した時点で生存曲線がどのようにみえていたかを示している．図6.7bは論文公表の時点の結果であり，cisplatin群の生存が30％上回るという仮説を依然支持しない．図6.6aとbで示したネガティブな結果による試験中止の場合との類似性に注目してほしい．いずれの場合も，優れていると仮定していた治療群が予想に反して悪くみえたときに試験が中止された．どんな試験でも，試験の経過中はアウトカムがランダムに良くなったり悪くなったりするものであるため，試験の途中では結果が誇張されることが起こりうる．やはり，これらの試験でも最終解析の時点では差は小さくなっていた．しかし，試験中止に関して保守的なアプローチをとったため，それぞれの試験の結果は疑問の余地なくネガティブであったといえる．

6.6.1.4 毒性とコンプライアンス不良による試験中止
Stopping Based on Toxicity and Lack of Compliance

限局型小細胞肺がんの試験であるS8812（Bunn et al., 1995；Kelly et al., 1995）は，もともとは，寛解導入療法に奏効した患者において，interferonを全脳照射に併用することにより生存期間が延長するかどうかをみるデザインであった．公式の中間解析は，奏効例がおよそ400例登録された時点と600例登録された時点で行われることになっていた．第2の目的として，顆粒球の産生を刺激

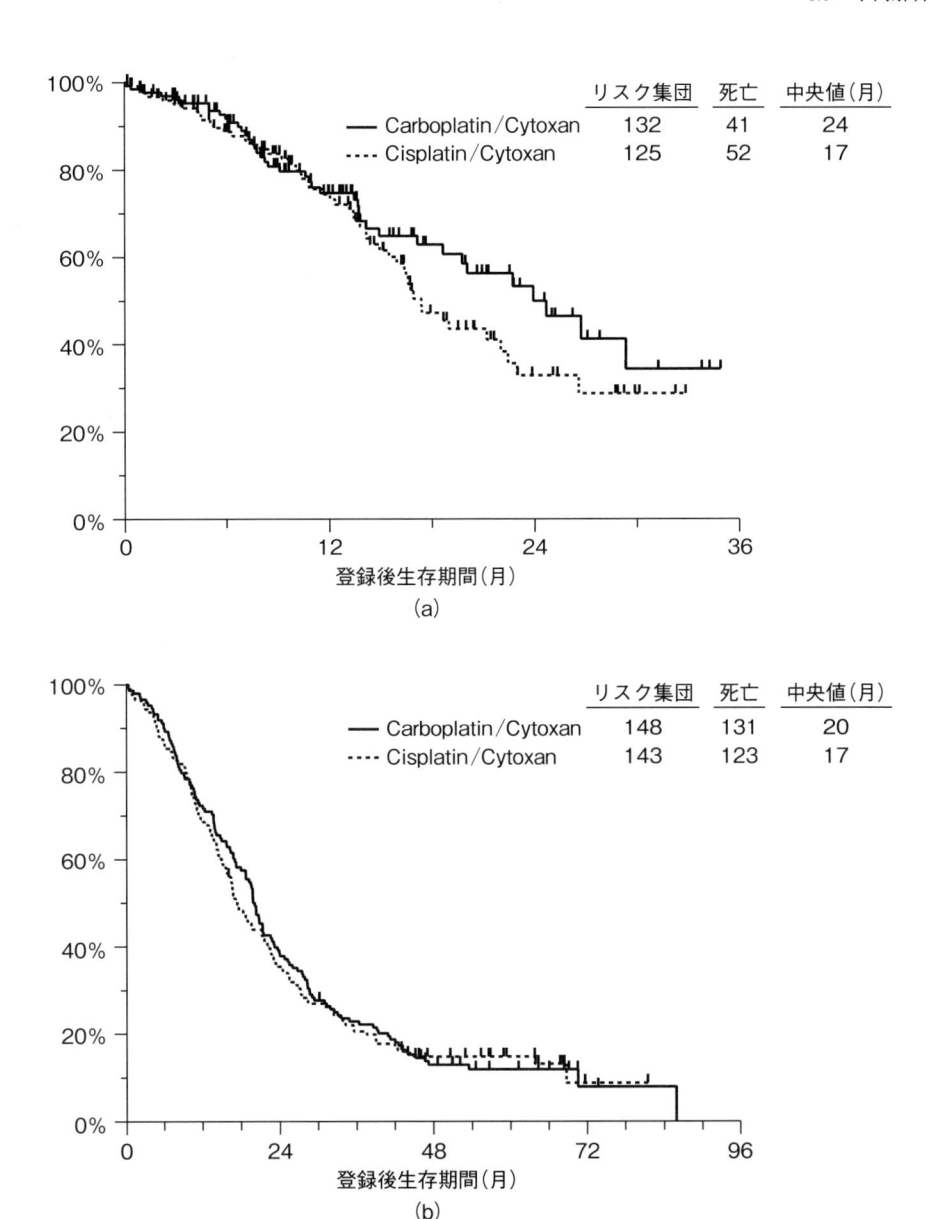

図 6.7 SWOG の卵巣がんの試験 8412
(a)登録中止時, (b)公表時.

する GM-CSF を投与することで寛解導入療法(放射線療法に etoposide と cisplatin を同時併用)での重症感染症の発生が減少するかどうかをみることがプロトコール作成段階で追加された．このエンドポイントに対する試験の早期中止規準は，感染について 160 人の患者が評価された時点で中間解析を行い，350 人の患者が評価された時点で最終解析を行うこととされた．

　この試験での導入化学療法はパイロット試験のレジメンにいくつかの軽微な変更が加えられたものであった．変更とは，vincristine の削除，治療の最終コースでの薬剤の変更，投与量の変更，投与日の変更，治療間隔の変更であった．これらの変更それぞれはいずれも軽微なものであったが，全体としては結果的に軽微なものではなかった．振り返ってみれば新たなパイロット試験を行った

表 6.12 SWOG 試験 S8812 での治療群別の血液毒性

	GM-CSF なし	GM-CSF あり
Grade 4 の顆粒球減少	19%	14%
Grade 4 の白血球減少	11%	10%
Grade 4 の血小板減少	4%	30%
感染による死亡	0%	4%

ほうが賢明であったといえる．問題は試験開始早々に明らかとなった．試験開始から5か月で試験は重症の血液毒性のために一時的に登録が中断された．2か月後に抗がん剤を減量して再開された．重症の毒性は減少したがゼロにはならず，GM-CSF がいくつかの問題の原因となっていることが明らかとなった．

モニタリング委員会は定期的に情報を検討した．緊急の試験中止は不要とされたが，感染に関する中間解析の時点において結果は明らかとなった．GM-CSF 使用群での grade 4 の血小板減少が当初の予想を超えて著しく増加しており（表 6.12），また顆粒球減少はいくらか減少したにもかかわらず，重症感染の数は増加していると判断された（これは放射線性肺臓炎と誤って診断されたことにもよる）．GM-CSF 併用群への登録は中止された．

GM-CSF を使用しない群の患者登録とランダム化はさらに6か月間続けられた．登録中止時点までに，高度のコンプライアンス不良のために 125 例しか維持療法のランダム化ができず，モニタリング委員会は登録中止を勧告した．interferon を使用した患者の半数の患者が，中等度の毒性しかないにもかかわらず再発前に治療を拒否していた．毒性が許容範囲である間は interferon を続けることが生存期間を延長するかどうかを調べるという試験の目的は，もはや試験を継続するに足る十分な関心事ではなくなってしまっていたと考えられる．

6.6.1.5　予期されない毒性死亡による試験の緊急中止
Emergency Stopping Based on Unexpected Toxic Deaths

腫瘍の治療抵抗性のメカニズムの1つとして，腫瘍の多剤耐性の獲得が考えられている（特に，細胞膜にある膜蛋白の1つで，細胞から毒物を排出するP糖蛋白の発現）．S9028 試験（Salmon et al., 1998）は，多発性骨髄腫患者を対象として，細胞の薬物輸送機構を阻害する薬剤を併用することで，標準治療による治療効果が高まるかどうかを検証する試験として計画された．患者は，vincristine, doxorubicin, dexamethasone による3剤併用療法（VAD）群と多剤耐性を克服するために verapamil と quinine（VQ）を VAD に併用する群（VAD＋VQ）にランダムに割り付けられた．

多発性骨髄腫の患者を評価する際の問題点は死因の特定である．原疾患により死亡する患者はしばしば多臓器（腎，心，肺，骨髄）機能不全をきたすため，治療によるさまざまな臓器毒性による死亡と区別をつけるのが難しい．SWOG の S9028 は 1990 年 10 月1日から患者登録が開始されたが，1991 年の夏までに VAD＋VQ 群で数名の死亡が統計センターに報告された．研究事務局はそれらの死亡例の経過記録を検討し，主死因は，診断時に腎機能低下のある患者が腎不全をきたしたものであり，それは verapamil と因果関係がある可能性があると判断した．こうした高リスクの患者では verapamil の投与量を減量するという改訂案が出され，データモニタリング委員会にはこの対応

が通知された．10月終わりに委員会が開催されたときまでには，死亡とverapamilとの関連がより明らかとなり，生存期間の差は統計学的に有意ではなかったが，VAD+VQ群への登録は中止された．その時点までにVAD+VQ群に割り付けられて治療されていた患者においては12月に持続製剤のverapamilから標準製剤のverapamilに変更され，持続製剤との関連性について観察された(Pritza et al., 1991)．研究者間でのさらなる慎重な議論を経て，1992年2月，すべての患者でverapamil投与は中止された．

臨床試験では，半年に一度のデータモニタリング委員会の開催を待つべきではないような重大な問題が生じうることは明らかである．データモニタリング委員会は，既になされた対応を適切なものであると承認したり，引き続きその後の対応について助言する存在として重要である．しかし，もし統計センターのスタッフや研究事務局が，データモニタリング委員会の会議が開催されるまで待っていたとしたら，さらに別の登録患者が毒性によって死亡していたかもしれない．もっと早く対応することは可能だったであろうか？　我々はこのことで常に悩んでいるが，しかし，おそらくもっと早く対応することは難しかっただろうと考えている．なぜなら，最初の死亡は典型的な多発性骨髄腫による死亡と思われたため，問題の同定がこれ以上早くなされたとは考えにくい．高リスク患者における死亡が多いことは警告されたが，治療群間の差は偶然によるものの可能性もあった．試験の仮説はいまだに意義があるものと思えるし，高リスク患者でverapamilを減量したという最初の対応は正しかったように思われる．おそらく，登録の中止や，標準製剤への変更，verapamilの全面中止を多少早くできたかもしれないが，死亡したいずれかの患者の治療を変えられたほど早くできたわけではなかったと思われる．

6.6.1.6　中間解析のまとめ　Concluding Remarks on Interim Analyses

結果が"興味深くみえる"からといって追加の解析が行われると，中間解析は機能しなくなる．なぜなら，"興味深くみえる/興味深くみえない"ということ自体が中間解析そのものであるからである．（実際に検定が行われるか否かによらず）群別のデータをみることが繰り返し行われた場合，中間解析の回数は，デザインで規定された回数よりもはるかに多くなってしまう．多段階デザイン(multistage design)を規定するために用いられる注意深い確率計算のすべては，解析がアウトカムとは独立して行われるという仮定に基づいている．

6.7　第Ⅱ/Ⅲ相試験　Phase Ⅱ/Ⅲ Trials

第Ⅱ/Ⅲ相試験とすることで，続いて行う第Ⅲ相試験を計画して開始する前に第Ⅱ相試験の結果を待つために必要な治療開発の期間を短縮することができる．1つのタイプの第Ⅱ/Ⅲ相試験デザインでは，複数の試験治療群と1つの対照群をランダム化し，試験を中止するか，より少ない群にして継続するかを決定する早期（第Ⅱ相部分）の解析において，1つもしくは複数の候補が，ランダム化を継続して第Ⅲ相で対照群と比較を行う相手として選択されるが，通常，その選択は対照群に対する差の閾値を超えるか否かに基づいてなされる．最終的な検定では，途中で行った選択に用い

た検定に対する多重性の調整がなされる．Thall ら(1988)はプライマリーエンドポイントが二項分布に従う場合のこのアプローチを提案し，一方 Schaid ら(1990)らは time-to-event の場合のアプローチを提案した．Royston ら(2003)は短期のエンドポイントを用いて早期に見込みのない群を除外し，短期のエンドポイントと長期のプライマリーエンドポイントの間の関係をモデル化することで第Ⅱ相部分と第Ⅲ相部分の情報を統合する方法を提案した．Stallard and Todd(2003)は，第Ⅱ相のスクリーニング解析の後に中間解析を追加することを許容する方法を用いることにより，この問題をより一般化して定式化した〔Bauer and Kieser(1999)も参照〕．このテーマの1つのバリエーションとして，Liu and Pledger(2005)は，長期のエンドポイントを用いて残った用量レベル群とコントロール群を比較する第Ⅲ相試験の登録が完了する前に，初期(第Ⅱ相)に短期のエンドポイントを用いて用量レベルをスクリーニングするアプローチを提案した．このデザインでは，第1段階では早期のエンドポイントの情報を収集している間はすべての用量レベルに患者が登録され続ける．第1段階の短期エンドポイントの情報がそろった時点で用量レベルが選択され，有効性がないか安全性に懸念のある用量レベルへの登録は中止される．試験治療群の用量 d の最終的な検定は，第1段階での対照群患者と用量 d の患者との検定と，第2段階の対照群患者と用量 d の患者との検定との重み付き平均であり，両者はより長期のエンドポイントについても考慮される．

　これらのアプローチを用いる問題点は，例えば有意水準や検出力の選択などの統計的な考察が複雑であることである．典型的な有意水準の選択は(1)すべての群が同等であると仮定したときに，少なくとも1つの群が有効であると結論づける確率，もしくは(2)多重比較のために調整したそれぞれの対比較の有意水準，が選ばれる．検出力はしばしば，もっとも差が小さい対立仮説の下で，対照群に対して真に優れている治療群を正しく選択する確率，もしくは対比較の検出力として定義される．それぞれの臨床的な状況に合った特性をもつように試験をデザインするにはかなりの努力が必要である．別の問題として，最初のスクリーニングの手順はいつもうまくいくとは限らないことがある．例えば，ある手順が1つの群のみを選択するものであるとして，本当は2つ以上の治療群が効果的であった場合，1つの群が選択されるが，必ずしもそれが最良の群であるとは限らない，すなわちスクリーニングの段階での比較的少ないサンプルサイズでは，中等度の差しかない群どうしを正確に区別することはできない．加えて，このような試験の第Ⅲ相部分は，第Ⅱ相部分での検定を行うために単独の第Ⅲ相試験よりも規模が大きくなる．最後の問題は，このタイプの試験は，一時登録中止や，症例報告用紙(case report form)の変更，プロトコール改正，参加施設の追加，IRB の再審査などがあるため，運用管理が難しいということである．

　5章で議論したように，ランダム化第Ⅱ相試験は増加傾向にあり，特に奏効以外をプライマリーエンドポイントとするものや，分子標的に関するサブセットを用いたものが増えている．これらの要因によって，第Ⅱ相試験でさえヒストリカルコントロールを用いることの信頼性が疑わしいものとなっている．しかし，小規模な臨床試験の結果が発表され，それらが想定以上に説得力のあるもののように扱われるため，検証的な第Ⅲ相試験の比較へつながるようにのみデザインされた試験は形骸化しているのではないかという懸念がある(Redman and Crowley, 2007)．この懸念に対処するため，また，薬剤開発過程全体の効率化を図るために，2群の第Ⅱ/Ⅲ相試験のデザインがいくつか提案されてきた．Royston らによって行われたように，これらのほとんどは，奏効割合や無増悪生存期間のように第Ⅱ相試験に適切なより短期のアウトカムと全生存期間のような第Ⅲ相試験に

典型的なより長期のアウトカムの間の関係のモデル化を含む.

こうした早期の提案の中には"シームレス(seamless)"第Ⅱ/Ⅲ相試験と名付けられたものがあり,それは非小細胞肺がんに対して奏効割合と生存期間の間の関係をモデル化するベイズ流アプローチを用いたInoueらによる(2002)ものである.彼らの提案では,第Ⅱ相部分は奏効割合を用いて限られた施設のみで実施し,第Ⅲ相部分は生存期間を用いて,より多くの施設を対象とする.シミュレーションでは,第Ⅱ相試験と第Ⅲ相試験を別々に順に行う場合と比較して,同じ過誤確率の下で必要となる患者の合計人数の点で,このアプローチが効率的であることが示された.

この問題に対するより伝統的なアプローチがHunsbergerら(2009)によって提唱され,検討された.彼らは,Rubinsteinら(2005)による例として述べられたような,無増悪生存期間を用いたランダム化第Ⅱ相試験を,プライマリーエンドポイントが全生存期間である第Ⅲ相試験に公式に組み込むことを提案している.この第Ⅱ/Ⅲ相試験の初回の中間解析は,ランダム化第Ⅱ相試験に適切な第Ⅰ種の過誤確率(片側の第Ⅰ種の過誤確率0.10〜0.20)で帰無仮説が棄却されるか否かに基づいたgo/no go decisionを行う.もし,第Ⅲ相へ進む決定がなされた場合,第Ⅱ相の患者は全生存期間について行われる以降の中間解析や最終解析の対象となる.シミュレーションによっても,(単群であれランダム化試験であれ)第Ⅱ相試験と第Ⅲ相試験を独立に続けて行う場合や全生存期間を用いる単独の第Ⅲ相試験と比較して,偽陽性や偽陰性の確率が同じとした場合の合計のサンプルサイズはかなり少なくすることが可能であることが示された.サンプルサイズを少なくできる主な理由は,以前Goldmanらが述べたように(2008),初回の中間解析時に全生存期間を用いる代わりに,第Ⅱ相部分のエンドポイントとして無増悪生存期間を用いることによる.

SWOGは,小細胞肺がんの患者に対する初回治療の試験として,最近ちょうどそのような第Ⅱ/Ⅲ相試験を提案した.標準治療であるcisplatin + etoposideに対して試験治療群では新薬であるcediranibが追加された.この初回の中間解析は無増悪生存期間中央値が70%延長するという対立仮説に対して片側第Ⅰ種の過誤確率0.15,検出力0.90としたランダム化第Ⅱ相試験であった.試験のこの部分のサンプルサイズは,登録の一時中止は行わず第Ⅱ相部分の後にも追加でフォローアップを行うと仮定して198人であった.この部分がポジティブとなった(差がないという帰無仮説が棄却された)場合に限って,試験は継続することとされた.その後の中間解析や最終解析は,生存期間中央値が40%延長するという対立仮説で,全生存期間について実施される.最終解析は片側第Ⅰ種の過誤確率を0.02として実施される.サンプルサイズの合計は(最大で)576人となり,全体の検出力は0.86となる.198人の単独のランダム化第Ⅱ相試験とそれに続く典型的な第Ⅲ相試験の場合では,この第Ⅱ/Ⅲ相試験のデザインと同じ統計的要件を満たすには198 + 480 = 678人が必要となる.しかし,第Ⅱ相試験への登録後にイベントに対する通常のフォローアップを行うとすると第Ⅱ相部分は150人でよく,第Ⅱ/Ⅲ相試験デザインの576人に対して,第Ⅱ相試験に続いて第Ⅲ相試験を行う場合は合計で150 + 480 = 630人となる.このアプローチにおける重要な点は,全体の検出力が第Ⅱ相部分の検出力と試験の残りの部分の条件付き検出力(最初の中間解析の結果がポジティブであるという条件の下での検出力)の積となるため,最初の第Ⅱ相部分の検出力を通常のランダム化第Ⅱ相試験よりも高くする(例えば90%)必要があるということである.

6.8 まとめ　Concluding Remark

近年,「適応(型)デザイン(adaptive design)」に関する報告が多くなされている. 適応デザインとは「試験の妥当性と完全性を落とすことなく, 試験の途中で, 蓄積されたデータを用いて試験の設定を改変することを許容する臨床試験デザイン」(Gallo et al. 2006)と定義されうる. さまざまな適応デザインがあり得るが, 6.6 で述べたデザイン(中間モニタリングを行う群逐次デザインやサンプルサイズ再設定デザイン)や 6.7 で述べたデザイン(検証的な第Ⅲ相試験の前に有望でないレジメンを落とす多群デザイン, 試験の進捗に応じて短期エンドポイントと長期エンドポイントの関係をモデル化するデザイン, 第Ⅱ相と第Ⅲ相を1つのランダム化試験に統合するデザイン)が該当する. 技術的な複雑さやコンピュータ計算の複雑さにより計画に長時間を要することや, 運用上の障害が多いこと, 追加で置かざるを得ない仮定のために検証的でない結果に終わるリスクが加わること等のデメリットがあるのだが, 効率性の観点からはこれらの試験デザインを用いるメリットはあるだろう.

7章

データマネージメントと品質管理
Data Management and Quality Control

「現実のデータの質は，私がデータの質を解析することをやめさせてくれない」
——（有名な統計家のことば．それが誰であるかは言わないほうが賢明であろう．）

7.1 はじめに：なぜ，気にするのか？ Introduction: Why Worry?

「garbage in, garbage out」という古い諺にあるように，ゴミの中からはゴミしか出てこない．臨床研究においても，間違ったデータは研究自体を意味のないものにしうるし，患者が追跡不能になると生存期間の推定にバイアスが入る．後で不適格であることが判明する患者が登録されたり，情報の欠損があると，試験途中で得られる結果にはバイアスが入る．腫瘍縮小効果の評価に欠損があると，奏効割合の推定にはバイアスが入る．プロトコール（試験計画書）に従って治療が行われないと，治療のバラツキが大きくなり，治療群間の差を検出することが困難となる．3つの例を挙げて説明しよう．

図7.1は，10人の患者のうち5人が追跡不能になったと仮定して，カプラン・マイヤー法で生存期間を推定したものである．追跡不能の患者は，生存していたことがわかっている最後の時点で打ち切りとした．一番下の生存曲線は，5人の追跡不能患者全員が追跡不能となった直後に死亡したという極端な状況を想定したものであり，逆に，一番上の生存曲線は，5人の追跡不能患者全員が4年後の解析時点まで生存したという極端な状況を想定したものである．プロトコール治療がうまくいかなくなったために追跡不能になった場合は，生存期間は過大評価され，逆にうまくいっていて追跡不能になった場合には過小評価される．いずれの場合も起こりそうなことである．なぜなら，進行したがんの試験では，調子のよくない患者が，どこか別の病院などに行ってしまう傾向があるかもしれないし，早期のがんの試験では，何年間も無病状態が続いている患者が約束どおりに受診することをやめてしまう傾向が生じるかもしれないからである．

データがクリーニングされると結果がどれくらい変わるかを示す実例を図7.2〜7.4に示した．SWOG試験の1つに，リンパ節転移陽性の切除可能乳がん患者に対して，術後補助療法としてのL-PAM（L-phenylalanine mustard, melphalan）とCMFVP療法を比較した試験がある（Rivkin et al., 1989）．最初の解析では，閉経後の患者において図7.2のようにログランク検定で$p=0.03$の有意差が認められた．適格性や未報告のイベントに関してデータクリーニングを行った後，ログランク検定のp値は0.08となり，両群の差は小さくなった（図7.3）．さらに追跡データの更新後，p値

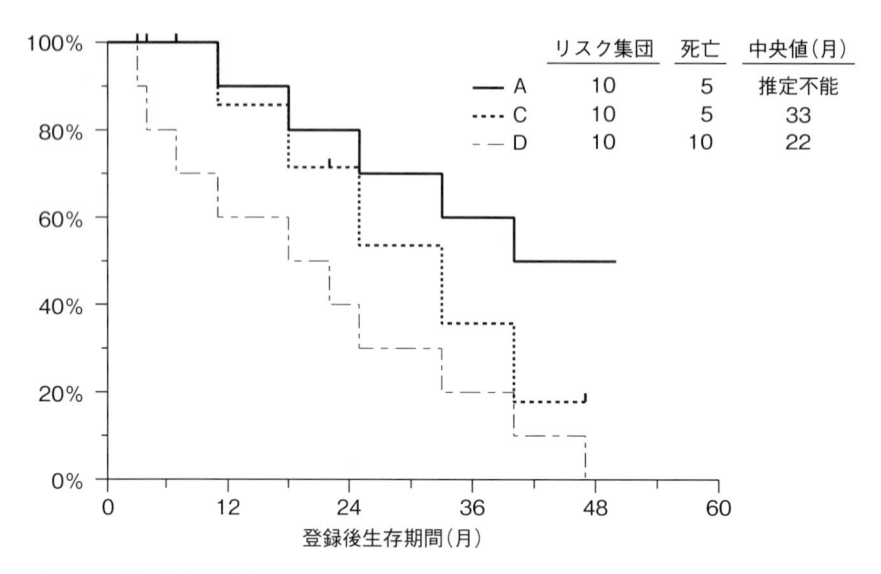

図7.1 対象患者の半数の5人が追跡不能である場合の生存時間推定における潜在的なバイアス

曲線Aは，追跡不能の5人の患者が解析時点で生存していると仮定した場合の推定値を示す．曲線Cは，最終生存確認日でこの5人は打ち切りとしたものである．曲線Dは，最終生存確認日直後に5人が死亡したと仮定した場合である．

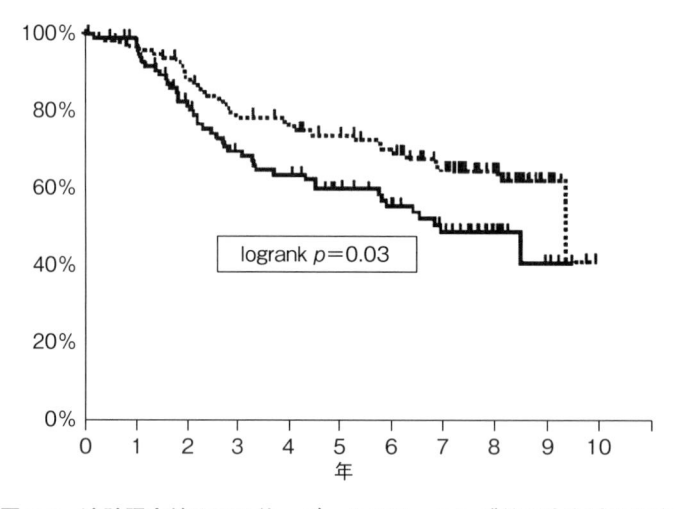

図7.2 追跡調査締め切り後，データクリーニング前の生存時間分布

は0.17となり，差はさらに小さくなった(図7.4)．この例は，クリーニングを行う前のデータがいかに誤解を招く結論を導くかということを示している．

不完全なデータがどのように結果にバイアスを与えるかを知る例として，最後に以下の事例を考えよう．ある患者がCTで2.0 cmの肺病変と，骨スキャンで骨転移が確認され，試験に登録された．登録後に行われた1回目と2回目の評価では肺病変はいずれも0.5 cmであり，規定に従って2回目の評価では骨スキャンも行われ，骨病変は不変であった．3回目の評価では，肺病変は1.5 cmであった．RECIST v1.1の効果判定規準に従うと，この患者は1回目の評価でPR(partial re-

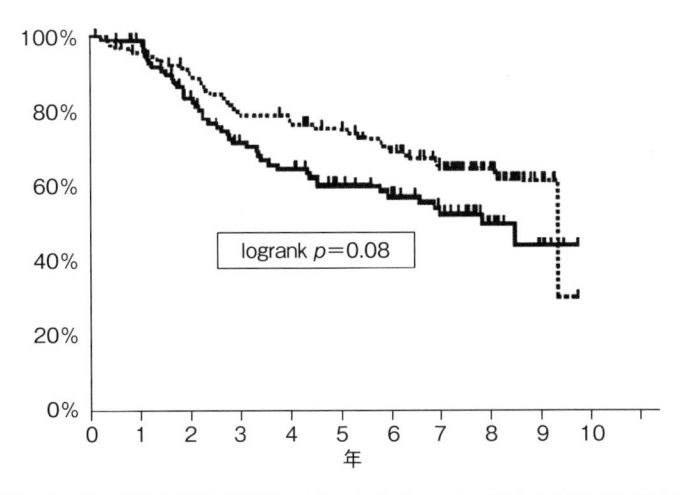

図 7.3　追跡調査締め切り後，データクリーニング後の生存時間分布

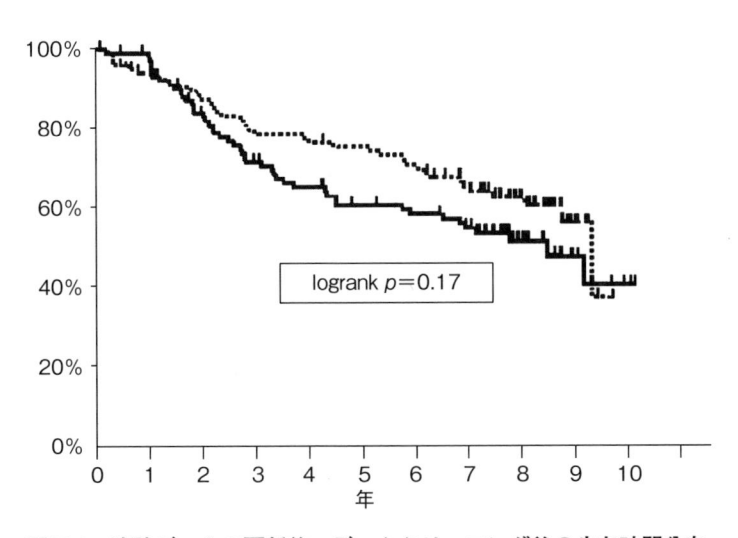

図 7.4　追跡データの更新後，データクリーニング後の生存時間分布

sponse：部分奏効)となり，2回目の評価で PR が確定された(confirmed PR)が，3回目の評価では PD(progression of disease：進行/増悪)となる(ここで，1.5 cm の病変は治療前の 2.0 cm より小さいが，2回目から3回目の評価時点の間に最小の測定値である 0.5 cm の3倍となっており，そのため PD と判定されることに注意).　表 7.1 は，この例で仮にいくつかの検査が行われなかったとしたらどうなるかを示したものである．1回目か2回目の評価が実施されなかったり，誤った方法で行われた場合，腫瘍縮小効果は確定されないか，あるいは評価不能となってしまうことがわかる．3回目の評価が行われなかったなら，増悪の判定時期はもっと遅くなる．また，ベースライン評価が行われなかったら，この患者の腫瘍縮小効果は不明であり，増悪時点を評価することも困難となる．その際，もっと問題なのは，この患者が試験治療から得られるベネフィットがなくなった後も，長期にわたってその試験治療を受け続ける可能性があることである．上記の例は，2つの治療群を比較する際に生じるバイアスを示す際にもあてはまる．もし試験治療群に割り付けられた患者が，

表 7.1 効果判定および増悪判定における評価データ欠損の影響

	評価					アウトカム
ベースライン	1回目	2回目	3回目	4回目		
肺CT　2 cm 骨シンチ　＋	0.5 cm NR	0.5 cm S	1.5 cm NR	なし（既にPDでプロトコール治療中止）		評価1でPR開始，評価2でPR確定，評価3で増悪（プロトコールを遵守した場合の"真実"）
肺CT　M 骨シンチ　＋	0.5 cm NR	0.5 cm S	1.5 cm NR	なし（既にPDでプロトコール治療中止）		ベースライン値欠損のため評価不能 評価3で増悪（肺病変を新病変ととれば評価1で増悪）
肺CT　2 cm 骨シンチ　＋	0.5 cm NR	0.5 cm M	1.5 cm M	なし（既にPDでプロトコール治療中止）		骨シンチ非実施のため評価不能 評価3で増悪
肺CT　2 cm 骨シンチ　＋	0.5 cm NR	M S	1.5 cm NR	なし（既にPDでプロトコール治療中止）		評価1でPR開始だが確定されず 評価3で増悪
肺CT　2 cm 骨シンチ　＋	M NR	M M	1.5 cm S	2.2 cm 新病変		評価3でPR開始，確定されず 評価4で増悪
肺CT　2 cm 骨シンチ　＋	M NR	0.5 cm S	M NR	2.2 cm 新病変		評価2でPR開始，確定されず 評価3でSD，評価4で増悪
肺CT　2 cm 骨シンチ　＋	M M	M M	M M	2.2 cm ＋		????　奏効せず，増悪不明 患者は治療継続
肺CT　2 cm 骨シンチ　＋	XPで 1.5 cm NR	XPで 1.5 cm S	XPで 2 cm NR	2.2 cm 新病変		X線を用いたため評価不能，不変の可能性あり．評価4で増悪

NR：検査不要，S：安定/不変，M：検査必要だが欠損/非実施，PR：部分奏効，PD：進行/増悪

プロトコールで規定されたよりも密に経過観察が行われ，表7.1に示したプロファイルを有していたとして．同様の臨床的プロファイルを有した標準治療群の患者が，規定よりも疎に経過観察がされた場合，結果として，無増悪生存期間には対照群に有利になるバイアスがかかる．特に対照群が無治療観察群である場合や，対照群の毒性の情報がよくわかっていて忍容性があるような場合，経過観察の密度に群間差が生じるのは珍しいことではない．

以下この章では，データの質を確保・維持するためのプロトコール作成からデータ収集，評価手順にわたるいくつかの方法について説明する．これらの手順は，多施設・多試験管理組織，つまり一貫性や品質を保つことが最も困難な状況を想定して記述した．

7.2　プロトコールの作成　Protocol Development

プロトコールの文書は，試験の実施において拠り所となる基準を定めるものである．質のよい臨床試験を行うためには，その初期段階として，明快に記述され整合性のとれたプロトコール文書を作成する必要がある．試験を成功に導くプロトコールのフォーマットにはさまざまなものがあるが，本項で述べる項目についての情報が明確に記載されていることが重要である．標準化したフォー

マットを使うことは種々の点で有益である．プロトコールを使う施設(医療機関)では，プロトコールを参照することが容易となり，必要な文書の作成も効率的になり，複数のプロトコールにわたって同じ項目が同じように解釈できる．プロトコール作成に際しても，重要なポイントを一貫してプロトコールに組み込むことができ，プロトコールに共通してみられる問題が自動的に明らかになる．

プロトコール作成過程では，セクションによってドラフトの作成者は異なるが，試験に関わるすべてのメンバーがそれぞれ，整合性，記述の明確性，手順の正確性や研究目的の実現可能性について，細心のレビューを行っている．以下に，SWOGプロトコールの一般的なアウトライン(セクションの構成)を示す．例として用いたSWOG試験S8811(Margolin et al., 1994)は，進行乳がんに対して，葉酸の高用量持続静注を5-FUに併用した第Ⅱ相試験である．

7.2.1 目的 Objectives

このセクションには主たる目的や副次的な目的がすべて含まれるべきであり，それぞれが明確に定義されていなければならない．例えば，「胃がんの治療において術後補助化学放射線療法の有用性を調べる」という目的の記述は十分明確とはいえない．そうではなく，第Ⅲ相試験の主たる目的は「胃がん患者において，手術単独と，術後に化学放射線療法を加えた場合の生存を比較することである」のように記述すべきである．S8811の場合，主たる目的は，「進行乳がんに対する5-FUと葉酸のレジメンが今後さらに研究されるべきものであるかどうかを判断するために，腫瘍縮小効果を評価すること」であった．また，この試験の副次的な目的は「このレジメンで治療された患者の毒性と生存を評価すること」と記述された．

7.2.2 背景 Background

「背景」では試験の目的の正当性を示す記述を行う．S8811のプロトコールの背景には，生物学的な理論的根拠と臨床的なエビデンスが含められた．生物学的根拠としては，「葉酸がチミジル酸合成酵素阻害を増強することによって5-FUの活性を高める」という仮説が記述された．仮説が正しければ，5-FUに葉酸を加えることにより5-FUの抗腫瘍効果の増強が期待される．その治療レジメンで試験を行うことを支持する臨床的エビデンスには，多くの前治療歴がある患者群での推定奏効確率が17%であったことが含められたが，この患者群は，そのほとんどが標準的な5-FU療法が無効であった患者である．また背景には，統計学的考察に用いられる仮説を正当化するために必要な，標準的な5-FU療法の腫瘍縮小効果についての情報も含められた．

7.2.3 薬剤情報 Drug Information

このセクションは，同じ薬剤を用いるすべての試験で，提供される情報に一貫性が保たれるように標準化すべきである．新しい投与法や薬剤に関しては，National Cancer Institute(NCI)から供給される場合にはNCIから記載例を提供してもらうことができる．化学データ，毒性学的データ，薬物動態データをこのセクションで記述し，薬剤提供元も明記する．薬剤情報の標準的な記述があることでプロトコール作成は効率的になり，プロトコール間の情報の矛盾を避けることができる．

7.2.4 病期の定義 Stage Definitions

その試験で用いる疾患特異的な病期の定義は，可能な限り標準化すべきである．ほとんどのがん種では標準的な定義が存在し，American Joint Commission on Cancer staging definition(AJCC)による定義が最も一般的である(Edge et al., 2010)．このセクションが該当しないがん種もある．

7.2.5 適格規準 Eligibility Criteria

適格規準は大別して，疾患の状態，前治療，患者の状態，の3つを網羅することが一般的である．これらの適格規準は，試験結果が一般化される患者群が表現されるように記述すべきであるし，また，本当に必要な条件のみに限定すべきである．S8811では，病変関連の適格条件として，乳がんのうち腺がんで，2方向測定可能な転移巣あるいは再発巣が存在することが挙げられていた．前治療の条件としては，転移巣に対する化学療法歴が1レジメン以下であることが要求された．患者の状態に関する条件としては，治療前の検査で，白血球数＞4,000，血小板数＞15万，クレアチニン＜1.5×施設基準値上限，ビリルビン＜1.5×施設基準値上限，外来通院可能であることが含まれた．標準的な規制要件(regulatory requirements)として，妊娠(許容されない)，施設倫理審査委員会(IRB)の承認(登録時点で有効であること)，インフォームドコンセント(登録前に患者本人によって署名されていること)に関することも含まれた．プロトコール作成時に適格規準のセクションを慎重に検討することによって，後で起こる問題の多くを避けることができる．適格規準が不明確だと，明確に定義された患者集団ではなくなり，論文でも患者集団を正確に記述できなくなる．そうした場合，参加施設の誤解を生じ，結果として非常に多くの不適格患者が登録されてしまう．そして，それを改善するためのプロトコールの改訂と再配布も必要となる．適格規準に例外を認めないというポリシーをもつ場合，適格規準のセクションが明瞭で正確に記述されていることは特に重要である．試験の信頼性を確保したいのであれば例外は認めるべきではない．例えば，もし白血球数＞4,000が要求されている場合には，白血球数4,000以下の患者は許容されない．そもそも強制力をもたせる必要がないのなら，それをプロトコールの適格規準に含めるべきではないのである．検査の実測値を適格規準に用いることに対する代案は，「標準とされている実地医療(good medical practice)に基づいて患者がプロトコール治療を受けるのに十分健康であると判断される」という適格規準にすることである[訳注1]．

SWOGの適格規準は，はじめにすべての組み入れ規準(inclusion criteria：患者が満たしていなければならない規準)，続いて除外規準(exclusion criteria：患者が満たしていてはいけない規準)を一覧で示す構成としている[訳注2]．ある特定の条件のすべての情報は，組み入れ規準または除外規準のいずか一方のみに含め，かつ，1つの規準にまとめるとよい．例えば，白血球数が4,000以上であることを組み入れ規準としてもよいし，あるいは，白血球数が4,000未満では許容しないことを除外規準としてもよいが，両方は必要ではない．

訳注1) つまり何も規定せず担当医の主観に任せるのに等しいということ

訳注2) これはinclusion criteriaとexclusion criteriaの使い分けの1つのやり方である．一方，一般化可能性(外的妥当性)を規定するものをinclusion criteriaとし，比較可能性(内的妥当性)に関係するものをexclusion criteriaとするやり方もある．詳細は「JCOGプロトコールマニュアル」(http://www.jcog.jp)を参照．

7.2.6　層別因子とサブセット　Stratification Factors and Subsets

　層別因子とは，ランダム化試験で患者を各治療群に割り付ける際に用いられる因子(6章参照)であり，サブセットとは，目標登録数を分けて設定したり，登録患者を分けて解析するのに用いる因子である．ほとんどの第Ⅱ相試験には層別因子やサブセットは必要ない．

　しかし，S8811では2つの異なったタイプの患者群に分けて臨床的仮説を検討することが目的とされたため，1つのサブセット因子が設けられた．患者は2つのグループに分けて登録され，その一方は進行乳がんに対して化学療法の前治療がないグループであり，もう一方は化学療法の前治療を1レジメン受けたグループであった．

7.2.7　治療計画　Treatment Plan

　セクション7には詳細な治療計画が記載される．また，投与量(投与レベル)，投与方法，治療日，治療間隔，複数の薬剤を使用する場合の投与順序についてまとめた「治療計画表(treatment table)」も掲載される．

　セクション7では併用療法・支持療法に対するさまざまな制限事項も明記される．アウトカムに影響が及ぶため，試験治療以外の抗がん治療を併用することは通常許容されない．

　また，推奨される支持療法(例：特定の制吐薬の併用)や併用禁忌薬(例：コルチコステロイド)，成長因子や抗生物質の使用指針なども記載される．さらにこのセクションでは，プロトコール治療の中止理由として許容されるものも列記される．

7.2.8　治療変更　Treatment Modification

　セクション8では，許容範囲を超えた毒性が観察された場合の治療変更規準を詳細に記述する．また，治療に関して問題が生じた際に問い合わせができるよう，このセクションには研究事務局[訳注3]の電話番号と，研究事務局不在時に代理となる医師の電話番号を記載する．

　こういった質問に対する対応は，施設のCRC[訳注4]や統計センター等の中央支援機構のスタッフ(study management personnel)に任されるべきではない．仮に同じ内容と考えられる問い合わせが何度も繰り返される場合であっても，あらかじめ責任を与えられた医師以外が医学的な助言を行うことは不適切である．

　治療内容や治療変更のセクションが明確に記述されているということは，患者の安全性の観点からだけでなく，治療の一貫性という点からも重要である．もし記述が明確でなかったなら，患者はさまざまな方法で治療されてしまうだろう．例えば，「grade 3の嘔吐が認められたら，1週間治療を延期し，25%の減量を行う」とプロトコールで規定されていたとしよう．これは治療開始時の投与量から25%減らすことを意味しているのだろうか，それとも直前の投与量からの25%減量を意

訳注3) 個々の臨床試験の責任者である医師をSWOGでは「study coordinator」と呼ぶ．本書では「研究事務局」と訳した．

訳注4) 原文ではCRA(clinical research associate)．施設での臨床試験コーディネーターやローカルデータマネージャー(local data manager：施設でのデータマネージャー)の役割をもつ医師以外の専門職をSWOGではCRAと呼んできた．日本で定着してきたCRC(clinical research coordinator：臨床研究コーディネーター)とほぼ同義である．現在はモニターをCRAと呼ぶことが多くなってきているものの，米国の特にがん領域ではCRAという呼称がまだ残っている．以下，本章では「CRC」で統一した．

味しているのだろうか．治療開始時の投与量を基準にしたとしても，減量して再開した後に再び grade 3 の嘔吐が認められた場合，治療開始時投与量の 75% のまま投与するのか，さらに 25% 減量して開始時の 50% 量とするのかはわからない．また，患者が回復したときに治療開始時の投与量まで再増量するのかどうか，休薬した 1 週間後もまだ患者の嘔吐が続いていた場合はどうするのかなども決めておく必要がある．治療変更規準における曖昧な記述は治療のバラツキを大きくし，試験結果の適切な解釈をできなくしてしまう．

7.2.9　スタディカレンダー　Study Calendar

スタディカレンダーには，すべてのベースライン評価・検査と，すべてのフォローアップ評価・検査のスケジュールが明記されるが，適格性評価，腫瘍の評価，毒性評価のために必要な検査すべてが含まれなければならない．

また，プロトコール治療終了・中止後のフォローアップスケジュールも規定する．スタディカレンダーを用いることによって，すべての患者が同様かつ正確に評価されやすくなる．したがって，スタディカレンダー作成時には，適格性確認に必要とされるすべての検査がベースライン検査に含まれていることや，毒性評価や腫瘍評価に必要とされるすべての検査がフォローアップ検査に含まれていることを確実にチェックしなければならない．逆に必須でない検査はスタディカレンダーから削除するべきである．例えば，アルカリフォスファターゼは日常診療ではほとんどルーチン検査といえるが，試験での評価に必要ないのであればスタディカレンダーには含めず，検査するかどうかは個々の施設の担当医の裁量に任せたほうがよいだろう．また，検査の規定が適切かどうかという点も確認する必要がある．例えば，妊娠テストや毎月の CT スキャンといった不適切な規定が含まれればコンプライアンスは非常に低くなるだろう．

7.2.10　エンドポイントの定義　Endpoint Definitions

エンドポイントの定義には，一般に，腫瘍縮小効果，PS(performance status)，生存期間，無増悪生存期間(progression-free survival：PFS)，治療成功期間(time to treatment failure：TTF)が含まれる．SWOG では，プロトコールによらず一貫したエンドポイントの定義を用いている．例えば，すべての試験で同じ生存期間，PS の定義を用い，すべての固形がんの試験で同じ腫瘍縮小効果の定義を用いている．エンドポイントが各施設で同じように評価されるためには，明確な定義が必要である(エンドポイントを定義する際の問題は 3 章で説明した)．定義が十分詳細に記述されていて，いつも同じ定義が使われていれば，エラー(間違い)は少なくなる．逆に定義に一貫性がないと，施設の担当医や CRC が多くの試験の多くの異なる定義を記憶してそれぞれ正しく適用することは困難である．また，同じ名前のエンドポイントが複数の異なる意味をもっていれば，論文の解釈も困難となる．

7.2.11　統計学的考察　Statistical Considerations

統計学的考察がどのようになされるかは 2〜6 章で説明した．通常，このセクションでは，登録数の予測，サンプルサイズ(必要登録数)とその設定根拠，試験期間，中間解析と最終解析の計画の詳細が記述される．試験の質に関係する重要なことは，統計学的考察のセクションの記述がプロト

コールのほかのすべてのセクション，特に「目的」と「背景」のセクションに対して整合性があることである．

7.2.12　専門分野の中央判定[訳注5]　Discipline Review

　病理診断，放射線治療，外科手術に関する特別な中央判定は，これらの品質管理が試験にとって重要である場合に行われる．例えば，まだ標準化されていない放射線治療がプロトコール治療の重要な一部である場合には中央判定を行うべきとされる．外科手術についても同様であり，病理学的CR(完全奏効)の確定が治療効果の評価の一部に含まれる場合には手術の中央判定を行うべきであろう．しかし，手技がルーチンに行われているものである場合，中央判定は費用がかかりすぎるものであるともいえる．例えばSWOGでは，乳がん術後補助化学療法の試験で登録前に行われた乳房切除術については手術手技の中央判定を行わない．一度中央判定が行われたことがあったが，外科的中央判定の結果のみから不適格であることがわかったのは287例中たったの1例であったため，乳房切除術については中央判定をルーチンに行う価値はないと判断された．一方，卵巣がんの試験ではセカンド・ルック手術(second-look surgeries)に対する外科的中央判定が重要であることが多い．

　病理診断が中等度に難しい場合に病理学的中央判定が行われるべきである．病理診断がそれほど難しくない場合には，標本の中央判定に要する労力が得られる利益より大きくなってしまうし，逆に病理診断が極めて困難な場合には，病理学的な研究が試験の目的の1つでない限り，中央判定を行う価値はおそらくないであろう．

　専門分野によらず，資料の送付・収集に関しては可能な限り標準の手順を用いるべきである．施設が従わなければならない定型業務手順を少なくすることで，ミスを減らすことができる．

7.2.13　登録の手順　Registration Instructions

　このセクションでは，参加施設が利用可能な登録方法の説明に加え，施設研究者が，登録に関する3つのポリシーを再確認できる記述も含める．3つのポリシーとは，1つめは，治療開始後の登録は許容されないこと，2つめは，登録処理完了後の登録取り消しはできないこと，3つめは，ほとんどの試験では治療開始日は登録後1日以内(登録日またはその翌稼働日)でなければならないこと，である．

　1つめと2つめの治療開始後登録と登録取り消しに関するポリシーは，登録後の患者の状態や割り付けられた治療群に応じて患者を組み入れたり除外したりできるというオプションを残すことによって生じうるバイアスを最小化するためのものである．仮に，既に治療を開始した患者が登録できたとしたら，治療開始後の早期治療中止や早期の治療失敗がなかった患者ばかりが登録されてし

訳注5)　日本の研究ではよく「施設外判定(施設外校閲)」と表現されるが，これは「extramural review」の訳であり「第三者によるreview」を意味する．本項で説明されているような「review」は，必ずしも「試験に関係しない第三者」が行わなければならないというわけではない(むしろ試験を熟知する研究者が行うほうが望ましい側面もある)．したがって，より一般的な用語としては「中央判定」が適切であり，中央判定のうち，例えば，試験と関係のない放射線診断医が治療群や背景情報をマスクされて行う腫瘍縮小効果の判定のように，「第三者」が行うものを「施設外判定(extramural review)」と呼ぶべきと考える．

まうことによって，プロトコール治療が実際よりよくみえるバイアスが入り，有効性を過大評価することになる．また，もし登録の取り消しが許されるのであれば，好みの群に割り付けられた場合にだけ試験に参加し続けてプロトコールに従った治療や評価が行われる可能性が生じ，ランダム化の目的を台無しにしてしまう．ある前立腺がんにおける外科治療と放射線治療の比較試験(SWOGの試験ではない)では，まさにこの理由のために試験継続をあきらめざるをえなかった．その試験では，医師の好みのほうに割り付けられた場合にのみ患者はその割付群の治療を受け，そうでなかった場合は登録リストから削除された．したがって，患者はランダム化された治療ではなく，医師が好ましいと考えた治療を受けたことになり，そのためこの研究は，比較試験から観察研究へと試験の価値が下がる結果となってしまった．

3つめの治療開始日についてのポリシーは，登録されたが治療は行われなかった患者を最小限にするための制限である．登録後から治療開始までに長期の延期を許容したら，病状が悪化して治療の対象ではなくなったり，死亡したりする患者も出てくるだろう．また，気持ちが変わって割り付けられた治療を拒否する人もいるかもしれない．試験に登録された全適格患者が解析に用いられなければならないので(8章参照)，可能な限りこういった患者を減らすことが重要である．

7.2.14　データ提出・収集の手順 Data Submission Instructions

データ提出・収集の手順には，どのCRF(case report form：症例報告書)を提出すべきか，CRFの提出期限，データ提出方法の説明も含まれる．適切にモニタリングを行うために，登録，治療中止，原病の悪化(増悪)，死亡のデータ提出期限は短くしている(多くの場合，それぞれのイベント発生から7～14日以内)．

7.2.15　特記事項の説明 Special Instructions

特記事項の説明は，プロトコールの各セクションにばらばらに記載するよりも，試験特有のその他の必要事項をまとめて記載するメリットがある意味で重要である．例えば，生物学的な研究における検体提出手順の説明や，QOL調査の質問票の管理方法などの記載がこれに該当する．

7.2.16　規制要件 Regulatory Requirements

規制要件には，重篤な有害事象(SAEs)報告の説明やインフォームドコンセントに関する要件の概要などの説明が含まれる．

7.2.17　参考文献 Bibliography

参考文献はこのセクションに載せる．

7.2.18　記録用紙 Forms

セクション18には，試験で用いられるCRFを含める．CRFについては後述する．

7.2.19　付録 Appendix

付録には，有害事象規準など，データ報告上の必要事項を含める．本書の発行時点では，National Cancer Institute(NCI)による有害事象共通用語規準 version 4.0〔the Common Terminology Criteria for Adverse Events(CTCAE)version 4.0〕が有害事象報告の最新の標準規準である．施設の研究者やCRCは，この規準に記載されている用語やgrade（重症度）の定義を用いて有害事象を報告するよう求められるが，それによって複数のプロトコール間で解釈の一貫性が保たれる．CTCAEは，おおむね2年ごとに更新され，Medical Dictionary for Regulatory Activities(MedDRA)に対応している．

7.3 データ収集　Data Collection

　臨床試験を計画し実施することは，単にお金がかかるというだけでなく，患者という貴重なリソースと研究者の時間を費やすという点でも高価な事業といえる．したがって，どんな試験でもそこから得られる成果を最大にしたいという願いから，できる限り多くのデータを収集しようとする誘惑に駆られるのはやむをえないことであろう．しかし，残念ながらこの戦略はたいてい裏目に出る．一般に，ある調査に参加した人が参加当初の熱意が冷めて飽きてしまい，冗長な質問票の記載が我慢できなくなることは珍しいことではない．臨床試験におけるデータ収集でも同様のことがいえる．収集されるデータの質は，要求される情報の量に反比例する．研究者は，5つのデータ項目なら注意して正確な情報を記入しようとするだろうが，50ものデータ項目に対して同じだけの注意を払おうとはしないであろう．結果として，細心の注意が払われて報告された少数データに基づいた研究論文は，限界はあるだろうが正確だといえる．これに対して多数項目のデータに基づいた研究論文の場合，多くのデータを示すことはできるかもしれないが正確さは落ち，場合によっては価値が全くないものになる可能性もある．もちろんデータ量が限られているときであっても，データが適切に定義され，慎重に管理されて報告がなされていると保証できるように注意が払われなければならない．

　報告される情報を最大限正確にするという目標を達成するためには，試験の主たる目標に不可欠なデータのみに限定して収集すべきである．データ収集計画を作成する際には，候補となった変数について下記の項目のいずれかに当てはまる場合に限り，収集データに含めるようにすべきである．
①研究の主たる目的を達成するために必要である．
②患者を適切に層別するために必要である．
③解析に必要な予後因子として認められている．
④患者の適格性を確認するために必要である．
⑤患者の安全性を保証するために必要である．
⑥報告することが義務づけられている（例：人種や医療費支払い方法はNCIから要求されている項目である）．

　上記カテゴリーのいずれにも当てはまらないデータの収集は，厳しく制限するべきである．
　以下，本章では，SWOGのデータ収集戦略の概要を述べる．内容の多くは多施設共同研究グループによるがん研究に特化したものだが，原則は多くの臨床研究に共通するものと考える．

7.3.1 基本データ項目 Basic Data Items

　SWOGでの標準化のポイントは，すべての治療研究で使われるデータ項目の固定セットを定義したことである．これはデータ管理と品質管理において非常に重要な役割を果たしてきた．これによってデータコーディネーター[訳注6]と研究事務局のトレーニングが定型化でき，すべてのがん種を通してデータの解釈に一貫性が得られ，全試験共通に適用できる汎用論理チェックプログラムを作成することができた．

　SWOGの標準データ項目セットは，適格性，評価可能性，治療の要約，アウトカムの要約の4つに大別できる．データ項目セットを決める際にはさまざまな議論がなされた．我々は，情報収集のためのコストがその有用性に見合うものかどうかに重きを置いた．例えば，QOLの情報を収集することはとても費用がかかるが(Moinpour, 1996)，そのコンプライアンスは低いことが多い．そのため，QOLは標準アウトカムデータセットには含まれていない．もう1つの例は実投与量(実際に投与された用量)の計算である．これも非常に時間を浪費するものであり，特に経口薬では計算は正確ではない．さらに，実投与量に基づく解析には致命的な欠点があり(9章参照)，その努力の対価は，患者が計画された量のどのくらいを投与されたかという(質の悪い)推定値の記述が掲載論文にたった1行加わるだけである．実投与量の計算が極めて重要な試験(用量強度に関する仮説を調べるためにデザインされた研究)もありうるが，そうした試験は実投与量を標準データセットに加えるほどには多くない．我々の基本治療データ項目は，治療開始日と治療終了日，治療状況(患者がプロトコール治療中か否か，もし治療中でないなら中止した理由は何か)からなる．また，我々は受けた治療の程度に関する大まかな要約をコード化し(治療なし/最小限の治療/最小限の治療以上．「最小限の治療」は治療ごとに定義される)，大きな逸脱(major deviation)[訳注7]の有無もコード化している．大きな逸脱とは，治療が行われなかったとか，間違った群の治療が行われたとか，大幅な投与量ミスがあったなどの重大な治療違反と定義される．

　基本データセットを作るにあたって考慮したもう1つの原則は，異なった概念のものを混在させないようにし，複数回答が可能な項目を入れなかったことである．例えば，SWOGの評価データ項目の旧バージョンでは，適格性，評価可能性，大きな治療逸脱，治療終了・中止理由を組み合わせた項目を含んでいた．選択肢は，①不適格(ineligible)，②すべてにおいて評価可能(fully evaluable)，③患者拒否により一部評価可能(partially evaluable due to refusal)，④毒性により一部評価可能(partially evaluable due to toxicity)，⑤早期死亡により一部評価可能(partially evaluable due to early death)，⑥その他の理由により一部評価可能(partially evaluable due to other reasons)，⑦追跡不能(lost to follow-up)，⑧重大な違反により評価不能(not evaluable due to major violation)，⑨情報が不十分であるため評価不能(not evaluable due to insufficient information)，⑩その他の理由により評価不能(not evaluable due to other reasons)であった．このデータ項目では，複数のカテゴリーに該当したとしても1つしか選択できなかったため，論文に必要な基本情報

訳註6) SWOGでは統計センターの(central) data manager を「Data Coordinator」と呼ぶ．
訳註7) SWOGでは逸脱(deviation)を「major」，「minor」の2カテゴリーに分類しているが，ほかには，「violation」，「major deviation」，「minor deviation」の3つに分類することもある(Pocock S., "Protocol Deviations" - in Clinical Trials: a practical approach. John Wiley & Sons Ltd. Chichester, 1984)．

をまとめるには不適切であった．例えば，追跡不能患者数が必ずしもコード⑦の患者数であるとは限らないためである．

　標準データセットを定義する際にコストやロジックに加えて考慮した3つ目のポイントは，前述したように質問項目を最小限にしたことである．この原則は2つの方法で実行された．まず，がん種によらずすべての患者で収集すべき基本データを含む標準データセットを作成した．次に，各臓器グループが，それぞれ特定のがん種の各病期別に，すべての試験で収集する最小限の標準データセットを作成した．例えば，転移性大腸がん患者を対象とするすべての試験で用いる病変部位や疾患の特性を定義する小さな基本データセットを作成したのである．これにより，最も重要なデータ項目が必ず収集されることが保証されるだけでなく，そのデータ項目については研究間で共通するコードが用いられることも保証された．試験特異的な項目を追加することが必要な場合もあるが，その際もやはり最小限の項目に抑えることにしている．

　細部に関しては，何が適切なバランスであるかという判断は難しい．例えば，評価可能性（evaluability）を定義することは特に困難である．試験に登録されたすべての患者は，なんらかの評価は可能ではあるが，評価可能といえる程度にはそれぞれかなりの違いがある．単純に「可能/不可能」，あるいは「可能/部分的に可能」としたとしても，ありうる状況を網羅しているとはいえない．我々は，ベースラインの病変の状況を「測定可能病変を有する（measurable disease）」，「評価可能病変を有する（evaluable disease）」，「評価可能病変を有さない（nonevaluable disease）」，「病変の所見がない（no evidence of disease）」，「不完全なベースライン評価（incomplete assessment of baseline status）」に分類して記録することに決めた．そして，患者が登録された後の評価可能性に関しては，「有害事象が評価されたかどうか」「有害事象が評価された場合の最終有害事象評価日」「腫瘍縮小効果と増悪時期を判定できる適切な腫瘍評価がなされたかどうか」の3項目を設定した．患者の適格性によらず，これらにはすべてコードを付けることにしたが，このことから我々は必然的に次のように運用することになった．最も基本的な適格性のデータ項目は単純な「Yes or No」つまり「適格か不適格」であるが，不適格の場合には，適格性に関する問題がどこにあったかを評価して明示できるように，ある程度詳細な情報を記録することにした．それによって，もし中央判定のみで不適格性が判明した場合には，何が適切な手術であるかや組織学的規準をどのように解釈するかについて教育セミナーで解説されることが望ましい，といった判断をすることができるし，不適切な記録のために不適格となったのなら，施設からのデータ提出時のチェックを厳しくする必要があると判断することができる．もし研究者が規準を無視したために起こった不適格であれば，その研究者は交代させられるべきといった判断もなされるかもしれない．

　標準データセットを定義するにあたって考慮した4つ目のポイントは，データの完全性である．腫瘍縮小効果を例にとると，腫瘍評価が不十分なために効果判定ができないことが非常に多いので，「CR/PR/変化なし（stable）/腫瘍増大（increasing disease）」というセットでは不完全である．そこで，腫瘍評価が不十分なときには次のいずれかに分類するようにした．腫瘍が評価される前に患者が死亡し，死亡が疾患によると判断されないときには「早期死亡（early death）」に分類し，効果判定の記録が1回しかないときは「効果未確定（unconfirmed response）」とし，また評価に欠損があり最良効果を確定する情報が不足している場合には「評価不能（no assessment）」に分類する．

　この項の主なポイントは，多くの試験が多施設によって行われるときの標準化の重要性であるが，

単施設の試験や単一の試験の場合であっても，標準データセットを作成するために考慮すべきことは同じである．つまり，データ項目のコスト/ベネフィットバランスを考慮すること，異なった概念に対してはデータ項目を別にすること，正確に収集できる程度の項目数に絞ること，論理的に完全であることは，すべての試験において重要である．

7.3.2 症例報告書のデザイン Case Report Form Design

臨床試験に携わる多くの人の夢は，試験の解析に必要なすべてのデータが既に病院情報システム(hospital information system)やコンピュータ化された診療記録(computerized medical record)に格納されており，解析の際にはそれをただ研究データベースに転送して要約すればよいだけ，という日が来ることだろう．しかしそれはまだはるか先のことだろう．もし，すべての人が互換性のあるハードウェアとソフトウェアを使うことに同意するのなら，技術的なハードルを越えることは特に難しいことではないかもしれない．しかし，今日までのさまざまな経験からいえることは，ある目的(患者ケアなど)のために収集されたデータは，それ以外の目的(臨床研究など)に対しては適切とはいえないということである．必要なデータが利用できないこともあれば，適切にコード化されていないこともあり，また，十分な質がない場合もある．すなわち，研究データは技術をもったCRCによって数種類の原データ(電子化されている場合もあるし，電子化されていない場合もある)の中から抽出され，中央の統計センターへ転送するために一定の形式へ加工される必要がある．そこで，よくデザインされたわかりやすい症例報告書(case report form：CRF)が必要となる．

CRFをデザインするときに考慮すべき基本的な注意点がいくつかある．データ項目は標準的な命名規則(standard naming convention)に従って命名されるべきである．そうすることで，詳細な解説を加えなくてもどのようなデータが集められるかが明確になる．がんの臨床試験の世界では，NCIで維持管理されているCancer Data Standards Repository(caDSR)というデータベースを用いることが標準である．類似のデータ項目は同じグループに分類されるべきであり，そうすることで診療記録の同じセクションからデータを抽出できるようになる．また，質問の回答によってかわりうるデータ項目(例えば「"はい"の場合はAについて記入，"いいえ"の場合はBについて記入」のような場合)は，インデントレベルを下げたり，質問の回答とデータ項目の関係がよくわかるような違ったフォーマットにするべきである．それぞれのCRFごとの解説文には，難しい概念のデータ項目についての説明を含めるとともに，CRFの提出期限も記載しておくとよい．

試験の途中で，データ項目の追加や削除を行ったり，より詳しい説明を加えるために，CRFを改訂することが必要になることはありうる．CRFのバージョンと改訂日が記載されていれば，CRCは確信をもって正しいCRFに記入することができる．たとえ，CRFをEDCシステム(electronic data capture system)(詳細は後述)を介して提出する場合も，CRCは，まず紙のCRFを記入してから，データをEDCシステムに移すことを望むかもしれない．そのため，EDCの入力フォームを紙のCRFのレイアウトに似たデザインにすることは有用である．

標準データセットを開発する際に考慮したことと同様のことが，CRFのデザインにおいて内容を検討するときにもいえる．それは，できる限り以下のような標準化を行うことである．データ収集に割く労力がそのデータの有用性に見合うかどうかが勘案されなければならないし(ここでは，収集された情報から統計センターで標準データセットを抽出する労力ではなく，施設でのデータ収

集における労力を指す），CRF の項目を必要なものだけに制限する必要がある（逆に，必要な項目が不注意に除かれていないことのチェックも必要）．また，CRF 記入に際して論理的不整合により困ることがないことも確認する必要がある．

　SWOG では通常，標準的な CRF のセットを再利用している．標準的な CRF のセットとして，治療終了報告(Off-Treatment Notice)，追跡調査用紙(Follow-up form)，死亡報告(Notice of Death)は，ほぼすべての試験に含まれる．また，固形がんの試験で効果判定を行う場合には，治療前腫瘍評価報告用紙(Baseline Tumor Assessment form)と腫瘍縮小効果報告用紙(Follow-up Tumor Assessment form)も標準セットに含まれる．これら標準化した CRF で収集されたデータ項目は，さまざまな試験に広く適用するのに十分な項目である．いくつかのがん種では，そのがん種の試験で汎用できる CRF のセットを別途作成している．可能な限り CRF を再利用することで，CRF はなじみのあるものとなり，その結果 CRC のデータ記入も正確になる．試験固有の治療前項目，治療経過項目，有害事象がある場合には，それぞれの試験ごとに新しく CRF を作成している．しかし既にそのがん種の標準がある場合にはそれに従う．

　SWOG 試験で通常使用されるベースライン報告用紙(Baseline CRFs)には，治療前報告書(Prestudy form または Onstudy form)，治療前異常報告用紙(Baseline Abnormalities form)，治療前腫瘍評価報告用紙(Baseline Tumor Assessment form)が含まれる．治療前報告用紙は，患者の適格規準，層別因子，重要な予後因子を確認するために必要なすべての項目を収集するための有用なツールである．治療前異常報告用紙では，プロトコール治療開始前から存在し，プロトコール治療開始後に生ずる有害事象の評価に影響を与え得るすべての病態についての詳細な情報を収集する．治療前腫瘍評価報告用紙では，登録時の腫瘍の状態について必要な情報を収集する．これには，治療開始後の評価と比較できるように，腫瘍の状態の記述，計測値，評価方法が含まれる．

　通常，患者がプロトコール治療期間中のデータを収集するために使われる CRF には，治療経過報告用紙(Treatment form)，有害事象報告用紙(Adverse Event form)，腫瘍縮小効果報告用紙(Follow-up Tumor Assessment form)が含まれる．治療経過報告用紙では，患者が受けたプロトコール治療について必要な情報をすべて収集する．この情報の中には，治療開始日と中止/終了日，投与量の要約が含まれ，プロトコール治療中に使用された併用薬剤や詳細な検査データは，試験の目的を達成するために必要な場合にのみ収集される．有害事象報告用紙では，最新の CTCAE の定義に従って，有害事象の grade と，試験によっては状態(新たに出現 vs. 同じ grade で持続 vs. 悪化)についての情報を収集する．腫瘍縮小効果報告用紙では，治療前腫瘍評価報告用紙で報告した病巣について腫瘍の状態の記述，計測値，評価方法について情報を収集する．

　患者のプロトコール治療を完了または中止した場合，行われた治療の要約と中止理由が治療終了報告用紙(Off-Treatment Notice)で収集される．生存や腫瘍評価のような基本的な治療終了後の追跡データは，追跡調査用紙(Follow-up form)で収集する．患者が死亡した場合，死因に関するデータも死亡報告(Notice of Death)で収集する．

　大規模試験では，治療，有害事象，アウトカムに関する詳細データの量が，正確に収集できる限界を超えてしまうかもしれない．採用された治療レジメンが新しいものでない場合には，治療や有害事象に関する簡略な要約データを1回でまとめて収集する CRF と，再発や生存データを更新する追跡用の CRF を使えば十分であろう．

CRF の標準化を維持するため，SWOG で使われる新しい CRF は試験実施前にレビューが行われる．研究事務局，試験担当統計家，臓器グループ代表者などの試験の実施責任者から提案された項目内容に従って，CRF ドラフト（draft form）が統計センターで作成される．CRF ドラフトはこれらの人たちにより承認される必要があるが，さらに，データコーディネーターや統計家で構成されるプロトコール検討委員会（protocol review committee）とデータベース担当者により検討され，承認されなければならない．それまで参加施設が慣れた CRF と大きく異なっている場合には，参加施設の CRC にもコメントを求める．このプロセスには長い時間がかかるが，CRF が実際に使われる前にできる限り多くの問題を解決しておくという点で，その労力に十分見合う作業といえる．

7.4 データの提出 Data Submission

今日 SWOG を含む多くの組織では，紙の CRF ではなく，電子的な方法を用いて試験データを受けとるようになっている．病院や診療所では高速インターネットに容易にアクセスできるようになり，オンラインでのデータ提出は，紙ベースのシステムに代わる有効な手段となった．臨床研究データの収集とマネジメントを行うためのさまざまな商用の電子的データ収集システム〔electronic data capture（EDC）systems〕を提供する企業は大きな利益を上げている．

オンラインでのデータの提出（online data submission）には多くの利点がある．必要なときにリアルタイムで状況を表す情報やレポートを利用することができ，CRC が忙しくても緊急を要する未入力データがどれであるかを簡単に見つけることができる．フォームの入力が完了すると論理チェック（edit checks）が行われ，ユーザーにリアルタイムでフィードバックして訂正を求めることができる．統計センターではデータの手入力は不要で，データをただちに受け取ることができる．提出可能なフォームのみを表示することで，入力フォームのバージョン管理も容易である．

SWOG では，患者登録，データ収集，検体の提出や保管の管理に SWOG 独自で開発した Web アプリケーションを使用している．それぞれについて，下記でさらに説明しよう．

7.4.1 患者登録 Registration

試験への患者登録は，データ提出の最初のステップである．このプロセスでのポイントは適格性に関する考え方である．患者登録時，CRC はすべての適格規準が満たされていることを確認する．過去の SWOG 試験では，登録作業の一環として，個々の患者の適格規準を確認し，必要に応じて特定の検査値や日付を確認することを必ず行っていた．このように個々の患者の適格性を細かく確認しても，後に統計センターで評価すると，患者が不適格であることが判明することもあった．そこで，SWOG では，適格性を確認する質問を 1 つに絞ることを試験的に開始したところ，不適格患者の割合が増加しないことがわかった．この結果を受けて，ほとんどすべての試験で，時間のかかる個々の質問に答える方法を廃止した．ただし，この個々の質問に答える方法は，FDA に申請を行う治験など，より厳密な報告要件を求める試験では必要かもしれない．

患者登録時，すべての患者について背景因子の標準項目セットの情報が収集される．これには，

姓名のイニシャル，人種，生年月日，性別，保険(医療費の支払い方法)，郵便番号(zip code)が含まれる．患者の姓名や社会保障番号(social security number)の入力はオプションである．登録時に収集されるその他の情報には，層別因子，検体提出への同意の有無，その他登録前に必要となる試験特異的なあらゆる質問に対する回答が含まれる．登録に必要なすべての情報は，プロトコールの中の登録ワークシート(Registration Worksheet)に記載されている．CRCは患者登録の前にワークシートに漏れなく記入することで，登録作業中に要求される情報を準備しておくことができる．

前述した登録に関するSWOGのポリシーはすべての患者登録時に適用され，例外は許容されない．もし何らかの例外を一度許容してしまうと，何を例外とすべきで，何を例外とすべきでないかを我々は際限なく議論し続けるはめになるからである．残りの大部分の患者に不適切な処理がなされないように莫大な時間を費やすよりも，例外とされるべき稀な患者に適切とはいえないかもしれない処理がなされるほうがまだましなのである．

登録完了後，施設に登録確認通知(confirmation of registration)を送ることは意味がある．この確認通知は，割り付けられた治療群を再確認し，CRCに登録後すみやかに提出すべきものが何なのかとその提出期限がいつであるかを確認させる役割がある．即座に確認通知が送られることによって，登録患者が忘れられることなく，データ提出のコンプライアンスもよくなり，仮に間違って異なる群の治療が行われてしまったときでもすぐに修正がなされる．

7.4.2　症例報告書　Case Report Forms

SWOGのEDCシステムは「ドリルダウン(drill-down)」[訳注8]アプローチを使用してユーザーを試験のCRFに誘導(navigate)する．まず初めにユーザーは「データ提出ページ(data submission page)」で，一連の状況パラメータに基づいて，作業を開始する1人または複数の患者を絞り込む．状況パラメータには，未記入のデータの有無，問合せ事項の有無等の情報が含まれており，そうしたパラメータによって作業が必要な患者のみのリストが表示されるため，CRCは作業の優先順位付けを行うことができる．

リストから患者が選択されると，アプリケーションは該当するCRFのみを表示する．CRFが表示されると，そのユーザーがその時刻にその患者のそのCRFを選択したという重要な情報がヘッダ情報としてシステムに記録されるため，そうした情報を入力する時間が省け，かつデータの正確性が保証される．SWOGがすべての患者データを紙で受け取っていたときは，約10%のCRFで患者識別番号が誤ったまま受理され，処理を遅らせる原因となっていた．オンラインフォーム選択におけるドリルダウンアプローチのために，データが自動入力され，このタイプのエラーが最小化される．

オンラインで使用するSWOGのCRFデザインは，紙のCRFのフォーマットとデザインを模倣している．CRCは使い慣れたレイアウトを好むことが多く，また，推奨はできないが，オンラインでデータを入力する前に紙の入力フォームを記入しておくほうが時間を節約することができると考えているCRCもいる．オンラインのフォーマットが紙のフォーマットと同じ場合，入力が容易で，かつエラー(間違い)も少なくなる傾向がある．

訳注8)　範囲を一段階絞って詳細な情報を扱う手法のこと

オンラインのCRFをデザインする際に1つ考慮すべきことは，質問に対して可能性のある回答の項目リストで，ドロップダウンボックス(drop-down box)とラジオボタン(radio button)のどちらを使用するかである．ドロップダウンリストから選択肢を選ぶ場合，ページを下に移動するためにマウスでスクロールするときに，誤った項目を選択しやすい．このため，SWOGではリストが短い場合にはラジオボタンのみを使用している．また，ラジオボタンの場合，入力したフォームをプリンタで印刷するときに，選択されなかった項目が印刷されないようにすることも可能である．オンラインで提出したデータを紙でも残しておきたいと希望するCRCもいるが，それは望ましいことである．

紙のCRFでは，回答した内容についての補足や空白のままCRFを提出する理由等のコメントを余白に記入することができたが，オンラインCRFではそうしたコメントを書き込むことができない．そのため，すべてのフォームにそうしたコメントを書き込むための備考欄(general comments section)を含めることは重要であり，備考欄のコメントがデータを評価する際に重要な役割を果たすこともある．

SWOGのオンラインフォームで使用している論理チェック(edit checks)には，「警告(warnings)」と「エラー(errors)」の2種類がある．「エラー」では，ユーザーは入力内容を修正しなければならないが，「警告」では，ユーザーは誤りを知らせられるだけで，データを修正しないままオンラインフォームを提出することができる．エラーがあるとそのフォーム全体の提出ができないため，エラーは保守的に(conservatively)設定される．例えば，「エラー」は，治療開始日が治療終了日よりも後になるときに出るように設定され，「警告」は，予定投与量から逸脱していた場合に出るように設定される．また，患者が不適格となる値が入力されたときには「エラー」ではなく「警告」が出される．予期されない値や外れ値のときにオンラインフォームを提出できるようにすることが重要であり，それによってその情報が統計センターに伝えられ，問題を検討することができる[訳注9]．

7.4.3　検体 Specimens

さまざまな種類の生物学的検体(biological specimens)の収集，搬送，解析を要するSWOG研究の数が増えている．そのため，SWOGは検体追跡システム(Specimen Tracking System)と呼ぶ双方向性のオンラインアプリケーションを開発し，検体追跡をサポートしている．検体追跡システムは，SWOG研究で患者の治療施設から検体を提出するスタッフだけでなく，検体を受け取る研究室や保管室(repositories)のスタッフも使用する．このアプリケーションを用いて，検体の提出や搬送の記録を残すことができ，施設がSWOG参加施設ではない場合でもSWOGがコーディネートする試験に参加するいずれの施設からでも検体が発送されたことを表示することができる．検体を受け取る研究室や貯蔵室は，検体を受領したこと，さらに，検体を分注してほかの研究室に発送したかどうかをこのシステムを使用して関係者に知らせることができる．適格性，層別因子，治療群

訳注9)「警告」が出されたのに修正されずにsubmissionされたということは，単なる入力ミスではなく，CRCがその入力を適切だと考えてsubmissionしたと推測されるため，CRCが入力内容について誤解しているか，その警告自体が不適切である可能性があり，その検討を行うことができるように統計センターがその情報を知ることを重視したのだと思われる．

の決定に検体データの分析結果を用いる試験では，検体追跡システムは，分析結果を収集し，必要な関係者に指示を伝えることができる．

7.4.4　データ提出の促進　Data Submission Enforcement

　SWOGでは，スケジュール管理レポート(Expectation report)を用いて施設がCRFや試料(materials)を適切な期日までに提出することを促進している．このレポートはオンラインで入手することができるもので，CRFや追跡調査の提出期限が近づいていることや，提出期限を超えているという詳細情報を伝えるレポートである．一般に，ベースラインのCRFは登録後7日以内の提出を求めている．治療中は，治療のCRF，有害事象のCRFを通常3か月ごとに提出し，治療終了後は追跡のCRFを6か月ごとに提出しなければならない．イベント報告(治療中止，再発，二次がん，死亡)は，そのイベントの2週または4週以内が提出期限となっている．患者の追跡期間はプロトコールによって異なり，試験の目的を達成するために十分なデータが収集されると追跡を中止する．長期生存者については年1回追跡される．

　SWOGはCRF提出状況の悪い施設に対するポリシーをもっている．その施設からの登録患者の10%以上でベースライン報告書のセットが期限から30日を超えたり，プロトコール治療を受けた患者の15%以上で追跡報告書が期限から6か月を超えたり，プロトコール治療が中止された患者の20%以上で追跡報告書が期限から14か月を超えると，その施設には警告が出され3か月の猶予期間が与えられる．その猶予期間の間に，たまったCRFを提出して上記の遅れを解決しない限り，それが解決されるまで施設からの登録は一時停止される．この停止措置はよい抑止力となっており，現在ではほとんど必要性はなくなったものの，これが適用されたときは効果的に機能している．

7.5　データの評価　Data Evaluation

　提出された患者データの評価は，試験管理(study management)の中でおそらく最も重要な部分である．SWOGでは，電子媒体でデータを受け取るため，統計センターのデータコーディネーターがレビューする同じデータを各研究事務局もオンライン上でレビューすることができる．研究事務局はオンラインアプリケーションを使用して患者データをレビューし，必要に応じて評価報告書(evaluation forms)を作成する．研究事務局は評価が必要な患者のリストを毎月電子メールで受け取り，データコーディネーターは研究事務局が評価を終えた患者のリストを毎月電子メールで受け取る．研究事務局による評価報告書のコメントによりそのままデータベースのデータが書き換えられることはなく，データコーディネーターがレビューを行い，研究事務局のコメントに同意した場合はデータコーディネーターがデータを変更する．同意しない場合には研究事務局に送り返して再検討を求めることができる．通常，データコーディネーターと研究事務局の間で評価に関する見解は一致するが，稀に一致しなかった場合，どちらが適切であるかは，臓器グループ代表者，研究調整医師(executive officer)[訳注10]，SWOG代表者の順に上申されて，判断がなされる．

　最初の評価では，ベースライン報告書を用いて適格性，層別因子，初回投与量がチェックされる．

患者のイベントが発生するたびに，治療とアウトカム情報が抽出されて評価が行われる．その際，データの欠損，有害反応の原因，治療中止理由については，施設に問い合わせを行うこともしばしばある．研究事務局とデータコーディネーターの両者が，予期されたレベルを超える毒性やプロトコールの誤った解釈がないかどうかに注意を払っている．問題が見つかれば，研究事務局は必要に応じて，施設に配布するためのプロトコールの変更やプロトコールの補足説明文書を運営事務局(operations office)へ提出する．

この二重評価の仕組みは非常にうまく機能していると思われる．統計センターのデータコーディネーターによるレビューは，同じ対象臓器のすべての試験での一貫性と，試験の評価を最新に保つために重要である．しかし，データコーディネーターは医学の専門知識をもってはいないため，医師である研究事務局がデータをレビューすることも重要である．データ評価の多くの場面で臨床的判断が必要であり，例えば，重篤な有害事象報告の検討や病理報告書の解釈には臨床的判断が必要である．また，効果や有害事象に関するプロトコールでの定義ではカバーできない事例の判断，予期されたレベルを超えて毒性がみられていないことのモニタリング，毒性や効果の出現パターンの検討などにも臨床的判断は必要である．また，標準的ではないエンドポイントを用いた研究(画像診断の研究や，がんに特化したものではない副次的なエンドポイントを評価する研究など)では，さらに専門家パネルによるエンドポイントのレビューを追加することも重要であろう．

我々は評価のプロセスを支援するさまざまなレポートも作成する．例えば，評価すべき時期がきた患者のリストが定期的に作成される．典型的な評価時期は，治療の中止または完了の時点，増悪時，死亡時である．第Ⅱ相試験では，モニタリング間隔を短くする必要性から患者情報はもっと頻繁に評価される．その他のレポートの1つに，試験ごとに定期的に作成されるデータ整合性チェックレポート(data consistency checks)がある．このレポートに含まれる内容は，例えば増悪のために治療中止となったが増悪日が記入されていない患者のリストなどである．また，NCIへの報告義務があるがまだ報告されていない可能性がある重篤な有害事象のリストも作成され，対応が必要かどうかを運営事務局と研究事務局が検討し，もし対応が必要であれば，報告するよう施設に通知される．

こうしたレポートに加えて，標準化されたデータ要約表(standard data summary tables)が少なくとも6か月ごとに作成される．この表は，年2回のSWOG定例会議の際に行われるモニタリング会議用に作成される半年ごとの定期レポートに含まれている．標準データセットがあるからこそ，標準化された要約表が実現できていることを理解してほしい．もしデータが標準化されていなければ，試験のモニタリング作業に費やす時間は飛躍的に長くなり，試験ごとにカスタマイズされた要約表を作成するためのプログラミングに費やす労力も膨大なものになる．

例として，SWOG S8811の標準化された表のいくつかを**表7.2〜7.4**に載せた．登録，適格性，評価可能性に関する表(表7.2)では，登録患者数と不適格であることが判明した患者数，それぞれのエンドポイントについて評価可能な患者数をレポートしてある．SWOG S8811では不適格患者が1人いた(転移もなく局所再発もなかった)．測定可能病変を有することが適格規準に含まれてい

訳注10) SWOGのExecutive Officerとは専門領域ごとのコーディネータとなるOperations Officeの医師スタッフであり，研究調整医師と訳した．

表7.2 S8811試験 登録数，適格性，評価可能性

	計	前治療歴なし	前治療歴あり
全登録例	58	21	37
不適格	1	0	1
適格	57	21	36
ベースラインの病変の評価			
測定可能病変を有する	57	21	36
腫瘍縮小効果判定			
適切	44	16	28
不十分	13	5	8
毒性評価			
評価可能	57	21	36
評価不能	0	0	0

表7.3 S8811試験 毒性の項目と程度(grade)ごとの集計($N=57$)

検査項目	Grade 不明	0	1	2	3	4	5
腹痛	0	56	0	0	1	0	0
アレルギー/皮疹	1	51	4	1	0	0	0
脱毛	1	50	5	1	0	0	0
貧血	0	46	3	4	3	1	0
悪寒/発熱	0	53	0	3	1	0	0
下痢	0	21	14	15	6	1	0
浮動性めまい/ほてり	0	55	2	0	0	0	0
深部静脈血栓	0	56	0	0	1	0	0
顆粒球減少	0	21	6	7	9	14	0
頭痛	0	56	1	0	0	0	0
イレウス/便秘	0	54	0	2	0	1	0
リンパ球減少	0	53	1	1	1	1	0
粘膜炎/口内炎	0	16	13	12	13	3	0
悪心/嘔吐	1	20	24	6	6	0	0
血小板減少	0	51	4	1	1	0	0
体重減少	0	55	1	1	0	0	0
患者ごとの最悪Grade	1	3	9	8	20	16	0

たため，表中のベースライン評価では適格患者はすべて測定可能病変を有するとなっている．この表から，有害事象についてはすべての患者が評価可能であったが，腫瘍縮小効果の判定についてはそうでないことがわかる．13人の患者について，効果判定のための評価が不十分とされている．これには先に述べた患者，すなわち効果未確定とされた患者，評価不能とされた患者，そして効果

表7.4 S8811試験 腫瘍縮小効果

	前治療歴なし	%	前治療歴あり	%
完全奏効	1	5%	4	11%
部分奏効	1	5%	3	8%
効果未確定	1	5%	3	8%
安定	7	33%	12	33%
評価不十分	4	19%	4	11%
進行	7	33%	9	25%
早期死亡	0	9%	1	3%
計	21		36	

判定の前に他疾患で死亡した患者が含まれている．

　有害事象の表(表7.3)には，治療中の各有害事象(有害事象項目は数百あるが，1つ1つの試験ではそのほとんどが観察されない)の最悪 grade の集計が掲載される．SWOG S8811で最も多く認められた有害事象は，予期されたとおり白血球減少，顆粒球減少，血小板減少，下痢，粘膜炎，悪心，嘔吐であった．

　腫瘍縮小効果の表と生存曲線は，患者登録が完了するまでは試験レポートで提示しないのが普通であるが(3章で述べたデータモニタリングポリシー参照)，モニタリング委員会による中間評価の目的では報告される(第Ⅱ相試験は，研究事務局，試験担当統計家，臓器グループ代表者からなる，やや非公式な委員会によってモニタリングされる)．SWOG S8811の腫瘍縮小効果の表(表7.4)では，転移巣に対して前治療のあった患者ではCRが1例，PRが1例であり，前治療のない患者ではCRが4例であったことが示されている．また，表では4例で効果が確定されておらず，8例で効果判定ができない不十分な評価が行われており，1例が早期死亡であったことも示されている．この試験の生存期間中央値と無増悪生存期間中央値は，それぞれ16か月と6か月であった(表には示されていない)．

　ここには掲載しなかったが，ほかにも患者背景因子の表(patient characteristic table)と治療要約の表(treatment summary table)がある．前者は，全患者で収集された基本データ(性，年齢，人種，民族)や試験特異的なデータ(この試験の場合は前治療の有無)を含み，後者は治療が終了した患者数(この試験では全例が治療を終了)と治療中止終了理由(プロトコール治療完遂が5例，原病の悪化による中止が37例，死亡が2例，毒性による中止が4例，その他の理由による中止が9例)と大きな逸脱(major deviation)の例数(ここではなし)を示す表である．

7.6　公表　Publication

　試験の管理と評価の最終段階が結果の公表である．これには，決着のついていないデータ評価上の問題を解決し，すべてのデータを最新の状態にするという最終的なデータクリーニング(final clean-up of the data)が必要となる．特記すべきことは，SWOG では，最終解析を行った際にもデータベースを固定(lock)しないということである．最終解析時のデータはスナップショット(snapshot)として SAS ファイルに出力され，それが最終解析に使われるとともに，アーカイブ(archive)として保管される．そのため，主たるデータベースは新しいデータの追加やデータの更新が常に可能となっている[訳注11]．

主たる解析の方法は，試験の目的と試験デザインに応じてあらかじめ規定されている．統計家による解析の後，研究事務局は論文の草稿を作成する．研究事務局と統計家(それぞれその論文の筆頭著者と第2著者となる)の両者が納得できる論文草稿ができると，ほかの著者にも送られて検討され，承認を受ける．

試験結果が最終的に公表され，すべての患者のプロトコール治療が終了すると，試験の「進捗状況(study status)」が「追跡終了(closed to follow-up)」となる．こうすることで，スケジュール管理レポート(expectation report)や決着のついていない事項に関する問い合わせ(outstanding query report)が発行されることがなくなり，CRC は現在進行中の試験に労力を集中することができるようになる．

7.7 品質保証のための監査　Quality Assurance Audits

統計センターは，データベース上の整合性しか保証できない．患者の診療記録のコピーを収集でもしない限り，統計センターが受け取ったデータと医療現場で起きた事実が一致していることを確かめる方法はない．臨床医を含むチームによって行われる外部監査(external audits)は，この部分の質を保証するために不可欠である．SWOG では，3年に1回以上(問題があった施設にはそれ以上)の施設監査を推奨している．監査で調査される患者カルテは，その施設から登録された全患者のカルテを代表するサンプルであるべきだが，統計センターや研究事務局が見出した問題例の特定の診療記録も加えられるべきである．残念ながら，何人分のカルテが調査されるかということは，どれくらいたくさん調査すべきかという必要性よりも，経費がどのくらいかけられるかという現実的な制約に依存する．ただし，調査するカルテが全体の10%未満の場合は信頼性に欠けるといわれていることは知っておく必要がある．またカルテの調査に加えて，規制要件(薬剤管理記録の保管義務など)が満たされているか確認することも必要である．

訳注11) 通常，企業治験でのデータ管理では，(申請に用いるための)最終的な解析を行う前にデータベースを「固定」し，その後のデータの改変をいっさい行えない処理を加えることで，申請に用いたデータの非可塑性を保証することが一般的である．しかし SWOG を含む研究者主導の Cooperative Group では，それぞれの試験の最終解析を行った後にも，付随研究やメタアナリシス，ほかの試験との統合解析のために追跡調査を追加してデータベースのデータを更新することがしばしばある．そのため必ずしも必要のない「データベース固定」というプロセスを SWOG が採らないことは合理的といえる．JCOG でも SWOG 同様，データベースの「固定」は行っておらず，主たる解析時や最終解析時にデータベースから export したファイル(JCOG では MS Access の mdb ファイル)を解析に用い，それをアーカイブとして保管するやり方を採っている．

もちろん調査だけでは十分とはいえず，標準的な監査方法が確立される必要があるし，施設が要件を満たしていない場合の改善のための方策も必要である．この方策には，6か月後にもう一度監査が行われること，新しい手順の導入などの助言，改善が確認されるまで登録が一時停止されることなどが含まれる．

虚偽報告(fraud)が発見された場合には厳しい処置が必要である．それに関わった研究者はすべて研究組織から除名され，その施設の全記録が監査され，改竄/捏造されたデータはすべて解析から削除される．しかし，周到にデータが改竄/捏造されている場合には，それを特定するのは極めて難しい．仮に監査担当者が不正がありそうだとみなしても，実際には表面的な調査を行う時間しかないため，記録が二重化されている場合にはその不正を見つけることはまず不可能である．不正を疑ったからといって何かが見つかることはほとんどないであろうし，むしろ不正があると疑ったことから生まれる不快な感情は，共同研究のための努力を大きく損なうことになりかねない．また，実際には虚偽報告は施設内からの内部告発により見つかることのほうが多く，告発者自身が失業の危険にさらされることもあるため，虚偽報告が疑われる場合に匿名で報告できる仕組みを確立することが重要である．虚偽報告は許容されないものであり，その重大さを軽く扱うつもりはないが，少なくとも多くの施設と研究者によって試験が行われる場合は，1施設からの改竄/捏造データによる試験結果への影響は小さいし，相対的には小さなバイアスしか産み出さないこともまた確かである．

7.8 トレーニング Training

データ管理や品質管理のもう1つの重要な側面はトレーニングである．定義や手順の標準化により，標準トレーニングコースを作ることもできる．SWOGでは，新人のデータコーディネーター，統計家，CRC，研究事務局のすべてに対してトレーニングコースを提供している．

データコーディネーターと統計家のトレーニングは統計センターで行われる．そのコースはSWOGの目標と歴史，コンピュータのトレーニング，SWOGの組織構成と各種手順に関する説明，SWOG標準の方法論についての詳細な解説などからなる．

施設のCRCや研究事務局向けのトレーニングの資料はオンラインで入手することができる．CRC向けのコースには，CRFの記載方法，追跡不能患者に対して追跡の手がかりを見つける方法，有害事象報告，インフォームドコンセントの要件，患者登録の方法，治験薬の請求方法などの解説が含まれる．研究事務局向けのコースでは，研究事務局の責務は何か，従うべきポリシーは何かが詳細に説明される．また，プロトコール作成と効果判定におけるわかりにくい事例の数々が紹介される．

トレーニングコースは導入としてはよいが，すべてを網羅することはできない．したがって，我々はデータコーディネーターやCRC，研究事務局のために，責務や手順，標準の方法などを詳細に記載した広範囲にわたるマニュアルを継続的に維持し提供している．また，我々はテクニカルサポート担当者のメールアドレスをすべてのアプリケーションに明記して通知している．統計センターの

スタッフは，問い合わせメールを常にモニターしており，受信後24時間以内に返答している．アプリケーションの改善に役立つ最も優れたアイディアがユーザーからもたらされることもある．

7.9　データベース管理　Database Management

データベース管理は，膨大な文献の知識や特殊言語を必要とする高度に専門的な学術領域である．ここでは，単施設か多施設共同研究グループかによらず，多数の試験を並行して運用する組織での使用を前提としてコンピュータ化されたデータベース管理に焦点を絞り，最も重要な点に触れる程度に留めよう．この領域に関する優れた総説がMcFaddenら(1995)によって書かれている．

7.9.1　データベースの構造　Database Structures

今日，ほとんどの臨床試験組織(trial organizations)で用いられているデータベースソフトは，商品化されたいくつかのリレーショナルデータベース管理システム(relational database management system)の1つである．リレーショナルモデル(relational model)は，簡単にいうと，あるキーとなる変数(key variable)によって互いのリンクが可能なテーブル(table)にデータを構造的に格納するモデルであるといえる．例えば，SWOGのデータベースには，全試験共通のフォーマットの，患者ごとに1つずつしかないデータ(患者識別番号，性別，年齢，人種，生死，最終生存確認日など)を格納する患者固有データテーブルと，患者ごとに複数発生するデータを格納する，有害事象テーブル(患者識別番号，試験番号，有害事象の項目と程度)や評価テーブル(患者識別番号，試験番号，増悪までの期間など)といった，試験ごとのデータテーブルがある．患者固有データテーブルのデータは，患者識別番号でほかのテーブルとリンクされる．このデータベース構造は融通性が高く(必要に応じてテーブルが追加できる)，極めて直感的である．直感的とは，例えば治療前報告書のデータを格納する治療前テーブルといったように，テーブルとCRFを非常に近い構造にすることができるという意味である．解析のためのデータ抽出は，必要なテーブルを指定してリンクすることにより可能である．したがって，階層型データベース(hierarchical databases)とは異なり，リレーショナルモデルは特に統計解析に適しているといえる．階層型データベースの構造はレコード型(record type)のピラミッドからなり，それぞれのレコード型は1つ上位の階層のレコード型に"属する(owned)"という構造になっている．例えば，基本ユニット(最も上位のレコード型)が患者であるなら，最初のレコード型は変更されない患者因子(性別，診断日と診断結果など)となるだろうし，次はビジット(visit)を基本としたもの(診察日，体表面積など)になり，その次の階層はビジットごとのアウトカム(検査値，薬剤名と投与量など)になるだろう．階層型データベースは患者指向型(patient-oriented)であり，解析のためのデータ検索よりも個々の患者のデータ検索(電子カルテ等，臨床現場での使用)に適している．例えば，リレーショナルデータベースでは，有害事象の解析の際には1つの有害事象テーブルにアクセスすればよいが，階層型データベースでは，特定の試験に参加した患者のすべてのビジットを同定してそれらのビジットから有害事象を要約するという処理を行わなければならない．階層型データベースで試験を基本ユニットとする階層構造にすればこの

点は改善されるだろうが，患者が複数の試験に参加する場合には同じ患者情報も試験ごとに繰り返し入力しなければならない点で理想的とはいえない．また，同じ CRF が多数の試験で使用される場合も，同じタイプの CRF で収集されるデータであっても同じテーブルには格納できないため，この構造はやはり理想的ではない．臨床試験組織におけるリレーショナルモデルの利点についてのさらに詳しい情報は Blumenstein の論文(1989)を参照してほしい．

参照整合性(referential integrity)は，リレーショナルデータベースの構造において重要な概念である．もし患者固有のデータ(性別，生年月日など)が1つのテーブルに属し，同じ患者の有害事象がほかのテーブルに属する場合，これら2つのテーブルは，患者識別番号のような数値でリンクされる．リレーショナルデータベースでは，(患者登録の際にレコードが追加される)「患者テーブル」には存在しない患者識別番号の有害事象データを「有害事象テーブル」に入力できないようにする入力制限をかけることができる．このような制限の仕組みを「外部キー(foreign key)」と呼ぶが，誤ったデータの入力を予防するためにこうした機能をリレーショナルデータベース構造の中でうまく用いることが重要である．存在しない患者の有害事象のデータが入力されることを防ぐことができるため，こうした制限機能は積極的に用いるべきである．

先にも述べたように，SWOG はほとんどの患者データをオンラインで受け取る．このことは，結果的にエラーや警告のメッセージにつながる提出データを受け取り，誤ったデータを表示してユーザーに訂正を要求できなければならないことを意味する．これを実現するためには，提出に失敗したときのデータを保存しておく仕組みをもつ必要がある．我々は，アプリケーションを介して提出されたすべてのデータを格納する「受理データテーブル(staging table)」のレプリカ(mirror set)を作成する．すべての論理チェックを通過すると，そのデータはデータコーディネーター，統計家，研究事務局が作業を行うための「作業用テーブル(active table)」に移行される．この区別は，論理チェックでエラーがなく受領されたデータと，論理チェックでエラーがみつかったデータとの混在を防ぐうえで重要である．

7.10 まとめ Conclusion

プロトコールの文書は，試験の実施において拠り所となる基準(standard)を定めるものであることは，繰り返し述べるに値する．臨床試験に関わるチーム全員でレビューを行って承認された，明瞭で簡潔なプロトコールがあれば，どのような臨床試験も正しい軌道に乗せて開始することができる．プロトコール改訂(protocol amendments)はいずれにせよ必要となるものではあるが，1人目の患者が登録される前に厳しい眼でレビューを行うことが重要である．

いかなるプロトコールも，試験データの提出に用いられる CRF のセットなしには完成しない．CRF もプロトコールと同じレベルのレビューを受け，標準フォーマットと標準用語を反映したものでなければならない．また，試験の実施に必要なデータ項目のみ収集するようにしなければならず，「余分な(extra)」データの収集は，CRC の注意を散漫にし，データの正確性を脅かして解析結果に無視できない影響を及ぼすだけである．データの提出方法をプロトコールで明示し，必要な説

明書の作成やトレーニングを行うことで十分なサポートを行わなければならない．

　中央の統計センターでデータが受理された後は，トレーニングされたプロのスタッフがレビューを行い，標準化された変数のコード化を行い，不整合を検索し，データの修正や曖昧な点の明確化のための問合せ(query)を行う．こうしたレビューにより，試験内かつほかの試験との間の整合性が確保され，データの医学的レビューを補完することができる．医学的レビューは，用量，有害事象，患者ケアのその他の側面をレビューするために行われ，それに基づいて必要な場合にはプロトコールが変更される．いずれのレビューにおいても研究レコードと臨床レコードの照合は行わないため，参加施設の登録患者のサンプリングによる定期的な監査を行うべきである．

　しっかりしたプロトコール(solid protocol document)，よくデザインされたCRF，信頼できる適切なデータベース，よくトレーニングされた研究チーム(study team)によって初めて，臨床試験は信頼できる結果を生むことができ，その結果の公表を通じて，がんとの戦いに役立つ知識を増やすことができるのである．

8章
結果の報告
Reporting of Results

Cave quid dicis, quando, et cui.（意味は章末のお楽しみ…）

　臨床試験のプロセスの中でも，結果の報告は不安を感じつつも最も待ち望まれるものの1つである．報告書には多くの種類があり，その中には研究者に配布する試験実施中のレポート，データモニタリング委員会に提出する中間解析レポート，学会に提出する抄録，そして試験の最終段階としての医学雑誌での公表論文などがある．いずれの報告書においても重要なのは，どのようなタイプの情報を伝えることが適切なのか，どうすれば科学的に最も妥当な方法で伝えられるのかを認識することである．2001年に，臨床試験に関係する医師，統計家，疫学者，生物医学系雑誌の編集者が集まって国際委員会が開かれ，ランダム化比較試験における報告の質について意見が交わされた．その結果はCONSORT（Consolidated Standards of Reporting Trials：試験結果の報告に関する統一基準）という表題で，2つの論文として公表された．CONSORTステートメントには，試験結果を報告する際のフローチャートと記載に関する必要事項のチェックリストが示されている．2001年に公表されたCONSORTステートメントは，より定義を明確にし，新しいトピックをとりいれて2010年に改訂版が公表された（Schulz et al., 2010; Moher et al., 2010）（Simon and Wittes, 1985も参照）．

　定期的なレポートの中で示すべき項目として，登録状況，不適格，大きなプロトコール逸脱（major protocol deviation）や毒性が挙げられる．予期された以上の毒性の出現や，プロトコールの曖昧な規定，その他試験管理上の問題点を早期に把握するうえでこのようなレポートが重要となることは7章で述べた．そこでこの章では，（データモニタリング委員会に提出される）試験の主要なエンドポイントに関する中間解析レポートと，最終解析レポートに焦点を絞る．これらのレポートに含まれる試験のデザイン，実施状況，データ収集状況，統計解析，結果の解釈などの情報によって，読む者が試験を評価することが可能となるのである．臨床試験の報告方法についての絶対的な標準はいまだ形成されていないが，報告のタイミングや報告すべき内容に関してはいくつかの基本的事項がある．

8.1　レポートのタイミング　Timing of Report

　いったん試験の患者登録が開始されると，研究者は往々にして次の試験の計画に注意が向いてしまい，新しい研究の計画に役立ちそうなものならそれがどんな情報であっても，現行の試験の結果について知りたくなるものである．そのため，患者登録が開始された瞬間以降，常に，集積されているデータに関する報告を行うことについてのプレッシャーが存在する．6章で述べたように，第Ⅲ相試験のレポートに共通する問題は，まだ患者の登録中もしくは登録終了後だがデータが「成熟(mature)」する前に，主たるアウトカムが報告されてしまう傾向があることである．結果の報告が早すぎた場合には，登録が影響を受けたり，極めて多くの誤った結論が導かれる可能性があるが，モニタリング委員会や適切な試験中止規準を置くことによってこれらの問題を最小化することが可能である．

　第Ⅱ相試験においても，レポートが早すぎると同様の問題を引き起こすことになる．予定登録数が40例の進行大腸がんに対する試験を考えてみよう．最初の登録患者25例のうち15例がプロトコール治療を終了し腫瘍縮小効果の評価が可能であるが，残りの10例はまだ治療中もしくは腫瘍縮小効果の判断に十分な記録が得られていないとしよう．注意しなければならないことは，この10例が必ずしも最後に登録された10例とは限らないことである．すなわち，治療が長引いている患者や，定期的な受診のコンプライアンスが悪い患者，必要な検査は実施されたがその結果がまだ報告されていない患者などが含まれる可能性がある．さらに参加施設には，報告する文書量が少ないために，悪い結果を先に報告する傾向があるかもしれない．こうした場合，最初の評価可能な15例のみから奏効割合を推定することは，真の奏効確率の推定値を悲観的なものにしてしまうであろう．早期に悲観論が広まってしまうと，それ以降に試験に登録される患者のタイプが変化する可能性がある．例えば，比較的重症度の低い患者は，比較的有望と思われる別の試験に登録されるようになるかもしれない．より奏効しにくい患者が登録されるという患者集団の変化によって，最終的な奏効確率の推定値がさらに悲観的なものになってしまう可能性がある．こうしたことから，第Ⅱ相試験においても，第Ⅲ相試験のときと同様にデータが成熟するまでは結果を報告しないようにすべきである．

　「成熟したデータ(mature data)」の定義は試験のタイプに依存し，登録を開始する前に決めておかなくてはならない．また，その定義の内容によらず，患者の登録が終了し，適切な時期がくるまでは，結果の情報は決してレポートしないという原則を厳格に守らなければならない．このルールは，早期のデータ開示により生じる，試験の最終結果に関するバイアスを小さくしてくれる．

8.1.1　第Ⅱ相試験　Phase Ⅱ Trials

　典型的な第Ⅱ相試験のエンドポイントは，腫瘍縮小，無増悪生存期間(PFS)，生存期間である．〔新薬(investigational new drugs)の治験によく用いられる〕2段階デザインでは，永続的な試験の終了が決定され，すべての登録患者の評価が終了した後にしか結果のレポートはなされない．先述した理由により，（第1段階で試験中止とならない限り）第1段階の結果としてアウトカム（奏効，増悪，

死亡)がレポートされることは決してない．さらに第2段階の登録に進むためには，試験計画時にあらかじめ設定した特定のルールをすべて満たす結果が得られる必要がある．登録の継続が決定された場合も，観察された奏効例数やイベント数はレポートされず，参加施設の研究者には「少なくとも試験の継続に必要最小限の有効性は認められたこと」と「予定数の登録を完遂するまで試験が継続されること」のみが知らされる．試験の登録が終了し，すべての患者の効果判定が終了すれば，学術会議でのプレゼンテーションや医学雑誌への論文投稿のために，試験の最終的なレポートが作成される．

8.1.2　第Ⅲ相試験　Phase Ⅲ Trials

　第Ⅲ相試験は通常何年にも及ぶため，早期にレポートしたいという欲求はさらに強い．しかし，早期に有望な結果として公表されたものの，追加追跡のデータにより結論が覆ってしまった例は枚挙に暇がない．SWOG S7924（化学療法で完全寛解となった限局期小細胞肺がん患者に対する放射線治療の有無の比較試験）が1つの例である．この試験は米国臨床腫瘍学会（American Society of Clinical Oncology：ASCO）で，登録中には「有望である」（Kies et al., 1982）と報告され，登録終了後には「有効である」（Mira et al., 1984）と報告された．しかし，最終解析後の結論は「放射線治療による延命効果はない」であった（Kies et al., 1987）（その後SWOGでは，登録が完遂して試験のデータが成熟する以前に，アウトカムを報告することを認めていない）．試験結果のレポートのタイミングは，最終解析の時期および中間解析の時期とともにプロトコールであらかじめ規定されなければならない．中間解析の際には，試験の当事者には見せずに行われた解析の結果がデータモニタリング委員会（6章参照）のみに報告され，この委員会が（事前に規定された判断指針に基づいて）試験結果の早期の公表を勧告した場合に限って，プロトコールで規定された最終解析時期よりも前に試験結果が公表される．

8.2　必要な情報　Required Information

　レポートをどの程度詳細に記述するかはレポートの目的による．一般的には，以下の情報が含まれることが重要とされている．

8.2.1　目的とデザイン　Objectives and Design

　試験の目的は，すべてのレポートや論文（「要旨」と「方法」のセクションの両方）に述べられるべき項目であり，プライマリーエンドポイントとセカンダリーエンドポイントが明確に書かれていなければならない．腫瘍縮小効果と毒性に関しては非常に多くの定義が存在するので，その定義を明確にすることが特に必要である．さらに必要であれば，試験の目的に対してエンドポイントがどのような関係にあるかを記述しておくとよい．

　試験デザインの記述には，第Ⅱ相と第Ⅲ相の別や，あらかじめ患者のサブセットごとに別々の目標登録数が設定されているかどうかも含めるべきである．目標登録数（サブセットがある場合はそ

れぞれについても)をその設定根拠(推定の精度や有意水準，設定された対立仮説に対する検出力)とともに示し，中間解析を行う場合はその解析計画を記述する．第Ⅲ相試験においては，ある程度詳細にランダム化の方法を記述することも必要である．それには層別割付を行ったかどうかと層別因子による群間のバランスがどの程度とれていたかも含める(ランダム化の方法については3章を参照)．多群試験(multi-arm studies)の場合には，その試験の性質と意思決定の判断規準(decision rule)について記述すべきである．もし，複数のエンドポイントに対する検定があらかじめプロトコールに規定されているのであれば，そのこともレポートに含めるべきである．

8.2.2　適格規準と治療法　Eligibility and Treatment

　試験の対象となる患者集団は，適格規準を明確に記述することによって定義される．適格規準に含まれるべき項目には次のようなものがある．対象となる疾患を規定する腫瘍側の因子である，病変部位，組織診断名/組織型，病期や，患者(宿主)側の因子である，前治療に関する制限や登録前の検査値が規定される．また，患者を試験に参加させることが禁忌となる医学的な規準も記述されるべきである．

　治療の詳細は，(単に"5-FU療法"というような記述ではなく)用量，投与スケジュール，投与ルート，必須の支持療法(例：水分負荷，G-CSFなど)まで記述すべきであり，最終論文には，治療変更規準も記述することが必要である．

8.2.3　結果　Results

　結果のセクションには，そのレポートの時期(timing)の記載が必要である．例えば，予定されていた時期での最終解析のレポートであるのか，データモニタリング委員会に提出される，予定されていた中間解析のレポートであるのか，等である．そのどちらでもない場合には，早期のレポートが妥当であるといえるに足る根拠が記載されなければならない．また，患者の集積に要した期間，その期間中の総登録数，不適格例数とその理由も結果のセクションに含まれるべき内容である．適格患者のうち1人でも解析から除外された患者がいた場合は，除外した理由が示されなければならない(こうした除外はできるだけ少なくする必要がある．除外の指針については後述)．

　適格規準には幅があるため，その範囲内ではさまざまな患者が試験に登録される．したがって，最終的に得られた患者集団のリスクの状況を示すことが重要で，これには実際に登録された患者の基本的な背景の要約が必須である．要約に含めるべき変数には，基本的背景因子(年齢，性別，人種，民族)，層別因子，およびその他の重要な背景因子(例：performance status，疾患の広がり，前治療レジメン数)がある．ランダム化試験においては，基本的な患者背景因子が治療群間でどの程度バランスがとれているかについて記述しておくことも必要である．しかし，群間でバランスがとれているかどうかを検定したり，バランスが崩れているからといってむやみに背景因子を調整した解析を加えたりすることは推奨されない．背景因子を調整した検定を行うことを事前に定めていない場合には，調整した検定を加えても調整しない検定を加えてもαエラーを増大させうる．調整した検定を一度だけ行うことを事前に定めていたとしても，その検定は背景因子のアンバランスへの対処としてほとんど役に立たないし，行っても行わなくても検出力に対する影響は一般に小さい(Permutt, 1990)．また，群間に大きな偏りがあることは，そもそもランダム化がうまくいかなかっ

たか，たまたま偏りが生じたかのどちらかであり，前者の場合には調整した解析は問題の解決の役には立たない．ランダム化試験では，群間に背景因子に偏りが生じることはときどき起きるものであって，必ずしも調整した解析が必要であることを意味するわけではない．逆に，背景因子の偏りに有意差がないからといって，調整した解析が必要ないといえるわけでもない．大きく予後に影響する予後因子は，群間でのバランスがとれていようがいまいが，結果に大きな影響を及ぼす可能性があることを認識する必要がある．

　レポートの本文には，実際に行った治療内容の要約を含めるべきである．この要約には，プロトコールどおりに治療を完了した患者数，治療の早期中止(early termination of therapy)の患者数とその理由が必要で，毒性による中止，原病の悪化以外による死亡や患者拒否などを含む．第Ⅲ相試験においては，治療が完了できなかった患者数が多い場合のコンプライアンスについての群間比較にも注意が向けられる．しかし，コンプライアンスの程度により分類したサブセットに関する群間比較の結果は含めるべきではない(この落とし穴については9章を参照)．レポートにはプロトコール規定からの逸脱の要約も含めるべきだが，「プロトコール逸脱(protocol deviation)」の定義はさまざまであり，かつ多分に主観的であるため，何をもって逸脱としたかの定義を明記すべきである．

　毒性評価の対象となった患者数，定義に基づいた奏効や増悪/再発が認められた患者数，および追跡情報がどれだけ「成熟」しているかも示されるべきである．追跡情報の成熟度については，典型的には死亡数，追跡不能例数に加えて，追跡期間の最大値・最小値・中央値(median follow-up time)が示される．ただし，追跡期間中央値をどのように算出するかについては議論がある(Schemper and Smith, 1996)．算出方法としては，生存している例に限って追跡期間中央値を計算する方法(筆者らはこれが望ましいと考えている)と，生死にかかわらず登録全例について登録から死亡日または最終生存確認日までの期間の中央値を算出する方法がある[訳注1]．また，論文にはどの統計量を用いたかを明記しておく必要がある．通常，試験の主たるアウトカムや副次的なアウトカムには，生存期間，無増悪生存期間，腫瘍縮小効果(奏効)，毒性が用いられるが，これらのレポートのしかたについては次項(8.3)にまとめた．探索的な解析結果は，試験本来の主たる解析結果とは別のセクションに置き，解析結果の重要性を過大評価しないようなコメントを数多く付記するべきである．

8.3　解析　Analyses

8.3.1　解析からの除外とITT　Exclusion, Intent to Treat

　試験に登録された患者はすべて評価に含められなければならない．一般に，すべての適格患者がすべての解析に含まれる．これが既に確立されている「intent-to-treat」の原則であり，選択バイア

訳注1) 訳者らはこちらが望ましいと考えている．登録全例の追跡期間は追跡を重ねることにより単調に増加していくが，生存例のみの追跡期間は，特に生存例が少なくなった場合には，死亡が起きるたびに長くなったり短くなったりすることがありうるため，長いことがより"mature"したデータであることの指標にならないと考えるからである．

スを除去する唯一の解析方法である．ただし，全適格例ではなく，適格性によらずランダム化されたすべての患者の解析を「intent-to-treat」と定義することが提唱されている．しかし我々は，異なる疾患や異なる病期，その他プロトコールで規定した以外の疾患の背景因子をもつ患者を解析に加えることには疑問がある[訳注2]．また，特定の解析においては，適格性以外の理由で患者を除外するのに妥当な理由がある場合もある．例えば，毒性の出現確率の推定がそれに当たり，全く治療されなかった患者を除外することは理にかなっている[訳注3]．しかし，患者を除外することによって，しばしば結果の推定にバイアスがかかることを忘れるべきではない．

　薬剤の活性を評価することが目的の第Ⅱ相試験では，薬剤を投与された適格患者すべてが解析に含まれるべきである．奏効確率の評価におけるバイアスは，奏効の評価が可能でなかった患者を除外する際に生じる．評価不能になる理由は多くの場合，治療の失敗（treatment failure：効果判定のための規定の検査を行う以前の死亡，早期の増悪，早期のプロトコール治療拒否）を意味するため，こうした患者を解析から除外することは，奏効に対しての過大評価につながる．具体例を挙げると，米国臨床腫瘍学会の抄録で，肝細胞がんに対する thymidylate synthetase inhibitor を用いた治療に対して，評価可能患者13例での奏効割合が8％と報告されていた（Stuart et al., 1996）．しかし，この研究では24例が登録され，8例が毒性もしくは早期の増悪のために，3例が評価時期以前のために評価不能とされていた．もし，毒性または早期増悪で治療中止となった8例の患者すべてで奏効が得られなかったとすれば，奏効の推定値を再計算すると 1/21＝0.05 となり，報告された元の奏効率の2/3以下になってしまう．なぜ，元の推定値は誤っているのだろうか？　第Ⅱ相試験の目的は，その治療の研究を続けるかどうかを決定することであり，それは，試験の適格規準で規定された患者集団において，十分な薬剤活性が認められたかどうかで決まる．治療開始後に急速に増悪することもなく，早期の毒性が出ることもなかった患者をサブグループとして奏効確率を推定することが試験の目的ではない（もしそれが目的であるなら，試験の適格規準にはその治療レジメンに対して，登録前の一定期間中に毒性や増悪が生じていないという条件を含めなければならない）．ある事実が生じた後の（after-the-fact）条件付き奏効確率に全く関心がないわけではないが，それは新規の患者にこの治療レジメンを行うべきかどうかの判断には全く寄与しない．我々が欲しいのは，薬剤投与前の個々の患者に対する予測を行うのに最も適した推定値であって，投与後早期に治療が失敗しなかった場合に限って奏効が得られる見込みがどの程度なのかを示す推定値ではない．

　第Ⅲ相試験は比較試験であり，この場合の「intent-to-treat」の原則は，すべての適格患者を，それぞれがランダム化され割り付けられたとおりに解析することと解釈される．これは，たとえ患者がその治療群での治療を拒否した場合にも，プロトコールの規定から大きく逸脱した治療が行われた場合にも適用される．ただし登録適格性に関しては，患者の背景因子や登録に先立って行われた検査に基づくということを強調しておかなければならない．例えば，登録前に採取された病理標本

訳注2）この考えに賛同したため，最近までJCOGでも全適格例を第Ⅲ相試験の主たる解析の対象としていたが，全登録例（ランダム化されたすべての患者）を主たる解析の対象としている cooperative group が多いことから，JCOGでは2012年から主たる解析の対象を全登録例とすることとした．

訳注3）治療されなかった患者＝いっさい毒性が観察されていない患者を分母に含めることによって，毒性の出現割合は低くなるため．JCOGでは「プロトコール治療の一部または全部が行われた全患者」を「全治療例」として安全性データの解析対象としている．

に関して，登録してしまってから病理医が不適格と診断したとすれば，その患者は不適格例と扱われる．不適格かどうかの判断は，評価がなされたタイミングではなく，患者情報が発生したタイミングに基づいてなされるべきである．

「intent-to-treat」という概念の背景には，特定の治療群において選択的に生じる逸脱や拒否によるバイアスを回避するという目的がある．プロトコール治療からの逸脱の理由にランダム性を仮定することはできない．例えば，高リスク群の患者のほうが，低リスク群の患者よりも，侵襲が大きくない治療群に割り付けられることを拒否する傾向が強いと思われる．一方，超低リスク群の患者にとっては，いずれの治療であっても期待される利益は大きなものではないため，何であれ毒性に見合うだけの利益があるはずはないと決めつける傾向がある．ランダム化により登録時に治療の割付がなされるため，治療群ごとの患者集団で，治療前の患者背景が偏ることはなく，おおよそ比較可能性が保たれる．そのため，患者を系統的に試験から除くと，比較可能性が保たれなくなってしまう．ただし，注意すべきことは，「intent-to-treat」は不適格患者を解析に含めることを強制するものではなく，ランダム化の後に受けた治療（またはランダム化の後に患者に生じたあらゆる出来事）が患者を除外してよい理由にはならないことを意味するという点である．登録前に起こったイベントや登録前に収集された患者の背景に基づいて除外するのであれば，どの治療群に属していようが系統的なバイアスは生じない．通常，ランダム化はそういった（登録前情報での不適格が起こる）ことをあらかじめ考慮して行われる．ランダム化されたすべての患者を用いた解析が求められることもあるが，不適格患者を含めたまま主たる解析を行うことは有害である可能性がある．なぜなら，解析に使った患者集団が一体どのような患者を代表しているのかを特定することが不可能となり，治療効果がどの程度なのかも曖昧にしてしまうからである．

8.3.2　要約統計量：推定値と推定値のバラツキ
Summary Statistics: Estimates and Variability of Estimates

第Ⅱ相試験では通常，奏効，無増悪生存期間(progression-free survival：PFS)，全生存期間(overall survival：OS)が主たるアウトカム指標(primary outcome measure)として用いられる．奏効を用いる場合には，奏効確率の推定値（奏効患者数÷適格患者数）をレポートに示すべきである．また，PFSやOSが重要なセカンダリーエンドポイントであることが事前に示されている場合には，PFSやOSの生存曲線もレポートに示すべきである．通常，生存期間は重要なセカンダリーエンドポイントであるため，奏効がプライマリーエンドポイントである場合にも生存曲線は示すべきである．第Ⅲ相試験のレポートでは，すべての主なエンドポイントを群別に示すべきであり，生存時間がエンドポイントである場合は，その中央値やハザード比の推定値を示す．また，群間差の推定に関して重要な予後因子で調整することが適切である場合も多い．例えば，比例ハザード性が保証されている場合，コックスモデルにより重要な予後因子の調整を行うことで，さらに治療効果のよい推定値が得られる(Anderson et al., 2006)．

ときに，奏効例(responder)と非奏効例(non-responder)に分けて生存曲線を描出してみたくなる場合がある．しかし9章に述べるように，そういった比較は実質的には意味がない．奏効した時点から増悪するまでの期間である奏効期間(duration of response)も同様に，特に有用といえるものではない．そのかわりに，全登録例を対象とした無増悪生存期間(PFS)を示すべきである．PFS曲

線では「長期奏効(durable response)」は晩期の増悪(late failures)として表現される．また「奏効期間」の情報に加え，早期の増悪に関する情報が含まれるため，早期に増悪した患者と晩期に増悪した患者がどのような割合であるかという情報も得ることができる．PFSは，奏効例のみに基づく推定値である奏効期間よりも，より完全な試験結果の全体像を提供するのである．

毒性の要約情報は，第Ⅱ相試験，第Ⅲ相試験いずれにおいても重要である．第Ⅱ相試験では，その治療法の毒性プロファイルを充実させるために，より詳細な要約情報が必要である．毒性の要約は，その試験で観察された毒性すべてについてgrade別の頻度とともに整理して示す必要がある．既に毒性のプロファイルがよく知られた治療薬が用いられる第Ⅲ相試験では，予期されない毒性に関してはgradeによらずレポートする必要があるものの，よく観察される(既知の)毒性に関しては高いgradeの毒性が観察された患者数がレポートされれば十分であろう．

Quality of Life(QOL)をエンドポイントに用いる場合，QOLの測定手段(instrument)とその特性(信頼性，妥当性，患者状態の変化に対する感度)を記載すべきであり，さらに調査時期や調査用紙記載のコンプライアンスも示す必要がある．QOLデータは欠損値が少なくなく，欠損値の生じるパターンも決してランダムではない．そしてそれらがそのエンドポイント自体の高低に関係しているため，QOLデータを要約する際には特別の困難が伴う．例えば，低いQOLに関係する因子(原病による衰弱，強い毒性，うつ状態，死亡)や，逆に高いQOLに関係する因子(用紙記載時期に休暇を取っている)などによって患者が調査用紙の記入を行わない可能性がある．

初回(ベースライン)の測定値とその後の測定時点のQOLの変化を解析する際に，ベースラインでの全患者とその後の測定点で用紙を記入した患者を比較するにしても，ベースラインとその後の測定時点の両方とも用紙を記入した患者のみで比較を行うにしても，推定値にはバイアスが含まれる．前者の例では，T回目の測定時点でQOLが非常に低下していた患者が用紙を記入できなかった場合は，T回目の測定時点の平均にはQOLが高くなるほうにバイアスが生じる．また，ベースラインとT回目の測定で得られた項目ごとの差もすべてよいほうに過大評価される．後者の例では，ベースラインとT回目の差は，すべての時点の用紙に記載した患者だけの部分集団なので，患者集団全体の差を反映したものではない．この場合，バイアスの方向がどちらに向くのかはっきりはしないが，典型的にはこの場合も改善方向の変化を過大評価する．

QOLデータの検討にあたっては多くの困難な問題点があるため，バイアスに関する考察が可能なようにレポートには脱落(dropouts)[訳注4]のパターンとその理由についての要約を含めなければならない．ベースラインと2時点目の調査まで可能であった患者のベースラインと2時点目それぞれの平均，さらに3時点目の測定まで可能であった患者のベースライン，2時点目，3時点目それぞれの平均，……というふうに示すことで，現在までよく用いられてきた単純な方法よりも網羅的な要約が可能となる．脱落の原因ごとにさらに限定した患者だけでの平均を算出することも可能であろう．この方法で要約した場合によく認められる現象として，早期に脱落した患者ほど，QOLスコアは悪い傾向があり，最終の評価時点のQOLスコアは低いこと，QOL評価が中断している原因が病状の悪化や死亡による場合にはより急激なQOLスコアの低下が認められることなどが知ら

訳注4) 以降のデータが得られなくなること．わが国ではよく「プロトコール治療中止」と混同されている．

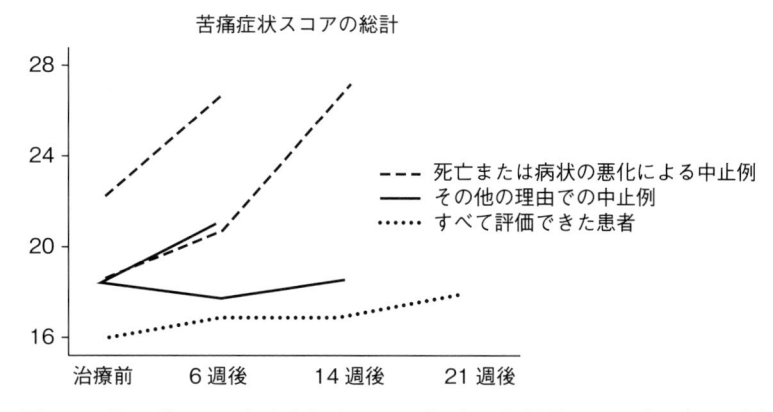

図 8.1 ランダムではなく生じる QOL データの欠損値によるバイアスの例

れている．これらすべては，脱落と QOL の間には因果関係があることを示している．図 8.1 は Moinpour ら(2000)の論文中の図から一部だけを転載したものであり，今述べた評価方法を用いている．このデータは，進行大腸がんに対する 5-FU の試験 SWOG S8905(Leichman et al., 1995)で収集された苦痛症状(symptom distress)である．2 本の破線は死亡もしくは病状悪化のために途中で QOL 評価ができなくなった患者の苦痛症状をスコア化した値を示したものであり，2 時点目まで調査できた患者と 3 時点目まで調査できた患者とを別々にプロットしてある．これら 2 本の曲線はベースラインがほかの線に比べてより高いスコア(よりひどい苦痛症状に相当する)であり，かつ実線よりもかなり急峻な傾きとなっている．2 本の実線は，それぞれ 2 時点目もしくは 3 時点目まで外来受診した以降に，死亡や病状の悪化以外の理由で脱落した患者のものである．また，すべて調査できた患者の曲線(点線で示す)は最も低いベースラインスコアで始まっており，かつ時間経過全体にわたって最も平坦な傾きで推移している．脱落のパターンを組み込むモデルを用いたこのような解析方法が一般的になりつつある(問題点と方法に関しては Troxel et al., 1998, Hogan and Laird, 1997 参照)．

　レポートにおいておそらく最も重要な要約情報は，試験の結果の信頼性を示す指標である．一般的には，レポートされた推定値についての信頼区間(2 章参照)がそれに相当する．推定されたハザード比が 1.9 でその信頼区間が 0.94～3.8 のとき，もし信頼区間がレポートされていなかったら驚くべき(exciting)データであると解釈されるかもしれない．しかし，信頼区間をみれば，結果が全く信頼に足らないことは明白であり(驚くべき差がある可能性があるのと同様に，全く差がない可能性もある)，これは，驚くべき結果ではなくやや楽観的になってもよいかといった程度の結果である．信頼区間をレポートすることは常に重要ではあるが，中間解析レポートにおいて信頼区間をデータモニタリング委員会に対して示すことについては，早期の段階の結果を誤って過大評価されてしまうことを防ぐため，特に慎重な配慮が必要である．中間解析レポートにおける信頼区間は，標準的な 95％信頼区間を用いるべきではなく，試験デザインに組み込まれている早期の段階における保守的な判断規準を反映したものでなくてはならない．中間解析が有意水準 0.01 で行われる場合には，95％信頼区間よりも 99％信頼区間のほうが適切である．

　中間解析があらかじめ試験デザインの一部に組み込まれている場合，推定と信頼区間には統計的

に困難な問題が生じる．第1回目の中間解析の後，試験は継続されたとしよう．中間解析の結果について，第II相試験であれば「奏効確率は低すぎるわけではない」という1つの判断が，早期の有効中止規準を設けた第III相試験であれば「群間差は並外れたものではない」という1つの判断が既に行われたことになる．こうした判断の情報をその次の中間解析の推定値に反映させると，第II相試験の場合は奏効確率の推定値を若干高く信頼区間をやや広くする傾向が生じ，第III相試験の場合には群間差の推定値を若干小さく信頼区間をやや狭くする傾向が生じる．統計的に困難な点とは，これらを解決するのに唯一絶対の方法はもとより，標準的な手法すらないことである．例えば，Jennison and Turnbull(1983), Chang and O'Brien(1986), Duffy and Santner(1987)らは，2段階デザインの第II相試験において信頼区間を調整するための方法をそれぞれ提唱しており，それだけでも3通りの方法が存在する．一般に，後で行った解析の結果が，それまでに行ったものと比べてより極端なものであった場合に，調整した信頼区間と調整しない信頼区間で最も大きな違いが生じる（例：第II相試験において第1段階では数例の奏効例があったが，第2段階では1例も奏効例がなかったような場合．第III相試験において，どの中間解析でもわずかの差しかなかったのに，最終解析では非常に大きな差が観察された場合）．中間解析の結果を調整する価値がある場合もあるが，実際的には，保守的な試験の早期中止規準を用いていれば，調整しない信頼区間を用いたとしても，試験結果は，妥当であるという印象を与えるものになるであろう(Green, 2001)．

8.3.3　結果の解釈　Interpretation of Results
8.3.3.1　片側検定と両側検定　One-Sided versus Two-Sided Tests

片側検定と両側検定のどちらを用いるかの選択は，プロトコール作成の段階で決定されるものであり，プロトコールの統計的考察のセクションで規定するべきものである．片側仮説(one-sided hypothesis)でデザインされた試験では，プライマリーエンドポイントに対する検定の片側p値(one-sided p-value)をレポートする．そのような試験で得られる結論は，「試験治療がよいことが示されたので，それを使うべし」と「試験治療がよいことは示されなかったので，標準治療を続けて使うべし」のいずれかである．もし試験治療群が対照群より悪かった場合，片側p値は0に近いのではなく1に近いものとなる．試験治療群が本当に劣っている確率にも関心がないわけではないが，それについては，あらかじめ統計学的な過誤率(error rates)を設定した際に用いた判断の選択肢に含まれていないため，評価することはできない．順序仮説(ordered hypothesis)による多群比較試験[訳注5]においても同様のことがいえる．あらかじめ決めた「順序」に対して「片側」とすべきである．つまり，結論は「あらかじめ決めた順序で効果に違いがある」もしくは「あらかじめ決めた順序で効果の違いがない」のいずれかしかない．なぜなら事後的に順序を変えることは，試験デザインについて考慮した事柄を無効としてしまうからである．

両側仮説(two-sided hypothesis)でデザインされた試験では，両側p値(two-sided p-value)をレポートする．2群の比較試験で得られる結論は，「A群がよいので，Aを使うべし」，「B群がよいので，Bを使うべし」，「どちらかがよいといえるだけの十分なエビデンスはないので，どちらを使ってもよい」のいずれかである．多群の比較試験で得られる結論の例は単純には挙げられない．包括

訳注5) 例えば，対照群 vs. 低用量群 vs. 高用量群の試験．

的検定(global test)(すべての群が等しい vs. すべての群が等しいわけではない)が最初に計画されていたならば，得られうる1つの結論は「十分なエビデンスがないので，いずれかの群が劣っているとも優れているともいえない」であり，その後の考察は，プロトコールに明記しておいた個別の仮説次第である．

第Ⅲ相試験でレポートされる主たる検定統計量(primary test statistic)は，単純ランダム化による割付を行った場合は「調整を行わないログランク検定(unadjusted logrank test)」を用い，層別ランダム化による割付を行った場合は層別因子で調整した「層別ログランク検定(stratified logrank test)」もしくはコックスモデル(Cox model)を用いて算出される．層別因子が予後に対して強い影響をもつ場合，ランダム化に用いられた層別因子で調整しないと保守的な検定となってしまう[訳注6](Anderson et al., 2006)．

いかなる試験においても，プロトコールにあらかじめ規定した検定の手順(testing strategy)が遵守されなければならない．例えば，両側検定を行うようにデザインされた試験で，片側検定に基づく主張は許容されない．もしゲートキーパーアプローチ(gate-keeper approach)を用いているならば，最初の検定が有意でなかったときに，続いて行った検定が有意であるからといってそれに基づく主張はできない(6.2.3「多重エンドポイント」を参照)．また，あらかじめプロトコールで規定した検定を行わなければならない．2群の比較試験においては一般にログランク検定もしくは層別ログランク検定(2章参照)のどちらかが用いられる．試験が完了した後に比例ハザード性が成り立たないことがわかった場合は，検出力を高めるためにログランク検定以外の検定を用いる誘惑に駆られることであろう．しかし，別の検定手法，特に観察されたデータに基づいて選んだ手法を用いることによって，誤って偽陽性と判断する可能性を増加させるうえ，試験デザインで有意水準を設定した意味がなくなってしまう(有意水準は異なってくる)．2種類の検定を行って許されるのは，2種類の検定を用いるように試験がデザインされていた場合である．すなわち，試験全体の偽陽性の確率(本当は差がないのに誤って帰無仮説が棄却される確率)が，望ましい有意水準 α に保たれるようにそれぞれの検定の有意水準が調整されなければならない．

8.3.3.2 「ポジティブ」「ネガティブ」「どちらともいえない」試験
Positive, Negative and Equivocal Trials

第Ⅱ相試験や2群比較の第Ⅲ相試験の「ポジティブ」な結果の定義は比較的容易である．プロトコールで規定されたプライマリーエンドポイントに対して，規定された仮説検定の結果が規定された有意水準にて有意であった場合，その結果は「ポジティブ」である．しかし「ネガティブ」の定義はそう簡単ではない．ネガティブな試験を「どちらともいえない」試験と区別するのは，帰無仮説に用いた値の信頼区間の幅である．2群比較の第Ⅲ相試験において，通常，帰無仮説では死亡のハザード比を1と仮定する．この仮説の下で治療の同等性を棄却できなかった試験を想定しよう．ハザード比の信頼区間に1が含まれていれば，試験はネガティブといえるだろう．一方，ハザード比の信頼区間が1は含んでいても，1に近いとはいえない値にも及んでいる場合はどうだろうか？　そのときは「はっきりとした結果を示すに至らなかった試験」と結論するべきなのである．つまり治療群

訳注6) 有意になりにくい．

間で「差がなかった」と結論づけてはならない．信頼区間は(たとえ1を含んでいても)ハザード比が正確に「1」であることを意味しないからである．同様に第Ⅱ相試験では，信頼区間に含まれるすべての値が p_0 (閾値奏効割合)に近ければネガティブと結論づけることができるが，そうでない場合の結論は「どちらともいえない」である．

何をもって帰無仮説に「近い(close)」とするか，逆に帰無仮説に「近くない(not close)」とするかは，統計的問題というよりも臨床的判断の問題であるが，試験が，よく検討された対立仮説のもと，高い検出力で，よくデザインされていれば，「近い」をそのまま「対立仮説で規定した差よりも小さい」，「近くない」をそのまま「対立仮説で規定した差よりも大きい」と解釈することが可能である．このとき，信頼区間全体が対立仮説で規定した値を完全に下回っていれば，明らかにネガティブな結果となる．対立仮説に対する検出力を高く設定した試験では，帰無仮説を棄却できないとき，その信頼区間は一般的にそのよう(信頼区間全体が対立仮説で規定した値を下回る)になる(ただし，p 値が α に近い場合はこの限りではない)．一方，帰無仮説が棄却されなかったときに「どちらともいえない」と誤って解釈することになりやすいのは，試験規模が非常に小さくて，(臨床的に)妥当な対立仮説に対する十分な検出力をもたない場合である．例えば，ハザード比1.5に対する検出力が80%となるようデザインされた補助療法の試験を考えてみよう．結果的には帰無仮説を棄却できなかったが，ハザード比の信頼区間が，多くの者が臨床的には重要と考えるであろう差に相当するハザード比1.25を含むような場合である．こうした，帰無仮説を棄却できない，サンプルサイズが十分でない試験においては，結果に過剰な解釈を加えないよう特に慎重でなければならない．

多群比較試験(multi-arm trial)においては，あらかじめデザインされた規準に従って最もよい治療群が決まった場合，ポジティブな結果と結論できる．残りのほかの群に対してどの群もまさっておらず，群間の差にわずかな程度のベネフィットしか示せなかったとき，その試験はネガティブと結論づけられる．しかし実際には，多群比較試験において「どちらともいえない」以外の結論を得ることは非常に困難である．確率的なバラツキによる群間差が生じうるため，よほどサンプルサイズが大きくない限り，その差がたまたま大きくなってしまったために，臨床的に関心のある差がないと結論できないことも起こり得る．さらに，プロトコールであらかじめ決められた検定統計量(test statistic)が有意になったとしても，より厳密な検定によっても有意でなければ，最良と仮定した治療群が本当に最良であることを納得しない読者もいるだろう．例えば，ある試験の帰無仮説が「3群が同等」であり，対立仮説が「A＜AB＜ABC の順に良好である」であったとし，帰無仮説が棄却され，対立仮説が採用されたとしよう．この場合，単純に検定の結果に基づくと「ABC が最良である」と結論づけられるのだが，実際には，もし ABC が AB よりもほんのわずかしか上回っておらず，「AB」vs.「ABC」の比較が有意でなかったとすれば，AB に C を加えることが本当に必要かどうかは疑わしい．

8.3.3.3　多重エンドポイント　Multiple Endpoints

一般的には，試験のプライマリーエンドポイントは1つであるべきであり，それに基づいてサンプルサイズや統計的なエラー率(statistical error rates)[訳注7]が設定されるが，いくつかの重要なセ

訳注7) α と β のこと．

カンダリーエンドポイントが設定されるのが普通である．それぞれのエンドポイントの解析結果は別々に示されるべきであり，恣意的な組み合わせで解析されるべきではない(5章も参照)．もしすべてのエンドポイントの解析結果が同じ結論を導くのなら，結果の解釈には問題は生じない．プライマリーエンドポイントの結果がポジティブなら，セカンダリーエンドポイントの結果がポジティブでなかったとしても試験の結論はポジティブであるが，結果をみる人は冷めた目でみるだろう．例えば，新薬が標準薬に対して，ある程度の延命効果を示したが重篤な毒性が多かったりQOLを低下させたというような場合，結論は「新薬が有用である」とはなるだろうが，毒性やQOLが標準薬と差がない場合よりも有用性は低いと考えられるだろう．逆に，プライマリーエンドポイントに有意差がなければ当然結論はネガティブだが，もしセカンダリーエンドポイントに差がみられた場合，日常臨床における治療選択の意思決定には有用な情報となるだろう．

8.3.4　副次的な解析　Secondary Analyses

　プロトコールで規定されたプライマリーエンドポイントについての，プロトコールで規定された検定による全適格例のintent-to-treat解析以外のすべての解析は，副次的もしくは探索的な解析である．試験の最終解析を行っているとき，プロトコールに規定した副次的解析に加えて，追加で検定を行ってほしいという要望が多く出される．こういった要望で最もよくあるものの1つが，患者のサブセットにおける治療効果の解析(層別因子別の解析を含む)である．

　サブセットの解析において最もよくある間違いは，興味のある変数の水準ごとに治療効果の検定を行うことである．例えば，性別によって治療が変わることが想定される場合，男性，女性それぞれ生存曲線を作成(さらにサブセット間の検定も)したくなるようなことである．このように解析してしまうとその試験そのものの検出力を落とし，αエラーは上昇してしまう(9章の9.5参照)．これを回避する最も安全な解析の進め方は，治療と興味のある変数の間の交互作用の検定を行うことである．交互作用の検定とは，治療効果の大きさ(ハザード比)に関して，特定の因子の水準間で違いがあるかどうかを検定することである．交互作用の検定が有意でなければ，サブセット間で治療効果に差はないことになり，それ以上の探索的解析は行うべきではないことが示唆される．「差があるという証拠がない」という言い回しには注意が必要である．検出力が低い検定で有意差がない結果を「差がないことを証明した」と解釈してはならない．

　プライマリーエンドポイント以外のすべての探索的解析の結果は，注意して解釈し，レポートしなければならない．たまたま特別な新しい発見があったような場合でも，データをかき集めて行う解析(data dredging)はたいてい誤った結論を導く(9章参照)．生物学的にもっともらしい説明(plausible biological explanation)がつき，かつ強い統計学的関連がみられた場合には特に注意してレポートすべきであり，そういった場合でも，得られた結果が探索的な解析によるものであって，ほかの研究によって検証(confirmation)する必要があることを十分に強調すべきである．

8.4 まとめ Conclusion

　本章の冒頭の引用文「Cave quid dicis, quando, et cui」は，「何を，いつ，誰にいうか注意深くありなさい」という意味である．患者の治療選択や治療の進め方における臨床的判断があなたの書くレポートに基づいてなされるのである．がんに対する新治療開発の歴史は，未成熟な結果に対する熱狂と誇張された主張に満ちている．あなたの試験データからいえることを超える結論を下さないよう，あらゆる注意が払われてしかるべきである．患者の命はそこにかかっているのだから……．

9章
落とし穴
Pitfalls

> 泥棒はそんなトリックはとっくに知っている．正直者は自らを守るために，彼らに学ばねばならない．
> ― Darrel Huff（1954）

9.1　はじめに　Introduction

　適切にデザインされ，適切に実施された臨床試験の結果を提示する際には，少数の要約統計量のみを示すべきであるが，実際の論文がそれだけにとどまることはまれである．長期間に多大な労力を費やした成果として，可能な限り多くのことを見たいと望むことはもっともなことだろう．こうした副次的な解析を過大に解釈してしまう誘惑に打ち勝つのは難しい．探索的なデータ解析や異なるエンドポイントの解析により，ときには新しいアイデアが得られることもあるが，それよりはるかに多くの，妥当でない仮説（implausible hypotheses）や誤った結論（faulty conclusion）が導かれる．この章では，試験デザインから支持される範囲を超えて，治療法についての結論を導くために用いられてきた一般的な解析手法上の問題について議論する．10章では探索的データ解析の方法について触れる．

9.2　ヒストリカルコントロール　Historical Controls

　3章で示したように，ランダム化を用いないで選択されたあらゆる対照群は，数え切れない要素について試験治療群とは系統的に異なっている．そのいくつかは知ることができるが，多くは測ることはできない．疾患の頻度や予後の過去の変遷について，その理由が説明できない事例は枚挙に暇がない．例えば，ジフテリア（diphtheria）は致命率（deadliness）の異なるいくつかの細菌によって起きる多様な疾患である．その細菌は1894年に発見され，ヨーロッパで1894～1895年に抗血清が開発されて利用可能となった．以後，ジフテリアによる死亡率は低下したものの，この低下傾向は抗血清の導入前からみられていた．細菌のタイプ別の有病率には変遷がみられたが，それが抗血清治療の導入によるものであったかどうかはわからないままである．その30年後，1924年の死亡率が1871年と同じレベルに再上昇したときにも，依然として抗血清の治療としての意義は不明の

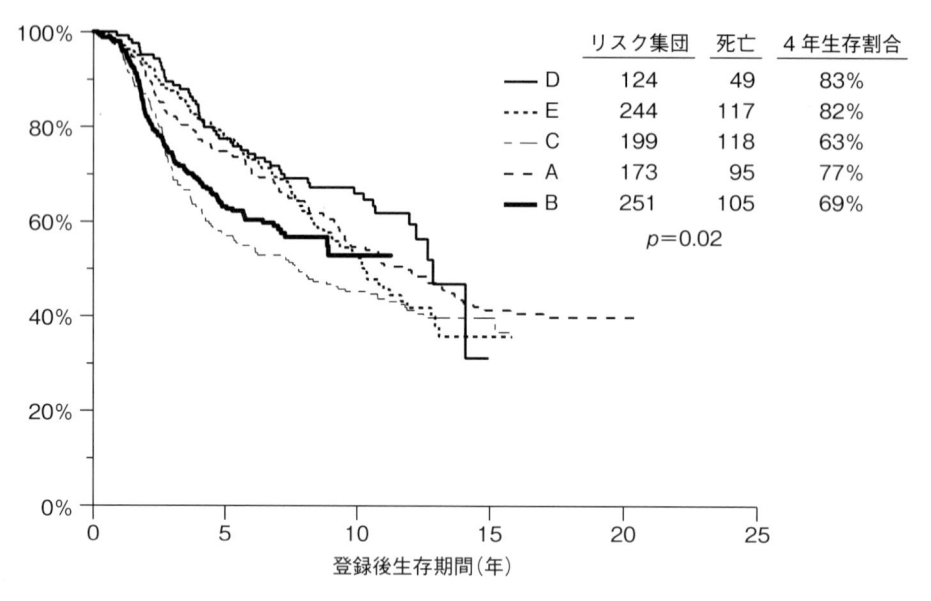

	リスク集団	死亡	4年生存割合
D	124	49	83%
E	244	117	82%
C	199	118	63%
A	173	95	77%
B	251	105	69%

$p=0.02$

図 9.1 SWOG による 5 つの乳がんの試験における CMFVP 群の生存時間分布

ままであった(Lancaster, 1994).ヒストリカルコントロール(historical control)はいくつかの第II相試験では有用かもしれない(5章参照)が,よくデザインされたランダム化第III相試験なしに新治療を実地診療に適用すべきという状況はまれである.

近年のがんの事例として,図 9.1 に 1975〜1989 年の間に SWOG が行ったリンパ節転移陽性の乳がん患者に対する CMFVP 術後補助療法の 5 つの試験の結果を示す(Rivkin et al., 1989;Rivkin et al., 1993;Budd et al., 1995;Rivkin et al., 1994;Rivkin et al., 1996).これらは,同じ臨床試験グループで同じ疾患の同じ病期に対して同じ治療法が用いられた試験であったにもかかわらず,生存曲線は大きく異なった.最初の試験では,LPAM 単剤療法が標準の術後補助療法であった.最も悪い CMFVP 群が LPAM の過去のデータと比べられていたら,併用化学療法は単剤療法にまさることはないと結論づけられていただろう(図 9.2).幸いなことに,ランダム化比較試験が行われ,適切な比較により CMFVP の優越性が示された(図 9.3).

CMFVP 群の 5 つの試験間の違いの理由のいくつかは明確である.研究 B と研究 C はエストロゲンレセプター陰性の患者(一般に予後不良とされている)を対象とし,研究 D と研究 E はエストロゲンレセプター陽性の患者が対象,研究 A は両者混在であった.しかし残念ながらバイアスを同定することは常にこのように簡単であるとは限らない.

SWOG は 1977〜1989 年にかけて,多発性骨髄腫患者に対して,同じ適格規準をもつ 4 つの第III相試験を連続して行った(Salmon et al., 1983;Durie et al., 1986;Salmon et al., 1990;Salmon et al., 1994).図 9.4 はこれら 4 つの試験での群を併合した生存曲線を示している.4 試験の推定生存時間分布はほとんど同じであり,この期間に骨髄腫の治療にはほとんど進歩がなかったようにみえる.しかし,図 9.4 と,これらの研究で同じ治療(VMCP/VBAP)を受けた患者の生存曲線である図 9.5 とを比べてほしい.同じ適格規準,同じ治療法,ほとんど同じ参加施設であるにもかかわらず,4 つの生存曲線はまったく異なっており,通常の有意水準 0.05 でほとんど統計学的に有意とな

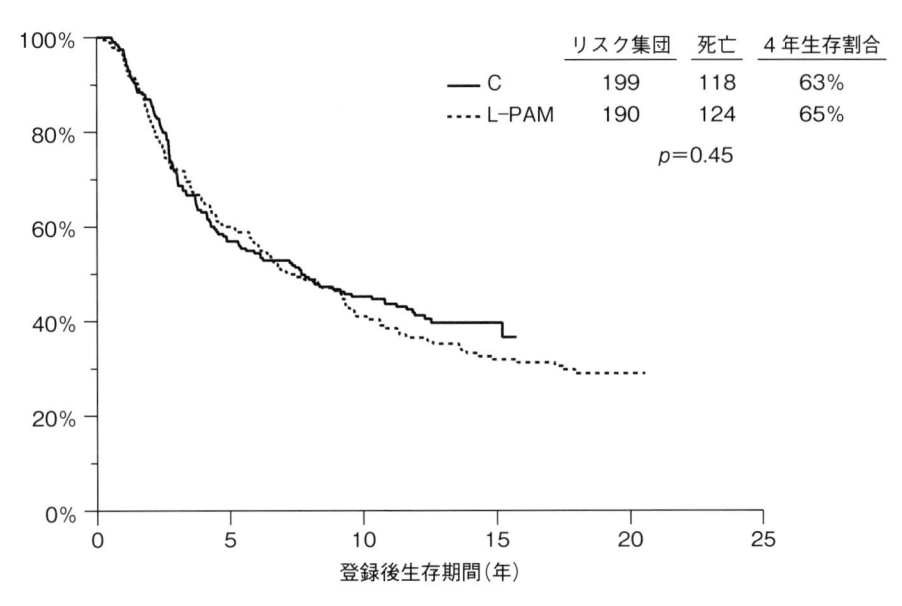

図 9.2 SWOG による 5 つの乳がんの試験における最も悪い「CMFVP 群」と「L-PAM 群」の生存時間分布

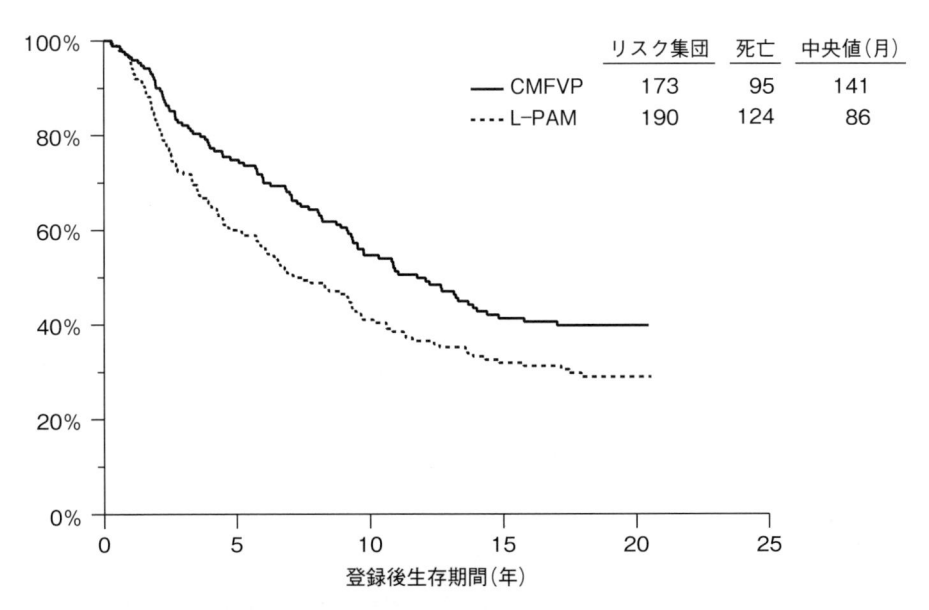

図 9.3 SWOG による乳がんの試験 S7436 での「CMFVP」vs.「L-PAM」のランダム化比較に基づく生存時間分布

るのである！ もし，この理想的な状況での比較可能性でさえ当てにならないのだとしたら，文献や使いやすいデータベースから比較対照群を恣意的に選んだ場合に，比較可能性が確保されるはずがないであろう．

次の事例は，既存のデータとの比較における選択バイアス（selection bias）がどれくらい大きなものであり得るかを示すものである．図 9.6 は骨髄腫に対して自家骨髄移植（autologous bone mar-

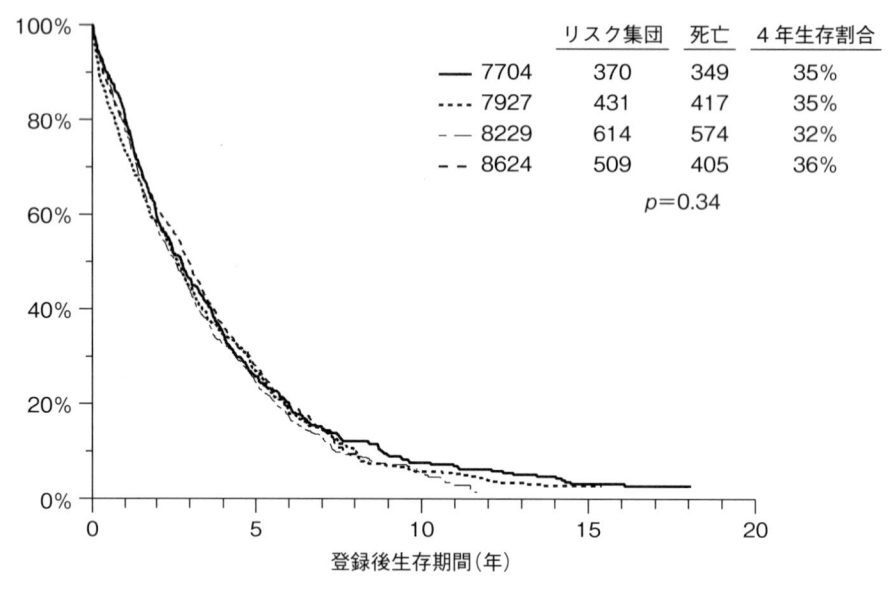

	リスク集団	死亡	4年生存割合
7704	370	349	35%
7927	431	417	35%
8229	614	574	32%
8624	509	405	36%

$p=0.34$

図9.4 SWOGによる4つの一連の骨髄腫試験における生存時間分布

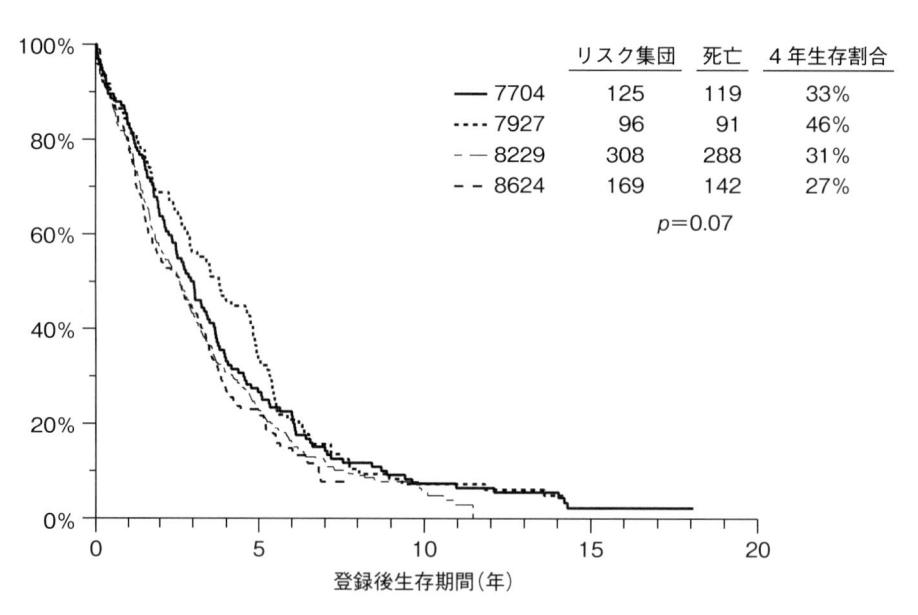

	リスク集団	死亡	4年生存割合
7704	125	119	33%
7927	96	91	46%
8229	308	288	31%
8624	169	142	27%

$p=0.07$

図9.5 SWOGによる4つの一連の骨髄腫研究における共通アームであるVMCP/VBAP群の生存時間分布

row transplant)を併用した大量化学療法のパイロット研究の結果である(Barlogie et al., 1995)．図9.4の標準治療の結果と比べた場合，移植は極めて有望であるようにみえる．さて，この結果から「移植療法」vs.「標準化学療法」のランダム化試験を行わずに，「移植療法が新しい標準治療である」と宣言することができるだろうか？ 「移植療法」vs.「標準化学療法」のランダム化試験を行うことは非倫理的といえるだろうか？ 差がこれほどまで大きい場合，結果がすべて系統的なバイアス(systematic biases)によるものであるということはありえない，と結論づけたい誘惑に駆られるだろう．

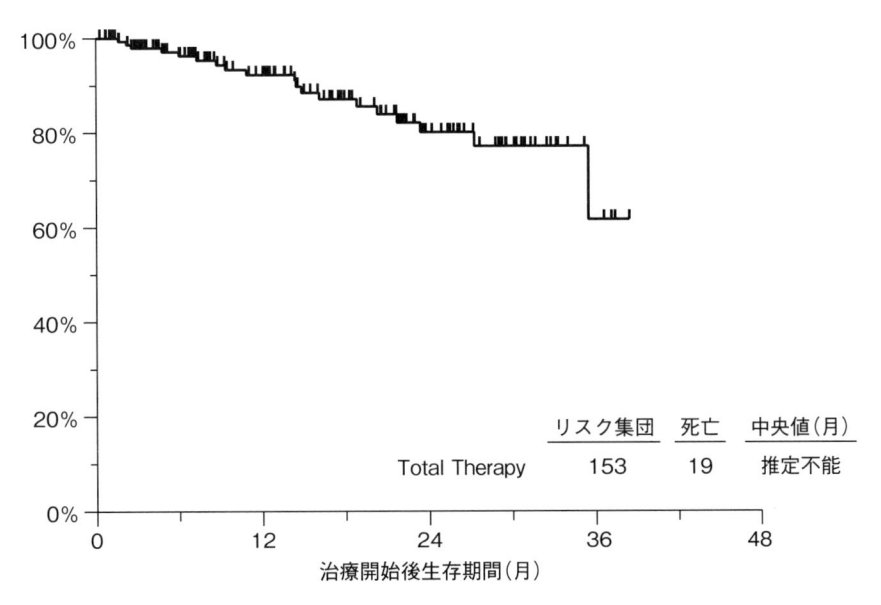

図 9.6 骨髄腫に対する大量化学療法のパイロット試験における生存時間分布

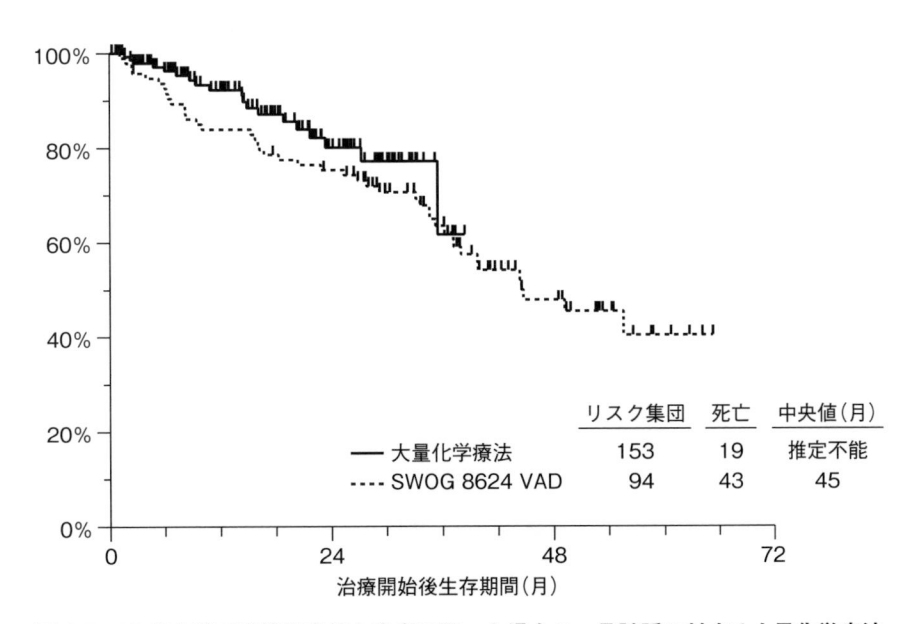

図 9.7 70 歳未満で腎機能良好な患者に限った場合の，骨髄腫に対する大量化学療法と標準化学療法の既存データによる比較

しかし，図 9.7 はそれが誤りであることを示唆している．既存対照との比較におけるバイアスの主たる原因は，これら 2 つのタイプの試験での適格規準の違いである．移植療法を受けることができる患者は若くて全身状態がよくなくてはならないが，標準化学療法の適格規準はそれほど厳格ではない．図 9.7 は，可能性のある 1 つの既存対照（SWOG S8624 の治療群の 1 つであり，移植の導入療法である VAD）が，70 歳未満で腎機能が良好な患者に限った場合にどのようにみえるかを示したものである．これでは移植療法は標準化学療法よりほんのわずかよいようにみえるだけであるが，

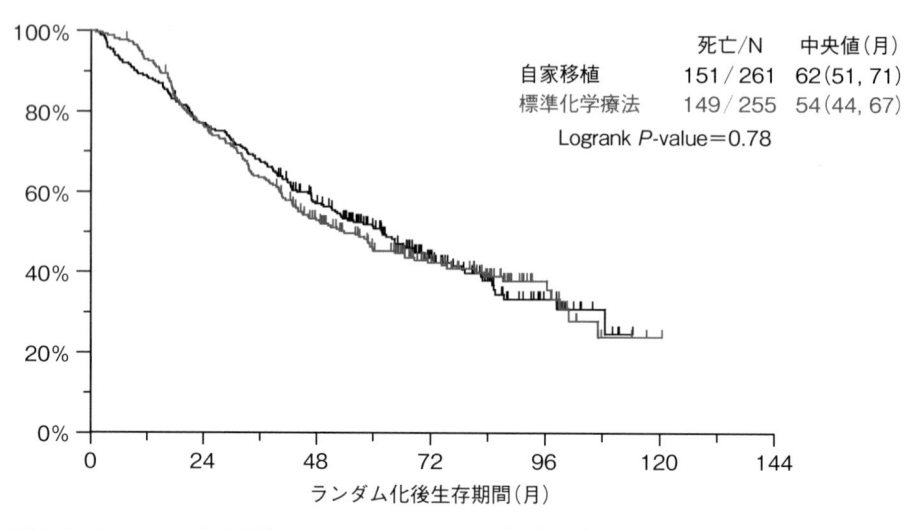

図 9.8 SWOG による試験 S9321 におけるランダム化治療群の生存時間分布

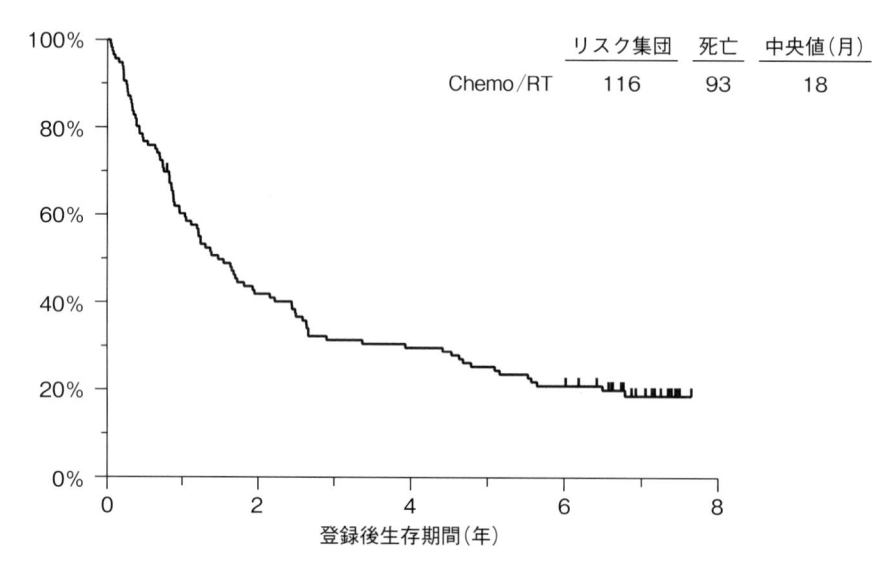

図 9.9 SWOG による肺がんの試験 S8269 における全登録患者の生存時間分布

　これはただ 2 つの既知のバイアスを調整しただけである．未知または評価できない患者選択に関与する因子はもっと大きな影響を及ぼすかもしれず，「移植は標準化学療法を上回るか？」という疑問に答えるために SWOG はランダム化試験を行った (SWOG S9321：Barlogie et al, 2006)．図 9.8 はこの試験の結果を示しているが，melphalan と自家移植後の全身照射 (total body irradiation) からなる大量化学療法群と標準用量治療群とでは生存曲線にあまり違いがないことがわかる．

　次に，限局型小細胞肺がんに対するパイロット研究における図 9.9〜9.11 の一連の生存曲線をみてみよう (McCracken et al., 1990)．1 つ目の図 (図 9.9) は全登録患者の生存曲線であり，生存期間中央値は 18 か月である．移植信奉者は，大量化学療法の生存期間は標準治療より 2〜3 倍長いと主張した．しかし，多くのパイロット研究において，移植併用大量化学療法を受ける患者は全身状

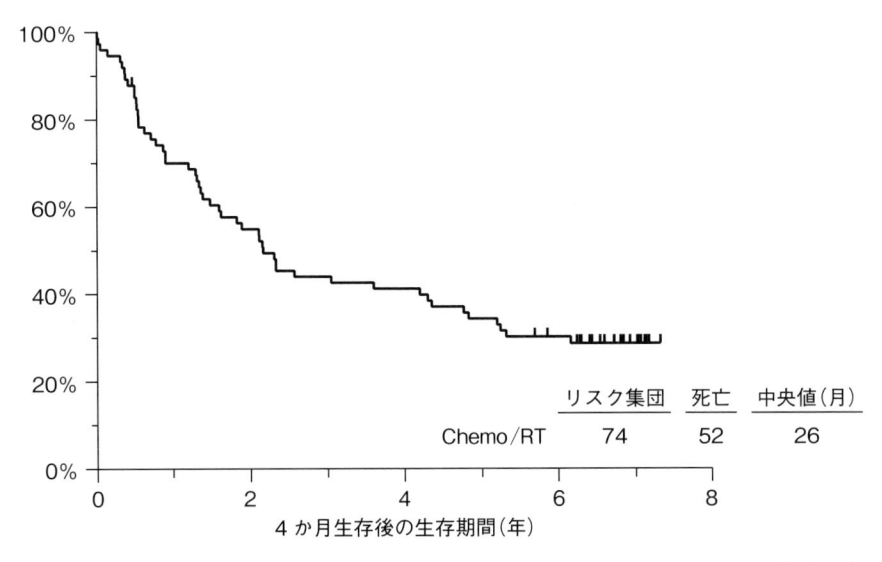

図 9.10 SWOG による肺がんの試験 S8269 における，良好な PS かつ 4 か月以上生存した患者に限った生存時間分布

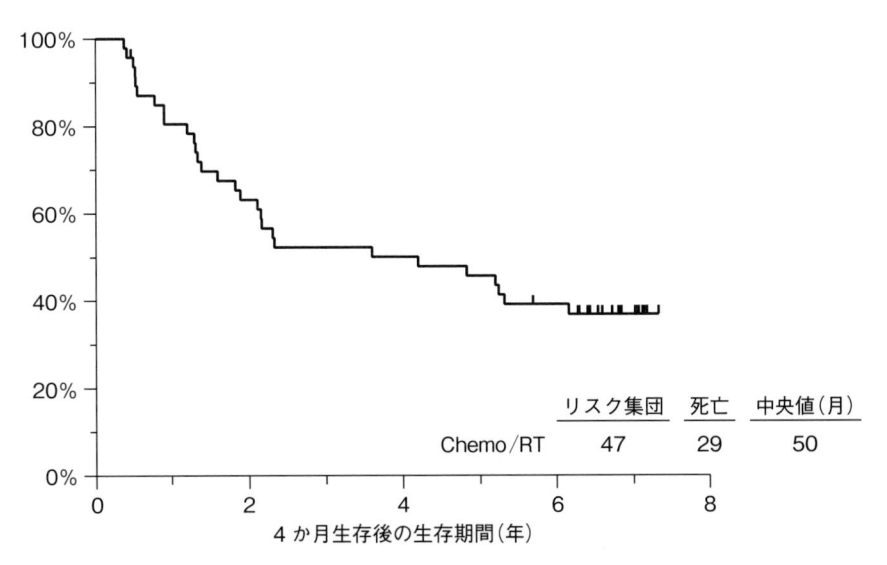

図 9.11 SWOG による肺がん研究 S8269 における，良好な PS かつ 4 か月時点で完全奏効が得られた患者に限った生存時間分布

態がよくなければならず，かつ通常の化学療法による導入療法を受けてそれに奏効しなければならない．図 9.10 は SWOG のパイロット研究で，PS(performance status)が良好で，かつ 4 か月以上生存した患者に限った場合の生存曲線を示す．この絞り込みにより比較的予後のよい患者という部分集団を抽出したことは明らかであり，この部分集団の生存期間中央値は 26 か月であった（患者が導入療法を受けていた 4 か月間の生存を考慮することにより，生存期間中央値は 4 か月以上，よくみせることができていることに注意）．さらに，4 か月時点で完全奏効(complete response)が得られていた患者のみに絞ることによって結果はさらによくなり(図 9.11)，生存期間中央値は 48 か月

となる．この数字は標準治療の生存期間中央値の2.7倍にもなり，移植併用大量化学療法の利点として主張された長い生存期間に匹敵する．この事例については，その後さらにパイロット研究が行われたが，大量化学療法のランダム化比較試験を行うことを支持するほど有望な結果は得られなかった．

　こうした事例から，がんに対する新しい治療法を評価するためにランダム化試験を行うことは実は倫理的であることは明らかである．むしろ，有効性を示すランダム化試験を行わずに，非常にコストがかかり毒性が強い移植併用大量化学療法の優越性を主張することのほうが非倫理的であろう．

9.3　競合リスク　Competing Risks

　「競合リスク(competing risks)」とは，起こりうるイベントが複数種類ある場合に生じる解析上の問題である．例えば，再発について追跡される患者は，再発後には死亡するまで追跡される必要がないため，再発と死亡をイベントとするエンドポイントである無再発生存期間に対しては，再発と他病死は競合する(どちらか一方しか起きない)イベントである．一方，特定の再発部位について評価したいという場合(例：「局所再発」vs.「遠隔転移」)，これらは両者同時に起こりうるイベントである．陥りやすい落とし穴に，1つのエンドポイント(例えば「遠隔転移までの期間」)に対する治療の影響を別のエンドポイント(例えば「局所再発や他病死」)のリスクを除外したうえで評価しようとするものがある．生物学的にも統計学的にも，ほかのアウトカムに影響を与えることなしに，あるアウトカムを除外することは不可能である．典型的なアプローチは，ある特定のイベントまでの期間の分布の推定に際して，それ以外のイベントが先に起きた場合にはその時点で打ち切りにしてカプラン・マイヤー法を用いた計算を行うというものである．その際，アウトカムが互いに独立(あるアウトカムが生じる確率が，ほかのアウトカムが起きるかどうかに関係なく一定であることを意味する)であれば大きな問題は生じないが，こうした独立性を仮定することは非現実的である．例えば，局所再発した患者は遠隔転移をきたす確率も高いし，遠隔転移を起こす確率を低くする因子は他病死の確率にも影響するかもしれない．化学療法に感受性があるということは，毒性による死亡の確率は高くなるかもしれないが，遠隔転移する確率は低くなるかもしれない．また，免疫力が弱いことは死亡と遠隔転移の確率を両方とも高くするかもしれない．患者が追跡不能になることによって生じうるバイアスを説明するために7章で示した図7.1がここでも有用である．セカンダリーエンドポイントのイベントが起きた後には以降のデータが得られなくなると仮定しよう．セカンダリーエンドポイントのイベントが生じた患者にはプライマリーエンドポイントのイベントが起きないのであれば[訳注1]，一番上の曲線が当てはまる．セカンダリーエンドポイントのイベントが生じた患者が，必ずそのイベントの直後にプライマリーエンドポイントのイベントが生じる場合[訳注2]，一番下の曲線が当てはまる．打ち切りと扱う場合(真ん中の曲線)は，どちらの方向にもバイアスが生じる．エンドポイント間の関係がどのような組み合わせであっても結果は同様である．すべての

訳注1) セカンダリーエンドポイントが死亡，プライマリーエンドポイントが再発．
訳注2) セカンダリーエンドポイントが遠隔転移，プライマリーエンドポイントが死亡．

エンドポイントについて，打ち切りのない，より完全な情報を用いること以外に，どの組み合わせが正しいかを知る方法はない．こうした推定量に対して解釈を簡単にする方法はないのである．

ほかのアプローチとして，すべてのエンドポイントについて，死亡もしくは最終追跡時点まで患者を追跡するという方法がある．これは，互いに独立していると仮定される少数のエンドポイントの場合では多少ましな方法といえる．ただしこの方法では，患者が死亡するまですべてのエンドポイントについて同じように追跡が継続されなければならないが，実際にはそうはならないことが多い．例えば，いったん患者に遠隔転移が認められると，ほかの部位の新病変や，二次がん，ほかの病変の検索や報告はおろそかになりがちである．

競合リスクの推定に対するアプローチのうち，おそらく統計家から最も支持される方法は，いずれかのイベントが最初に起きるまでの時間を最初に起きたイベントの種類別に分類して集計するという方法である．この方法では，競合するイベントがない場合には，分布を推定するために非現実的な仮定を置く必要はない．その代わり，ほかのすべてのタイプのイベントが存在するという条件での部分分布関数(subdistribution function)しか推定されない．これは，「累積発生率(cumulative incidence)」曲線とも呼ばれるものであるが，この用語はほかの目的でも用いられてきた．ここで述べる各時点 t の累積発生率曲線は，競合するイベントが存在するという条件での，時点 t までに特定のイベントが起きる確率を推定するものである．例を挙げよう．治療法 Q を受けた 20 人の患者すべてがそれぞれ以下のタイプのイベントがそれぞれの時点で起きたとする．

患者 ID	イベントまでの時間	イベントのタイプ
1	1	死亡
2	11	死亡
3	2	遠隔転移
4	12	遠隔転移
5	3	死亡
6	13	局所再発
7	4	局所再発
8	14	死亡
9	5	遠隔転移
10	15	遠隔転移
11	6	遠隔転移
12	16	局所再発
13	7	遠隔転移
14	17	死亡
15	8	遠隔転移
16	18	局所再発
17	9	死亡
18	19	遠隔転移
19	10	遠隔転移
20	20	死亡

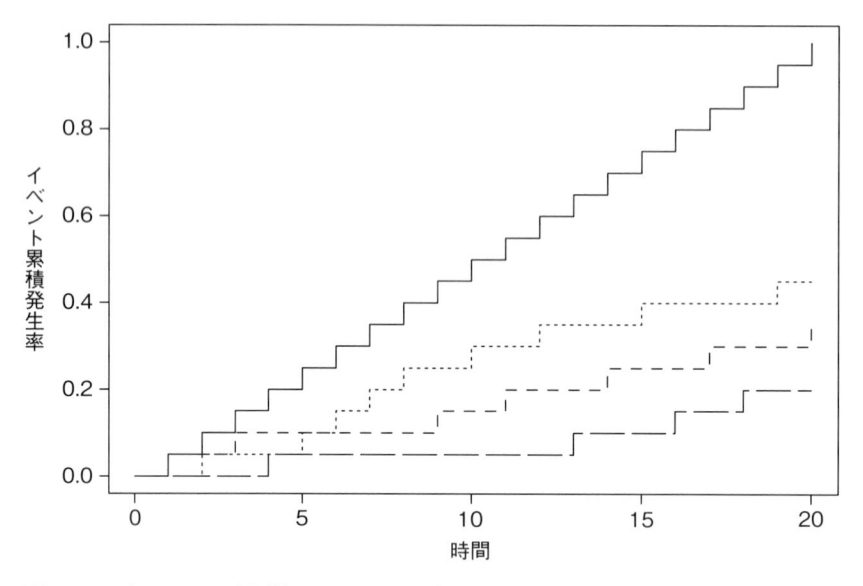

図9.12 全イベント(実線)と，局所再発(長い破線)，遠隔転移(点線)，死亡(短い破線)という3種類のイベントの累積発生率

　図9.12は，全イベントと3種類のイベントの累積発生率を示す．例えば，時点10以前にイベントが起きる確率は，時点10までに起きたイベント数を全体の患者数で割った値である10/20で推定できる．時点10までに局所再発する確率，遠隔転移する確率，死亡する確率の推定値は，それぞれ1/20, 6/20, 3/20となる．全イベントは3種類のイベントの合計であるため，全イベントの起きる確率は3種類の確率の合計となる．

　打ち切りがあるデータでは，推定はより複雑になるが(Kalbfleisch and Prentice, 1980)，全イベントのうちのある要素を推定するという考え方は同じである．Gooleyら(1999)は，累積発生率とカプラン・マイヤー(打ち切り)法との違いについて優れた説明を行っている．2章では，カプラン・マイヤー(K-M)推定量〔Kaplan-Meier (K-M) estimator〕は，下記のように積で表現した．

$$\left(\frac{n_1-1}{n_1}\right)\left(\frac{n_2-1}{n_2}\right)\cdots\left(\frac{n_i-1}{n_i}\right)$$

　$n_1\cdots n_i$は，イベントが起きた時点$1\cdots i$それぞれにおけるその直前のリスク集団[訳注3]の人数を表している．K-M推定量を説明する別の表現は，「N人の患者がいて打ち切りがないとき，イベントが起きた時点ごとに大きさ$1/N$ずつ減少していく割合」となる．打ち切りがある場合には，最初に打ち切りとなった患者は，その時点で生存しているほかのすべての患者と全く同じ確率でイベントが起きると仮定される．つまり，その患者で起きたかもしれなかったK-M推定量の$1/N$の減少を生き残っている患者全員で分配していることになる．次に打ち切りになった患者では，それより前に打ち切りになった患者から分配された分に$1/N$を加えた分が，その時点で生き残っている患者全員に分配される．これを繰り返していくのである．どのイベントも発生せずに生存してい

訳注3) イベントがまだ起きていない患者

る患者のみが打ち切りになる場合にはこの考えは不合理ではない．しかし，競合リスクがある場合には，通常，上記の分配は意味がない．再発なしで死亡した患者がそれ以降に再発することは起こりえないからである．累積発生率アプローチでは，再発なしでの死亡の$1/N$をその死亡時点より後に起こる再発に分配する（K-M アプローチ）のではなく，死亡の後には再発が起こりえないとして何も分配していないことになる．

累積発生率やそれに関連するイベント特異的なハザード（failure specific hazards）を解析する方法（Gray, 1988, Prentice et al., 1978）は複数あるが，これらの方法では解釈を注意深く行う必要がある．薬剤 X により治療された別の 20 人の患者について考えよう．

患者 ID	イベントまでの時間	イベントのタイプ
a	1	死亡
b	11	死亡
c	2	死亡
d	12	遠隔転移
e	3	死亡
f	13	死亡
g	4	死亡
h	14	死亡
i	5	死亡
j	15	遠隔転移
k	6	死亡
l	16	死亡
m	7	死亡
n	17	死亡
o	8	死亡
p	18	死亡
q	9	死亡
r	19	遠隔転移
s	10	遠隔転移
t	20	死亡

図 9.13～9.15 は，局所再発，遠隔転移，死亡の累積発生率を 2 つのデータセットで比較したものである．薬剤 X は局所再発を予防し遠隔転移を減らすようにみえる．しかし，薬剤 Q は死亡を減らすようにみえる．では，Q のほうがよいのか？ あるいは Q は再発を引き起こすため死亡がみえなくなっているだけか？ 全イベント発生率（局所再発，遠隔転移，死亡のいずれかのイベントまでの時間）は 2 つの表を見比べてみるとわかるが，両者でまったく同じである．この例からも，全例における死亡までの時間（この例ではすべての患者については示されていない）のほうが，治療選択のためにはより有用なエンドポイントのようである．

その他の解析のアプローチ（Prentice et al., 1978）は，「特異的ハザード（cause-specific hazards）」〔「部分ハザード（sub-hazards）」とも呼ばれる〕を比較する方法である．ある時間 t での特異的ハザー

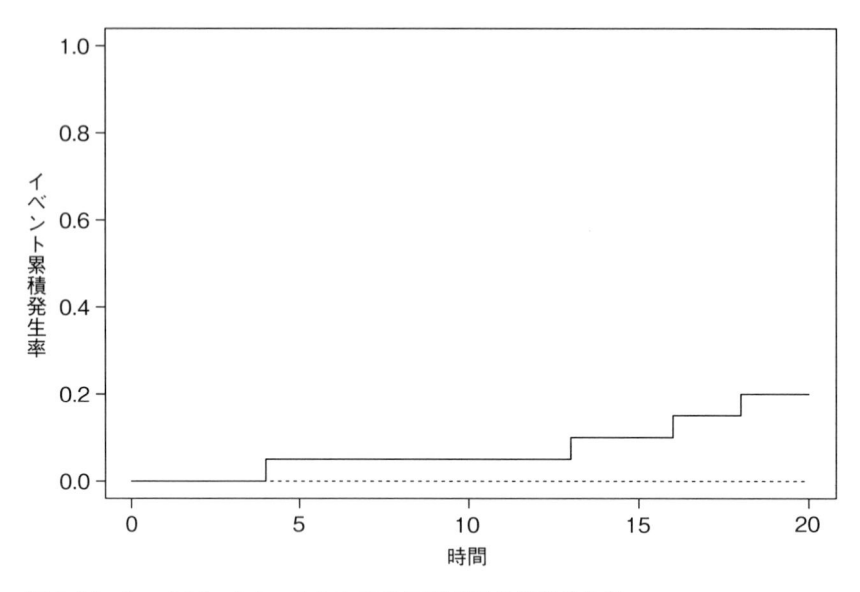

図 9.13　2つのデータセットにおける局所再発の累積発生率
Q(実線)，X(点線)．

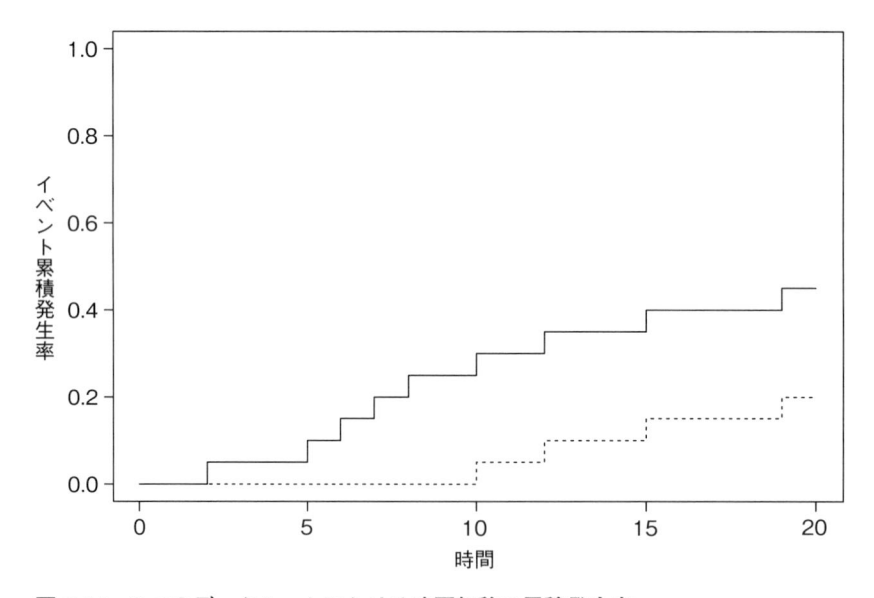

図 9.14　2つのデータセットにおける遠隔転移の累積発生率
Q(実線)，X(点線)．

ドとは，時点 t までにイベントが発生していない患者において，時点 t で，ある特定のイベントが起きる確率である．すべての特異的ハザードの合計は全イベントのハザード(2章で述べた)である．全イベントのハザードと同様に，2群間での特異的ハザードの違いは比例ハザードモデルを用いて検定できる(これも2章で述べた)．

　このタイプの解析では，特定のイベントが起きる確率を比較することはできないが，相対的なハザード比は比較することができる．ただしこれら2つの方法は同等ではない．例えば，再発のハザー

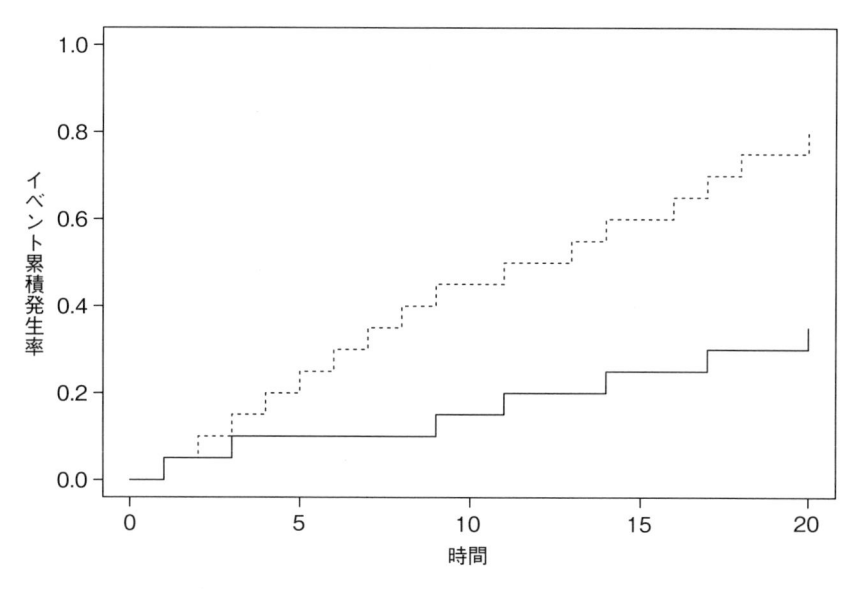

図 9.15　2つのデータセットにおける死亡の累積発生率
Q(実線), X(点線).

ドは2群間で同じだが死亡のハザードが一方の群で高いと仮定しよう．再発の「確率」を比較すると，その群では再発が少ないという結果となってしまう．なぜなら，その群では再発する前に死亡してしまうため再発のリスク集団が小さくなり，観察される再発例数も少なくなってしまうからである．しかし，比例ハザードモデルを用いた再発「ハザード」の比較では，再発について両群間に違いはないという結果になる．大雑把に言うと，この計算では，イベントが起きた時点でのそれぞれの群のリスク集団の患者数を比べ，それが多い方でイベントが起きたかどうかによって異なるスコアを割り当てるという計算を行っている．もし両群で再発するハザードが同じであれば，（リスク集団の大きさに比例して再発が起きるので）その時点その時点でリスク集団が大きい群のほうで再発は起こりやすいはずである．両群の再発がこのような状態で起きている限り，比較では再発のハザードに差があるとは結論されないことになる．

　累積発生率の解析と同様に，特異的ハザードの解析結果も慎重に解釈されなければならない．一方の群で，あるイベントのハザードが低いというときに，代わりにほかのイベントのハザードが高くなっていないとは限らない．

9.4　別のアウトカムを用いてアウトカムを解析すること
Outcome by outcome analyses

　別の誤った解析方法として，時間依存性の2つのアウトカムの相関を調べて，その解析結果から因果関係について結論しようとするものが挙げられる．例えば，十分な骨髄抑制が得られない場合に治療は無効であると考えるというものである（細胞回転が速いために血球が殺されるのであれば，

がん細胞も同様であるという仮定による). これをどのように証明すればよいだろうか？ 単純に考えれば, 治療期間中の白血球数最低値と生存期間を比べるという方法を思いつきそうだ. しかし, 長く生存するほど必然的に低い値はより観察されやすくなるので, 少し考えれば, これは治療期間中, 1週間に買い物に出かけた回数が最も多い患者はより長く生きている患者であることと同じである. また, 最も多く雨の日を経験した患者, ビタミンA血中濃度の最高値を記録した患者, 1か月に蚊に刺された回数が最も多い患者, すべて同じことが言える. なんらかの観察値が得られるには患者が生きている必要があるため, より長く生存する患者ほどより多くの観察値が得られる. 観察値が多くなればそれだけ, より高い最高値が得られ, より低い最低値が得られるのは当然である. この種の誤った分析の報告は以前と比べると少ないが, 最近の事例でも, cetuximab で治療された頭頸部がん患者における病勢コントロールと皮疹の関連の報告(Vermorken et al., 2007)のように, 依然として見受けられる.

9.4.1　腫瘍縮小効果別の生存期間の比較 Survival by Response Comparisons

おそらくがん領域で最も長く続いた統計学の誤用は, 奏効例(responder)と非奏効例(non-responder)で生存期間を比較することである. つまり, 非奏効例よりも奏効例が長く生存した場合に, その治療が有効であるに違いないと考えるというものである.

奏効した患者が奏効しない患者よりも長生きするということは驚くことではない. なぜなら, 奏効を得るには患者は十分長生きしなければならず, 効果判定以前に死亡した患者は自動的に非奏効例に分類されるからである. 例えば, 6か月間治療を受けたすべての患者が治療終了時点で奏効が得られ, かつ奏効と生存は相関しないと仮定しよう. この場合,「奏効例」vs.「非奏効例」の比較は, 6か月以上生存した患者とそうでない患者を比較することと同じである. この比較は, 6か月時点で生存していた患者が6か月以前に死亡した患者より長生きしたことを示しているだけであり, 治療の効果についての何かを示したことにはならない.

奏効例と非奏効例の比較は, 心臓移植が有用である可能性があると初めて報告した論文(Clark et al., 1971)と全く同じように考えることができる. この研究では, ドナーからの心臓の提供を待つ間, 生き抜けるほど健康であった患者の生存期間と, 臓器提供を受ける前に死亡した患者の生存期間が比較された. 多くのオンコロジストはすぐにそれが誤りであることを認識したが, いまだに納得しない研究者もいる. これが誤りであることについてはLiuら(1993)が数学的に示した.

奏効例を非奏効例と比較する多少ましな方法としてランドマーク解析(landmark method)がある(Anderson et al., 1983). このアプローチでは, 治療開始後のある特定の時点(ランドマーク)で生存している患者について効果が判定され, その時点以降の生存期間が比較される. この方法により, ①早期死亡を非奏効例と扱うことと, ②奏効例が奏効するのに要した期間を生存期間の一部と扱うこと(リードタイム・バイアス: lead time bias)による2種類のバイアスを排除できる. この方法ではバイアスを減らす見返りとして, 早期死亡の情報を捨てていることと, 遅れて奏効する奏効例を非奏効例と扱うことによる情報の損失がある. また, ランドマーク解析は単純な比較よりはバイアスの少ない方法ではあるが, その結果を生物学的に解釈することができない. 奏効例は, 奏効したがために長く生存するというわけではなく, 奏効がより長く生存する患者を見つけるマーカーであるにすぎないのかもしれないが, この2つの解釈を統計的に区別する方法はない. しかし,

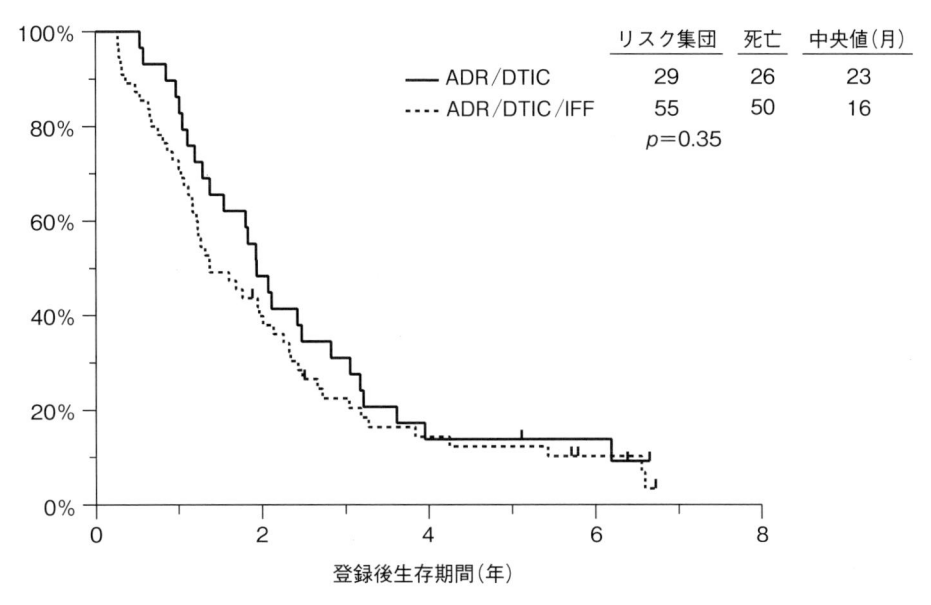

図 9.16 SWOG による肉腫の試験 S8616 で奏効した患者の治療群別の生存期間の分布

3 か月間生存した患者の中で，奏効しなかった患者よりも，奏効した患者が長く生存した／同じ／生存期間が短かった，のいずれであるのかは，依然臨床的な興味の対象である．

これに関連して，同様に誤った結論につながる解析方法に，奏効例の生存期間や奏効期間(response duration)を用いた治療の比較がある．このような解析が行われる背景には，治療に奏効しない患者は治療による利益をほとんど得ることがない患者であるため，関心のある対象は奏効する患者であるという考えがある．SWOG の S8616(Antman et al., 1993)はこのタイプの解析の困難性を示すよい例である．この試験では，進行期の軟部肉腫患者が，adriamycin と DTIC の群(AD)か，この 2 薬剤に ifosfamide と mesna を加えた群(MAID)のいずれかにランダム割付された．腫瘍縮小効果，治療中止までの期間，生存期間がエンドポイントであった．以下の 3 つの段落で，我々は 1 つの試験のデータから，「AD がまさっている」，「MAID がまさっている」，「AD と MAID は同等である」という結論を順に示すことにしよう．

図 9.16 は，AD 群の奏効例の生存期間が MAID 群の奏効例の生存期間をいくらか上回っていることを示している．治療に奏効しなかった患者は治療による利益を得られないという仮定に基づけば，AD 群の奏効例の結果がよかったことから AD がまさっていることが示唆されたといえる．

図 9.17 は，試験全体では奏効例が非奏効例よりも長く生存したことを示す．AD 群の奏効例が 170 例中 29 例であったのに対して，MAID 群の奏効例は 170 例中 55 例であった．奏効例が長生きし，MAID 群のほうに多くの奏効例がいたのだから，MAID がまさっていることが示唆されたといえよう．

「AD」vs.「MAID」の治療成功期間(time to treatment failure)と生存期間の曲線を図 9.18 と図 9.19 に示す．治療成功期間の曲線はわずかに MAID のほうがよいが，生存期間の曲線は AD のほうが少しよい．いずれの差も有意ではなく，この場合はいずれのレジメンがよいともいえないだろう．

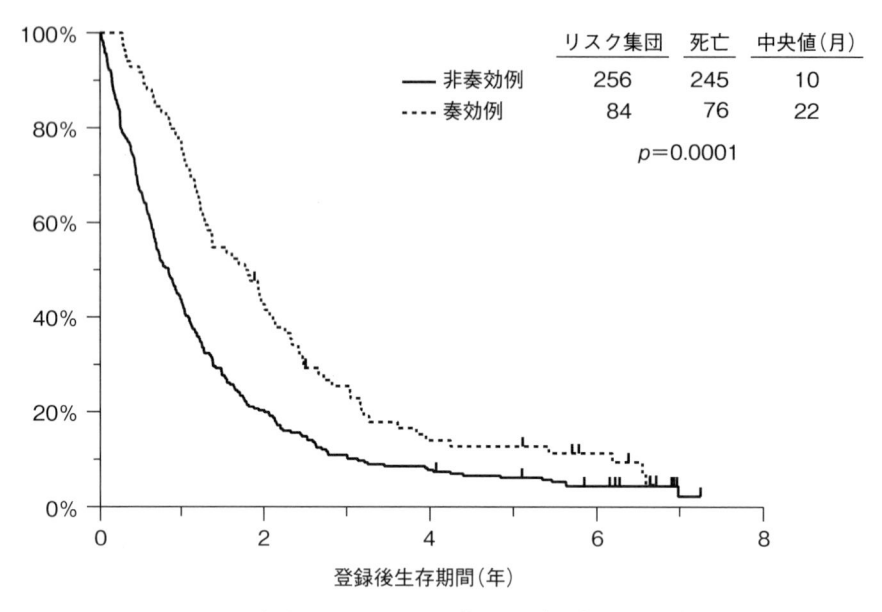

図9.17 SWOGによる肉腫の試験S8616で「奏効例」vs.「非奏効例」の生存期間の分布

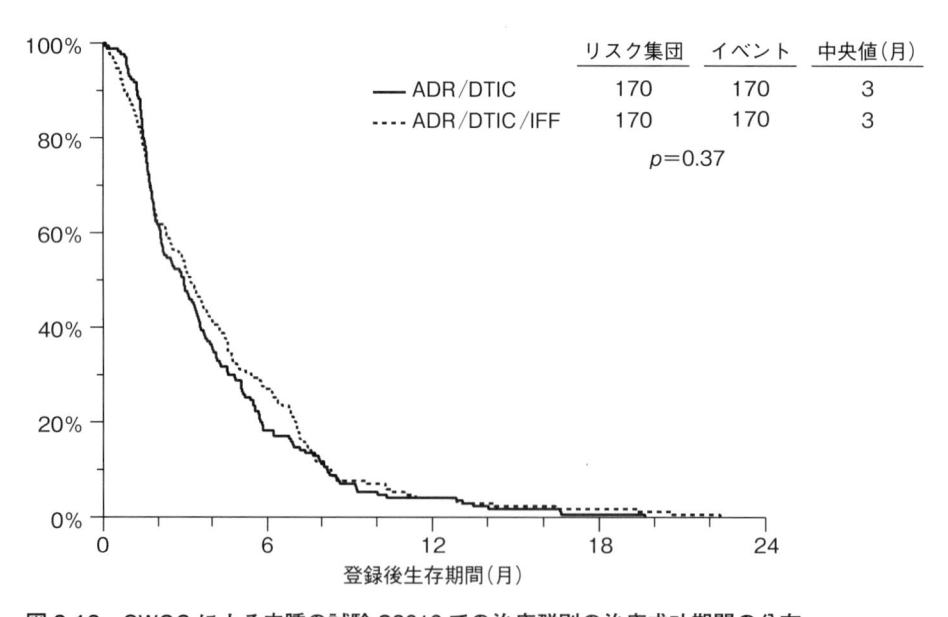

図9.18 SWOGによる肉腫の試験S8616での治療群別の治療成功期間の分布

さて，どちらの治療レジメンが推奨されるべきであろうか？ 結果として，MAIDは奏効例の生存期間におけるADとの差は小さいものの（図9.16参照），ADより多くの奏効が得られた．延命効果を伴わない一時的な腫瘍の縮小に，ifosfamideによる毒性の上乗せやコストに見合うだけの価値があるとみなせるならばMAIDが推奨されるべきであるが，そうでなければ，ADのほうがよい選択ということになる．いずれにせよ，図9.16や図9.17に基づいて判断することは誤りであり，こうした解析は治療効果の差の解釈を混乱させるもとである．

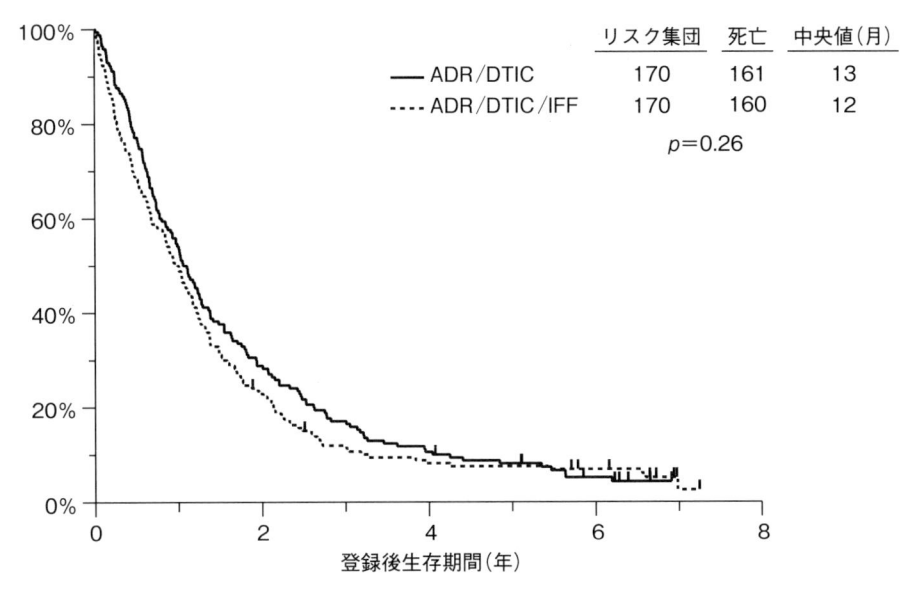

図 9.19 SWOG による肉腫の試験 S8616 での治療群別の生存期間の分布

9.4.2 「用量強度」の解析 "Dose Intensity" Analyses[訳注4]

「別のアウトカムを用いたアウトカムの解析」という本項のテーマに関して我々が経験したまた別の事例に，治療の予定総投与量(planned total dose)，実総投与量(received total dose)，用量強度(dose intensity)に応じて生存時間の解析を行うものがある．たいていは，異なる用量をランダム化比較する臨床試験という面倒なことを行わずに，「多いほどよい(more is better)」ことを示そうとしてこうした解析が行われる．有名な事例としては，乳がんに対する複数の術後補助化学療法の試験を集めて，アウトカムと予定用量強度との間に正の相関があることを示した Hryniuk and Levine (1986) の報告と，やはり乳がんに対する術後補助化学療法において高用量が投与されたことと生存期間の延長の間に相関があることを示した Bonadonna and Valagussa (1981) の報告がある．

本章で示した我々自身の CMFVP の結果から，予定用量強度(planned dose intensity)などの各試験の設定とアウトカムとの相関は解釈が非常に難しいことが示唆されている．Hryniuk and Levine は，乳がんに対する術後補助化学療法の 17 試験における 27 の治療レジメンについて，いくつかの薬剤の週あたりの投与量の重み付き総和と 3 年無再発生存割合のプロットで相関があることを示し，用量強度が重要であると主張した．確かにこれらの関連は明らかである．3 年無再発生存割合は，強度 0 のレジメン(無治療)で 50〜57%，強度 0.1〜0.5 のレジメンで 53〜69%，強度 0.5〜1.0 のレジメンで 64〜86% であった．しかし，この解析の問題点は，比較に用いられた試験の治療レジメンは，解析されなかった用量強度以外の因子に関しても異なっていたかもしれないということである．あるいは我々の事例として示した一連の CMFVP 群と同じように，用量以外の因子がアウトカムに大きな影響を及ぼしていたのかもしれない．我々の CMFVP レジメンでは，予定

訳注4) 今回の原書第 3 版では Dose Intensity にダブルクオーテーション("")が加わった．筆者らが dose intensity の解析にかなり懐疑的であることが窺われる．

用量強度が1.0であったにもかかわらず，5つの試験の3年無再発生存割合は58〜73％であり，これはHryniuk and Levineの論文で示された3カテゴリーのうち2番目のグループ（強度0.1〜0.5）の無再発生存割合に相当する．彼らの論文では3年無再発生存割合が58％を下回る治療レジメンはすべてが無治療かLPAM単剤であり，73％を上回ったある治療レジメンでは計画された用量強度は我々のものほど高くなかった（最低のものは0.71）．各試験の結果の違いを説明するために用量強度を持ち出す必要はなく，注意深くみれば，用量強度とは別の説明が可能であることがわかる．つまり，「無治療とLPAM単剤は効果が不十分（50〜63％）であり，CMFまたはその変法（64〜86％）はLPAMと5-FUを含んだレジメン（60〜69％）よりもよい」という説明である．また，Hendersonら(1988)は，Hryniuk and Levineの論文での用量強度の仮説への批判として，新しい研究ほど用量強度が強いレジメンを用いているが，このような経時的変化の影響を考慮していないという問題点も指摘している．

さて，結果的に高用量の投与を受けた患者と，結果的に低用量の投与を受けた患者を比較して，「高用量ほど有益である」とするBonadonna and Valagussaのアプローチについて考えてみよう．既に述べた「別のアウトカムを用いたアウトカムの解析」と同様に，投与された用量に基づく解析が大きなバイアスを受けるということはもはや驚くことではない．用量強度の検討のためには高用量，中等量，低用量を直接比較（ランダム化比較）する試験を行わなければならない．

この点をより明確に示す例として，心血管系の研究の事例がある（Coronary Drug Research Project Group, 1980）．Coronary Drug Projectはコレステロール低下薬についての5群のプラセボ対照二重盲検ランダム化比較試験であった．プラセボ投与群の男性2,789名の5年死亡率21％に対して，clofibrate投与群の男性1,103名の5年死亡率は20％という残念な結果であった．若干期待できそうなことは，clofibrate服薬遵守例の5年死亡率がclofibrate服薬不遵守例よりも著明に低かったことである（80％以上服薬例で15％，80％未満服薬例で25％）．このことから，「服薬を遵守した患者は治療により恩恵を受けた」といえると思うかもしれない．しかし残念ながら答えは「No」である．むしろプラセボ群において，服薬状況が死亡率に，より強く関連していた．プラセボ服薬80％以上の患者の死亡率15％に対して，プラセボ服薬80％未満の患者の死亡率は28％だったのである．プラセボであっても，服薬コンプライアンスが明らかに予後と相関した．

Redmondら(1983)は，がんにおけるすばらしい事例を示した．それは乳がんに対する術後補助化学療法としてのLPAMとプラセボの両群から得られた投与量データを用いたものである．最初の比較は，予定総投与量に対する実総投与量の割合を患者ごとに計算し，レベルⅠ85％以上，レベルⅡ65〜84％，レベルⅢ65％未満に分類して行われた．LPAM群全体の5年無病生存割合は51％で，各レベルでそれぞれ69％，67％，26％と明らかな用量相関（dose response）が認められた．一方プラセボ群全体の5年無病生存割合は46％であった．ここで，「65％以上のLPAM投与が有用である」と結論するならば，プラセボ群の5年無病生存割合がレベルⅢよりもよいため「65％未満の投与は有害である」とも結論しなければならないのだろうか？

この解析におけるバイアスの大部分は，計画された投与を完了する以前に再発した患者は治療を途中で中止するために総投与量が高くならない事実によるものである．早期の再発は結果として総投与量を低くする．これは同じ解析をプラセボ群に対して行った場合にも明確に認められ，なんと，より明瞭な用量相関が認められたのだ！　プラセボ群の5年無病生存割合は，プラセボ服用85％

以上で69%，65〜84%服用で43%，65%未満服用で12%であった．つまり，患者は投与量が低かったため再発したのではなく，再発したために投与量が少なかったのである．

すべてのバイアスを完全に除く方法はない．Redmondらの論文での2つ目の比較は，別のアプローチも適切ではないことを示している．実投与量を予定投与量で割る最初の方法よりバイアスを小さくするために，全体の予定投与量ではなく，再発した時点までの予定投与量で実投与量を割る方法が採られた．これは一見論理的にみえるが，残念ながらこの方法もたいしてよい方法とはいえず，別のバイアスがかかるだけなのである．ある程度時間が経ってから再発する患者は，減量が必要となるような毒性を経験し得る時間を長く有していたために，結果として実投与量が低くなったり，コンプライアンス不良となった可能性が高い．この方法による分類を用いると，LPAM群の5年無病生存割合は，先ほどの定義によるレベルⅠで47%，レベルⅡで59%，レベルⅢで55%であり，プラセボ群ではそれぞれ47%，43%，60%であった．

3番目に示されている方法は，9.4.1項で腫瘍縮小効果について述べた「ランドマーク解析(landmark method)」である．ランドマークとして2年(プロトコール治療期間)の時点が選ばれ，2年でまだ再発していない患者について，それ以降の生存期間が実投与量別に比較された．この解析では，有意ではなかったが中等量が最もよかった．しかし，2年間の情報は無視するには大きすぎるため，Redmondらは最後の方法として，時間依存性のコックスモデル(time-dependent Cox model)の解析(Cox, 1972)を行った．この方法は，すべての再発が生じた時点ごとに次々と新しいランドマークを置く方法であると説明できる．これは統計的には非常に洗練されたものであるが，この方法でも問題があった．やはりプラセボの用量が生存と有意に相関してしまったのである．

用量の解析(dose analysis)に関する問題は，投与された用量強度を定義しようとした途端に生じる．用量強度の一般的な定義は「単位時間当たり(per unit time)に投与された薬剤の量」であるが，単剤の薬剤が，すべての患者に，同じ用量が，同じ投与間隔で，同じ回数投与された場合を除いて，この定義は完全ではない．多剤のレジメンなら，複数の薬剤の用量強度を1つにまとめる単一の指標を考えなければならないが，重み付けの方法には無限のバリエーションがある．途中で用量が変更された場合，単位時間当たりの投与量は単一の数値とならず，時期を分けた複数の平均値を求める必要がある．単位時間[訳注5]とは異なる間隔[訳注6]で投与された場合もまた，単位時間当たりの投与量は単一の数値とはならない．治療の間隔が可変である場合も，単位時間当たりの投与量は，単位投与量だけでなく投与単位数の関数にもなる．また，「単位時間当たり」は，患者が治療を受けていた時間を用いて計算するのか？　患者が治療を受けていたとみなせる時間を用いて計算するのか？　それともその他のなんらかの一定の間隔を用いて計算するのか？　などを決めなければならないため，その定義は一意にはならないのである．

再びSWOG試験S7827を例として挙げよう．6章で示したように，この試験は，リンパ節転移陽性，ホルモンレセプター陰性の乳がん患者に対して，SWOG標準であるCMFVPの1年継続と2年継続を比較したものである．このレジメンは，cyclophosphamide(ctx)の連日投与，methotrexate(mtx)と5-fluorouracil(5-FU)の週1回投与，短期間のvincristine(vcr)とprednisoneを

訳注5) 例えば週．
訳注6) 例えば月．

組み合わせたものである．用量強度はどのように計算すべきであろうか？

最初はまず，間隔強度(interval intensity)をどう定義するかを考える．日単位の計算より週単位の計算のほうが一般的であるが，ここで「週単位の計算を行う」ということは，cyclophosphamide の連日投与が，1週間分の合計量を週1回まとめて1日で投与することと等価であると仮定していることに注意してほしい．次に行うことは，週当たりの投与量を1つの指標にまとめることである．Cooper ら(1979)の方法に従って重み付けをすれば，CMF レジメンが典型例として使える．すなわち，ctx 投与量/560＋mtx 投与量/17＋5-FU 投与量/294 である．この重み付けは，1 g/m^2 の mtx，33 g/m^2 の ctx，17 g/m^2 の 5-FU が等価でそれぞれ交換可能であることと，vcr と prednisone は用量強度に全く貢献していないという仮定に基づいていることに注意してほしい．vcr と prednisone の貢献を計算に入れたいのであれば，どのように行うかが問題となる．なぜなら，これらはほかの薬剤ほど長く投与されないからである．10週までの vcr 投与量を1年余にわたる治療期間全体で割ればよいのか？ 用量強度の計算法を10週までと10週以降とで変えたほうがよいのか？

このように，間隔強度を定義するには極めて多くの恣意的な仮定や決定がなされなければならないことがわかる．複数の間隔指標を1つの指標にまとめるときも，また別の一連の仮定や決定が必要となる．では，単位強度(unit intensity)を単純に治療コースで平均をとったものは十分な指標といえるだろうか？ 仮にこの単純平均でよいとするなら，「最初の6か月間は予定の95％の用量が投与され，続く6か月間は予定の5％しか投与されなかった場合」と，逆に「最初の6か月が5％，続く6か月が95％という場合」とが等価であるという仮定をおいていることになる．1年投与群と2年投与群の患者で，最初の1年間の総投与量が同じであった場合，用量強度は同じとみなしてよいのか？ 同じとするということは，「2年目の治療は用量強度に何も貢献しない」という仮定を置いたことになるのである．同じとはしないのなら，週単位の用量強度は，総投与量を予定された全治療期間で割って平均をとることになるため，1年時点で治療を中止した2年投与群の患者(6章で2年投与群のコンプライアンスが悪かったことを思い出してほしい)では，1年投与群の患者と同じ治療を受けたにもかかわらず用量強度は半分になってしまう．

より骨髄抑制の強い治療，より奏効割合が高い治療，より用量強度の高い治療が，より有効であるといえるか？ という問いに対して答えを導く統計手法は存在しない．生存に関連する多くの因子は，同時にほかのアウトカムにも関連している．例えば，本章で議論したばかりの SWOG の試験において，我々は閉経状況と年齢が用量に関連することを見出した(閉経前の患者が最も高い用量を，閉経後の60歳以上の患者が最も低い用量を，閉経後の60歳未満の患者が中等量の投与を受けていた)．少数の既知の因子については統計的な調整が可能かもしれないが，多くの因子は測定不可能か未知である．生存時間と投与量(やほかのアウトカム)との間の一部またはすべての関連(または関連がないこと)が，それ以外の因子によって説明できてしまうことは珍しいことではない．

我々は，投与された用量別に生存時間を解析する場合に生じるすべてのバイアスと，用量強度の適切な定義が困難であるという事実を読者が認識し，いかなる用量強度の解析も役に立つ科学的解釈を導かないことを理解してくれることを期待する．用量強度に関する疑問に対する答えは用量強度をランダム化する試験によってしか得られないのである．

9.5　サブセット解析　Subset Analyses

　プライマリーエンドポイントの治療間の単純な比較を越えてその先に進みたいという誘惑に負けないようにすることは難しい．試験結果が全体としてネガティブであった場合には，もし新治療の効果が示されたサブセット（女性，良好なPS，若年者など）があったならそれを示したくなるであろう．同様に，全体の比較において新治療が標準治療にまさった際にも，効果の差がより大きいサブセットや，効果のないサブセットを見つけることに関心がもたれるかもしれない．しかし，こうした当然とも思える意図こそが，サブセット解析から多くの誤った結論を導いてしまう原因となるのである．例えば，サブセット解析における問題点や，サブセット解析に関して推奨されること，サブセット解析の事例について議論をするのに，Rothwell（2005）の報告は役に立つ．示された例は，アスピリン治療によるベネフィットを調べた17,187人の患者を対象としたISIS-2試験（ISIS-2 Collaborative Group, 1998；Collins and MacMahon, 2001）であった．古典的な占星術に基づいて行われたサブセット解析で，天秤座と双子座の患者のみでベネフィットがなく，ほかの星座の患者ではベネフィットがあった．

　サブセット解析が行われるとき，通常は，ポジティブな結果が出た解析のみが報告され，いくつのサブセット解析が行われたかは読者には伝えられない．サブセット解析の報告が不十分であることはWangら（2007）によって指摘された．2005年7月～2006年6月の間にNew England Journal of Medicineに公表された97のランダム化比較試験のうち，すべてのサブセット解析を網羅的に報告していたのはたった25試験のみであり，相反するサブセット解析の結果が報告されていた15試験のうち，解釈に注意を促していたのはたった2試験のみであった．1989年，Mayo Clinicは，DukesCの大腸がん患者において，術後無治療に対して5-FUとlevamisoleの併用化学療法が延命効果を示したという試験結果を公表した（Laurie et al., 1989）．著者らはさらに，ほかの集団よりも治療による利益を多く受けている集団があるかどうかを検討して，術後補助化学療法が女性患者と若年者の患者に対してより有用であると報告した．この結果を検証するために，SWOGが統計センターを担当し，いくつかの臨床試験グループが加わった大規模な追試が行われた．全体としては上記の試験結果を支持する結果であり，DukesCの大腸がん患者における5-FUとlevamisoleの術後併用療法は，術後無治療より延命効果があるというものであった（Moertel et al., 1990）．ところが，我々がMayo試験と同様のサブセット解析を行ったところ，術後補助療法は男性の患者と高齢者の患者に対して有効であり，Mayo試験のサブセット解析とはまったく正反対だったのである．図9.20に男性患者での結果を示す．

　我々はかつて，大腸がんの術後における5-FU門脈内投与の有効性を評価する8つの試験の検討を行った（Crowley, 1994）．3つの試験が門脈内投与療法が有効であると報告され，5つの試験が有効でないと報告されていた．有効であるとされた試験のうちの1つの試験では，DukesCの患者でより有効，2つ目の試験ではDukesBの患者でより有効，3つ目の試験では，サブセット間で効果の差が異なるかどうかの統計的検定でサブセット間での効果の差はないとされていた．有効でないとされた5つの試験では，1つの試験でDukesCの患者が有効なサブセットとされ，2つ目の

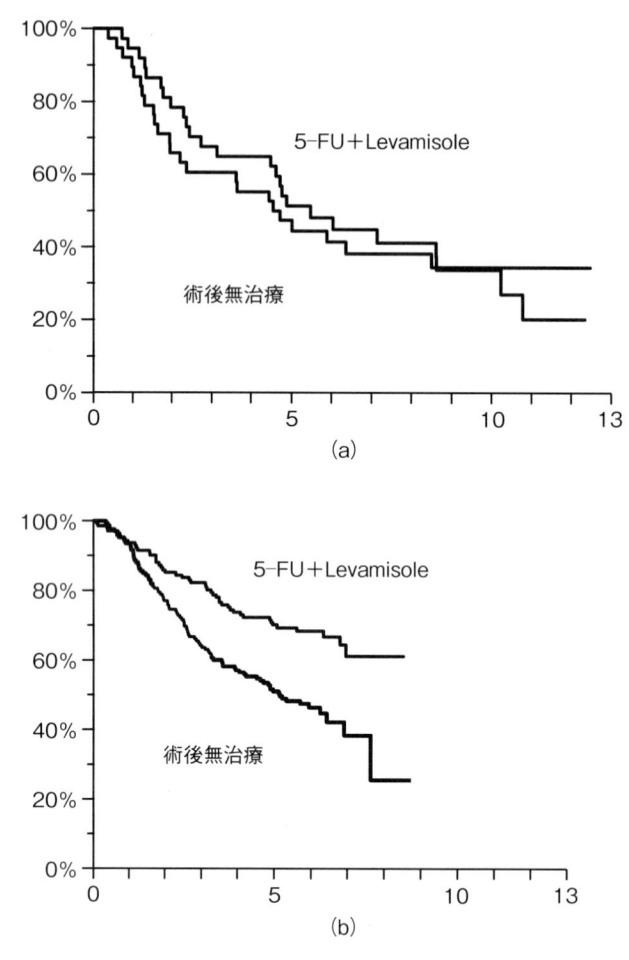

図9.20 元のMayo試験(a)と，検証のためのSWOGなどによる多グループ共同試験(b)の，それぞれの男性のサブセット解析

試験ではDukes Cの患者すべてが6か月以上生存したと報告し，3つ目の試験ではDukes Cの患者が3年生存したと報告していた．残りの2つの試験では，サブセット間で効果に差はなかったと報告していた．門脈内投与療法の全体としての有用性は疑わしいままである（そのためメタアナリシスが行われた．10章参照）．このように，サブセット解析はノイズ以外の何物でもないのである (the subset analyses are clearly noise)．

なぜサブセット解析はこうも頻繁に誤った結論を導くのであろうか？　その理由は単純である．多くのがんの臨床試験は，全体の比較についてさえ，臨床的に意味のある治療効果の差をみるのに十分な検出力をもつサンプルサイズを確保できていない．ましてや全体の約半分のサンプルサイズしかもたないサブセットでは検出力が足りないのは当然であって，結果的にそれぞれのサブセット解析は高い偽陰性率（低い検出力）を有し，存在する真の差の多くが検出されないのである．特に，全体として有効な治療であるという結果が得られた試験においても，いくつかのサブセットで有意ではないという結果になる可能性は非常に高い．これは患者の治療にも決定的な影響を与える可能

性がある．試験全体で有効性が示された治療であるにもかかわらず，低い検出力しかない検定によるサブセット解析で有効性が示されなかったからといって，そのサブセットの患者に対してその治療を行わないという選択をいったい誰がするだろうか？

例として SWOG S9008 試験をみてみよう (Macdonald et al., 2001)．胃がんに対する胃切除後の化学放射線療法は手術単独に比べて有用であるとの結果を示した試験である．さまざまな変数に対するサブセット解析が要求されたが，なかでも食道・胃接合部のがんがほかの部位のがんと異なる特徴をもつかどうかの解析について関心が高かった．部位と治療効果との交互作用は有意ではなかった．にもかかわらず，食道・胃接合部のがんに対する治療効果についての解析依頼が引き続き寄せられた．しかし，この試験の 553 名の適格患者の中で食道・胃接合部のがんの患者は 20% しかいなかった．たったこれだけの患者数のサブセットでは，この試験で設定した臨床的に意味のあるハザード比に対する検出力は約 40% しかなかった．臨床的に意味のある結果を出せる可能性が非常に低い試験結果を我々は公表したいとは思わなかった．結局，交互作用は有意ではないことと検出力が低いことから，このサブセットを対象にしたこれ以上の探索は行わなかった．

Fleming(1995) は，試験全体の結果が有意であった場合のサブセット解析の信頼性に関するシミュレーションを行った．このシミュレーションでは，肺線維症(cystic fibrosis)に対する dornase alfa による 968 名での二重盲検ランダム化比較試験のデータが用いられ，3 つの共変量のみについて，サブセット解析が行われた場合の偽陰性率の推定が行われた．共変量は，年齢 (3 水準のカテゴリーに分けられ，それぞれ集団の 50%，20%，30% に相当した)，性別 (50%，50%)，ベースラインの努力肺活量 (FVC) (40%，30%，30%) であった．シミュレーションでは，すべてのサブセット間で治療効果は一定であると仮定し，共変量のそれぞれのカテゴリーに患者をランダムに割り付けて，1,000 の仮想試験を作成した．67% の仮想試験において，治療による利益はないか，3 つの共変量のうち 1 つ以上のカテゴリーで治療が劣っているという結果であった．サブセットの数がもっと多ければ偽陰性率はもっと高くなったはずである．

サブセット解析では，検出力不足以上にもっと困ったことが起きる．全体の検定によってある治療が他に対してまさっていると結論づけられない場合には，サブセット解析はその試験から何か価値を導き出してくれ，最低でも論文をよりおもしろくしてくれる方法であると思われている．いったんサブセット解析を始めてしまうと，それを止めることは難しい．人種別，性別，病期別，PS 別，組織型別，組織学的悪性度別，などなどの解析を行っていけば，いつかは偶然に「統計学的有意」となる何かが必ず出てくるのである〔これは 6 章の多群比較，6 章の中間解析，10 章の探索的解析で，それぞれ多重比較の問題 (multiple comparison problem) として述べた〕．いくつものサブセット解析を行うと偽陽性率が高くなる．つまり，そこで検出された差の多くは実際には存在しないものである．

真の差を見つけるには検出力が足りず，かつ偽陽性率が高いということは，ほとんどすべてのサブセット解析は誤っているということである (almost all subset analyses are wrong)．したがって，すべてのサブセット解析の結果は，それを信じる前に，引き続いて行う試験によって必ず検証されなければならない．

やむをえず，何かの手がかりをデータから探索しなければならないときに，どうすればこうしたサブセット解析特有の問題を最小化することが可能であろうか？　まず第 1 には，ある重要なサブ

セットの解析結果で差がありそうなときにはそれを別の試験で検証するべきであるということを理解することであり，あるいは，多重比較について適切に考慮したうえで，サブセット解析でも十分な検出力を有するように初めから試験を計画することである．第2には，ランダム化の際にバランスをとる目的で行われる層別化は，層別因子でのサブセット解析を正当化するものではないということを理解することである．層別因子によるサブセット解析も，不十分なサンプルサイズによる高い偽陰性率から逃れられるわけではないし，厳しい有意水準を用いた比較や，サブセット間で治療効果が異なるというモデルを当てはめた統計学的検定を用いない限り，高い偽陽性率からも逃れられない．第3に，サブセット解析はすべて探索的であり，仮説を作り出すためのものであって，全体での比較に匹敵するような信頼性はないことを認識することである．すべての学会発表や論文公表において，どの結果が検証的であり，どの結果が探索的であるかを常に区別しなければならない．守るべきルールとは，（よくデザインされた試験における）プライマリーエンドポイントの全体の比較のみを「検証的(definitive)」とし，それ以外をすべて「探索的(speculative)」と扱うことである．

9.6　代替エンドポイント　Surrogate Endpoints

　生存期間は，客観的(objective)であると同時に明確な妥当性(obvious validity)を有する点で，がんの臨床試験での望ましいプライマリーエンドポイントである．しかし，（例えば乳がんの）術後補助療法の試験においては，生存期間をプライマリーエンドポイントとすることは，現実的な時間枠の中で十分なイベント数が観察されないために実用的ではなく，その代わりとして「無病生存期間(disease-free survival)」[訳注7]が用いられる．こうした状況においては，いくらか主観的であり長期のアウトカムを完全には反映していないかもしれないが，より速やかに評価ができる利点のために，（常に重要なセカンダリーエンドポイントである）生存期間の代替として無病生存期間が用いられるのである．より一般的な用語としての「代替エンドポイント(surrogate endpoint)」は，もっと短期間のアウトカム指標である腫瘍縮小効果(tumor response)や，がんの予防試験における腫瘍マーカー，AIDSの試験におけるCD4陽性細胞数等に対して用いられる．こうした代替エンドポイントを用いようとする動機は明らかであり，より少ないサンプルサイズで，真のエンドポイントが判明するまで待つことなく，治療の有効性の判断を行えるようにしたいからである．

　代替エンドポイントを使うことに対する注意を喚起するには，いくつか少数の事例を挙げるだけで十分であろう．我々は既に，ADとMAIDを比較した肉腫の試験において，高い腫瘍縮小効果が必ずしも延命効果につながるわけではないことを示した．同様の現象が進行大腸がんに対する5-FU + leucovorinでもみられた．いくつかの試験をまとめた検討(Advanced Colorectal Meta-

---

訳注7) 臨床試験グループによっては，死亡と再発をイベントとするtime to eventを無再発生存期間(relapse-free survival)と呼び，死亡と再発と二次がんをイベントとするtime to eventを無病生存期間(disease-free survival)と呼びわけているが，本書では両者が混在して用いられているようである．明らかに死亡と再発をイベントとしていると思われた箇所では無再発生存期間で統一したが，明確でない箇所では無病生存期間のままとした．

Analysis Project, 1992)により，併用によって腫瘍縮小効果は劇的に改善($p<0.0001$)したが，延命効果には影響しなかった($p=0.57$)ことが示された．逆の事例もまた存在する．Gil Dezaら(1996)は，非小細胞肺がんに対するvinorelbineとcisplatinの併用は，vinorelbine単独に比べて生存期間がまさっていた($p=0.02$)が，腫瘍縮小効果は変わらなかった($p=0.97$)ことを報告した．

　Cardiac Arrhythmia Suppression Trial(Echt et al., 1991)では，急性心筋梗塞後の患者においてencainideとflecainideが，それぞれプラセボと比べて梗塞後の生存期間を延長させるかどうかが調べられた．これらの薬剤は，心筋梗塞後の突然死のリスクファクターである心室性不整脈を減少させる．多くの人が，死亡の代替エンドポイントである心室性不整脈に対するこれらの薬剤の効果は既に確立されているため，プラセボ対照の試験は不要であるばかりでなく非倫理的であると批判した．しかし，試験は実施され，1,500人を超える患者がランダム化されたが結果は驚くべきものであった．プラセボ投与群に比べ薬剤投与群の死亡率は2倍以上であり，不整脈による死亡は3倍以上だったのである．

　AIDS研究の領域では，米国で，Aids Clinical Trials Group(Volberding et al., 1990)により，無症状のHIV感染患者に対するzidovudineの効果を評価する試験が行われた．プライマリーエンドポイントは，生存の代替エンドポイントとしての「疾患の進行の遅延(slowing disease progression)」であり，中間解析ではこの代替エンドポイントでの差がみられたため，試験は早期に中止された．しかし遅れて行われたヨーロッパでの試験(Concorde Coordinating Committee, 1994)では，長期観察によりこの代替エンドポイントでの効果は消失し，生存期間については効果がないことが示された(米国の試験に関するデータモニタリング委員会の議論はDeMets et al., 1995を参照)．

　Prentice(1989)は，代替エンドポイントの使用が許容される数学的な条件を示している．代替エンドポイントに基づく推論が，本来のエンドポイントから得られる推論と同じであることを保証するためには，治療効果の差に関するすべての情報が代替エンドポイントに含まれている必要があるが，それは明らかに不可能である．Buyse and Molenberghs(1998)は，より実用的な考え方を提案した．つまり，治療群について調整したうえで，真のエンドポイントと代替エンドポイントの間に強い関連があれば，「個人レベルの代替性(individual surrogacy)」ありとし，代替エンドポイントでの治療効果により真のエンドポイントでの治療効果が予測されるのであれば「集団レベルの代替性(population surrogacy)」ありとするものである．十分な患者数があれば，個人レベルの代替性を証明したり，逆に代替性がないことを証明する事は比較的容易であるが，残念ながら，このことで集団レベルの代替性ありと結論することはできない．集団レベルの代替性を示すには，代替エンドポイントの治療群間の差と真のエンドポイントの治療群間の差に高い相関があることを示す必要があるが，そのためには十分な数のランダム化試験が必要となる．例えば，Sargentら(2005)は，43の治療群と20,898人の患者を含む18の術後補助療法のランダム化試験を解析し，大腸がん患者において無病生存期間(disease-free survival：DFS)[訳注8]が治療効果の評価のための生存期間の代替エンドポイントとして適切であることを示した．彼らは，個人レベル，治療群レベル，試験レベルでDFSと生存期間との関連を調べ，それぞれで高い相関がみられた．最も重要なことだが，DFSと生存期間のハザード比の相関係数は0.92であり，25の比較のうち23でDFSのログランク検定

訳注8) この検討でのDFSのイベントは再発と死亡(personal communication)

と生存のログランク検定では同じ結論が得られた．この解析には説得力があるが，DFS も長期間の観察を必要とする点では理想的なエンドポイントとはいえない．もちろん，ほとんどの場合，このような詳細な情報が得られることはなく，代替性は検証できない．

その他のアプローチとして考えられるのは，代替エンドポイントと本来のエンドポイントとの関連をモデル化して，得られた情報を本来のエンドポイントに基づく推論を補強するために用いることである．しかし，得られる情報は，関連について正しくモデル化することが可能かどうかに大きく依存することがわかっている．このようなモデル化の手法に対して熱心な者でさえ，本来のエンドポイントと代替エンドポイントの間に極めて高度な相関がみられない限り，これは何の役にも立たないということは同意している．Hsieh ら(1983)は，疾患の増悪と死亡との関連における種々の現実的なモデルを調べたが，正しいモデルが仮定された場合ですら，生存期間の解析に増悪を組み込んだとしても推論をほとんど補強することにはならなかった．

我々は「臨床試験は，関心のある真の臨床的なエンドポイントの差を検出するようにデザインされなければならない」と結論するしかない．代替エンドポイントは，本来のエンドポイントの効果を評価するランダム化試験へ進めるべき薬剤をスクリーニングする目的で行われる第II相試験で用いるときに最も有用である．

10章
探索的な解析
Exploratory Analyses

現実世界では，研究は，過失を人間がどこまで予測できるかに依存しており，そしてそれ以上に，失敗から立ち直って再び挑戦することができるという人間の才能に，より大きく依存している．
— Lewis Thomas (1983)

10.1　はじめに　Introduction

　がんの臨床試験は，主として治療の有効性についての重要な疑問に対する正しい答えを得るように計画されるべきである．しかし，1つの試験の実施中，あるいは一連のいくつかの試験を実施する中で，疾患の生物学的な特徴についても何か知ることができないかという無視できない関心が生じることがある．その試験の結果を説明するために，または次に行われる試験に用いるために，どの変数が患者の予後を予測するのに有用かを調べる意図で，患者背景や腫瘍の特徴などの，患者に関するデータが集められる．治療の検証的な群間比較(definitive treatment comparison)とは異なり，これらの統計解析は探索的であり，新たな仮説を作り出すものであって仮説を検証するものではない．探索的解析においてよく挙げられる疑問には次のようなものがある．何が重要な予後因子(prognostic factors)か？　それらの予後因子を将来の試験のデザインでどのように用いることができるか？　予後が十分によいためにそれ以上の予後の改善が治療によって期待できないような患者集団(サブセット：subset)があるか？　予後が非常に悪いために，今よりもはるかに積極的な治療戦略がとられるべきサブセットがあるか？　などである．

　こうした探索的解析の例として，多発性骨髄腫を対象とし，生存を主たるエンドポイントとしたSWOGの1つの試験(SWOG S8229, Salmon et al., 1990)を用いて説明するが，指摘される問題点はこの試験に限ってみられるものではなく，当然もっと一般的な問題である．これらのデータのより詳細な解析はCrowleyら(1995, 1997)により示されている．

10.2　若干の背景と注記　Some Background and Notation

　多発性骨髄腫の患者では，腫瘍化した形質細胞のクローン性増殖により免疫システムが破綻する

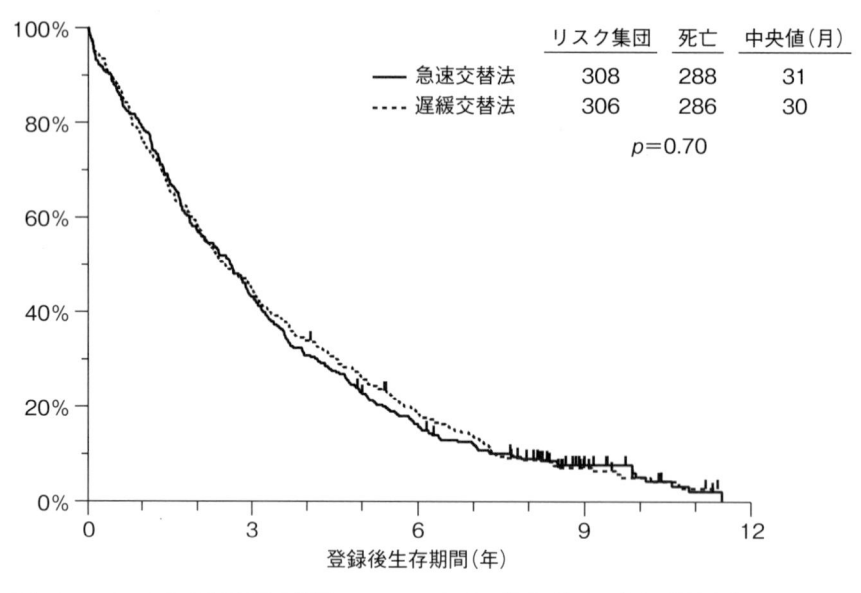

	リスク集団	死亡	中央値(月)
── 急速交替法	308	288	31
⋯⋯ 遅緩交替法	306	286	30

$p=0.70$

図 10.1 SWOG の骨髄腫の試験 S8229 における治療群別の生存時間分布

ことによってさまざまな感染が起こり，また腎障害や骨病変に伴う骨折が生じる．1950年代に melphalan と prednisone による治療の導入によって，この疾患の患者の生存期間中央値は1年未満から30～36か月に延長した．この疾患の経過は極めて多彩であるが，ほとんどの患者が最終的には骨髄腫かそれによる合併症で死亡する．そのため，診断時のどの因子が生存を予測するかや，層別に用いたり治療法を変える必要がある患者集団の特定に用いる病期分類規準の開発に関心がもたれることとなった．

　SWOG S8229 は2種類の4剤併用レジメン(vincristine, melphalan, cyclophosphamide, prednisone の4剤と vincristine, BCNU, adriamycin, predenisone の4剤)を速やかに交替して投与する方法と，より緩やかに交替して投与する方法を比較するために計画された．当時，ある併用治療レジメンに抵抗性のあるがん細胞は別の併用レジメンに感受性がある可能性があるという報告があり，それに基づいて交叉耐性(cross-resistance)のないレジメンの交替をできるだけ速く行うことで最大の効果が得られるという理論(Goldie-Coldman の仮説；Goldie et al., 1982)が提唱されていた．我々は614人の患者を2つの治療群にランダム化したが，両者には生存期間の差は全くみられなかった(図 10.1)．SWOG S8624では，SWOG S8229での1つの治療法と，より高用量のステロイドを含む2つの異なる治療法を比較したが，後者の2つでは若干良好な生存が示された．

　現在，多発性骨髄腫で一般的に使用されている病期分類はデュリー・サーモン Durie and Salmon(1975)によるものであり，それは腫瘍細胞数(M 蛋白量)の定量的評価(stage I～III)と腎機能の分類(A, B)に基づいている．SWOG S8229ではこの分類を患者の層別に用いた(I～II vs. IIIA vs. IIIB, 図 10.2)．Durie-Salmon 病期に加えて試験前にルーチンで集められた情報は，アルブミン，クレアチニン，年齢，人種，骨髄腫のサブタイプ(軽鎖蛋白タイプと重鎖蛋白タイプ)と β_2 ミクログロブリン(sb2m)であった．β_2 ミクログロブリンは1980年代に初めて同定された予後因子(Norfolk et al., 1980；Battaille at al., 1983)で，腫瘍量の増加でも腎機能の低下でも上昇する．我々は，これ

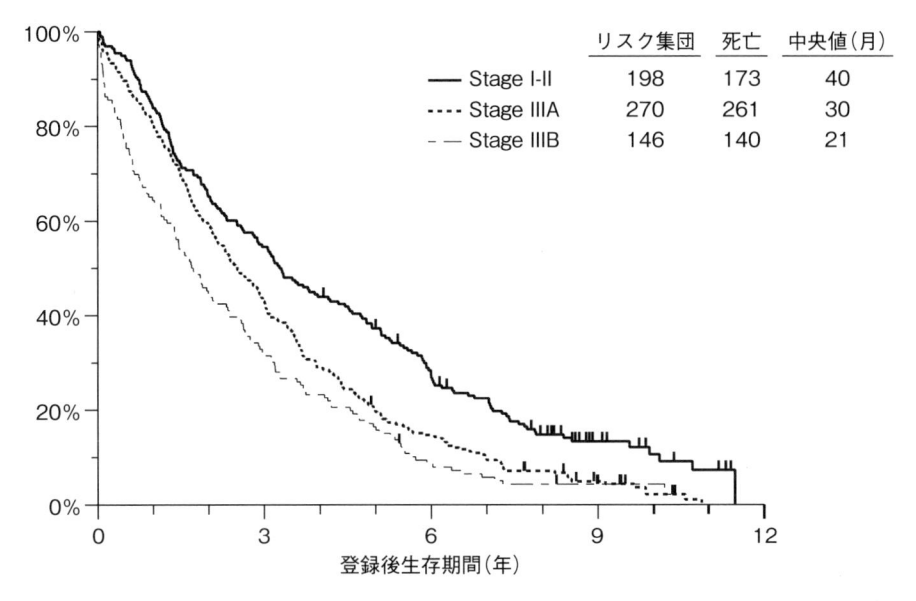

図10.2 SWOG の骨髄腫の試験 S8229 における Durie–Salmon 病期別の生存時間分布

らの変数で予後を予測できるかどうか，また，(Durie–Salmon)病期よりも予後をより正しく予測し，より再現性のある病期分類をこれらの変数から導き出すことができるかどうかを知りたかった．

統計的には，これらの問題は2章に登場したコックス回帰(Cox regression)〔比例ハザードモデル(proportional hazard regression)〕の枠組みの問題として扱うことができる〔類似するものとして，打ち切りのない計量データでは通常の線型重回帰(multiple linear regression)や，線型重回帰を一般化したモデルを用いての探索が可能であり，二値応答のカテゴリカルデータ(dichotomized categorical variables)ではロジスティック回帰(logistic regression)〕などの，共変量(covariates)と確率を関連づけたモデルを使用することによって探索できる)．これらの手法は探索的な方法であるため，関連を見つけるためにはグラフでデータを見ることが重要であるが，実際には，多重比較(multiple comparisons)や後知恵的解析の誤用(post-hoc fallacies)に関する注意が必要なはずの仮説検定や推定もしばしば安易に用いられている．また，生存時間解析の場合は，生存時間が打ち切りを含むためグラフのデータを正しく解釈することはさらに困難である．

2章で示したように，比例ハザードモデル(proportional hazards model)は，関心のある共変量と時間の関数として患者のハザード〔hazard：死亡するリスク(risk of dying)〕を表現していることを思い出そう．このモデルでは，患者における共変量(covariates) x (x_1=年齢, x_2=ステージ, x_3=sb2m など)が，ハザード関数(hazard function)

$$\lambda(t, x) = \lambda_0(t) \exp\left(\sum_i \beta_i x_i\right)$$

あるいは，その対数の形(logarithmic form)で，

$$\ln\lambda(t, x) = \ln\lambda_0(t) + \left(\sum_i \beta_i x_i\right) \qquad (10.1 式)$$

と表現される.

特定の共変量 x_i をモデルに含めるべきかどうか(統計的には,「β_i が 0 である」という帰無仮説を棄却できるかどうか)や,予後予測モデルや患者のグループ分け(patient groupings)に特定の共変量をどのように用いるのか(統計的には β の推定を行うことを含む)という問題に比べれば,ベースラインハザード(baseline hazard)$\lambda_0(t)$ の大きさ自体はそれほど重要な関心事ではない.

10.3　予後因子の同定　Identification of Prognostic Factors

例えば「sb2m が重要な予後因子であるかどうか?」という質問に対しては,理論的には,統計家は非常に単純に答えることができる.答えは,「コックスモデルに当てはめ,sb2m に関する係数(coefficient)が 0 であるか否かを検定しなさい〔検定統計量(test statistic)はログランク検定を一般化して得られる〕」である.しかし実際には,それらのモデルを用いる人たちが正しく認識する必要のある数多くの困難ややっかいな問題がある.第 1 に測定尺度(scale of measurement)の問題がある.sb2m のような変数は連続変数(continuous variable)であり,回帰モデル(regression modeling)に含めるうえで,そのまま連続変数として用いるべきか,二値変数(dichotomized variable)またはそれ以上のカテゴリーのカテゴリカル変数(categorical variable)に変換すべきかを決めなければならない.連続変数として用いるとしても,そのまま使用するか,ほかのスケールに変換するか〔例えば対数(logarithmic)とするか等〕を決めなければならない.カテゴリカル変数の場合にもどのようにカットオフ値(cutpoints)を選ぶべきかを決める必要がある.第 2 に,sb2m が単独で〔ほかの変数がない単変量モデル(univariate model)において〕予後因子として有用であるかどうかに関心がある場合と,その他の変数が存在する状況で〔ほかの多くの変数も含めたモデル,すなわち多変量モデル(multivariate model)において〕予後因子として有用であるかどうかに関心がある場合とがありうる.後者の場合,多変量モデルを構築する際に,文献に基づいて決めるのか,手元にあるデータを用いて決めるのかを決めなければならない.特に手元のデータを用いる場合は,それぞれの変数について先述の測定尺度の問題を考えなければならないし,例えば 2 つの変数の積(products)を用いるなど,ある変数から派生する変数(derived variables)も検討するのかどうかという問題もある.さらに,数え切れない可能性の中からどうやって最終的なモデルを選ぶかというやっかいな問題もある〔変数減少法(step-down),変数増加法(step-up),変数増減法(stepwise),総当たり法(all subset selection)などがあるが,これらの方法についての一般的な議論については Draper and Smith, 1968 を参照〕.本項ではこれらの問題について順に示していこう.

10.3.1　測定尺度　Scale of Measurement

通常,検討する予後因子について測定尺度を選択する際にはトレードオフがある.連続変数として記録された測定値をそのまま用い,コックス回帰モデルでの係数(coefficient)が有意かどうかを

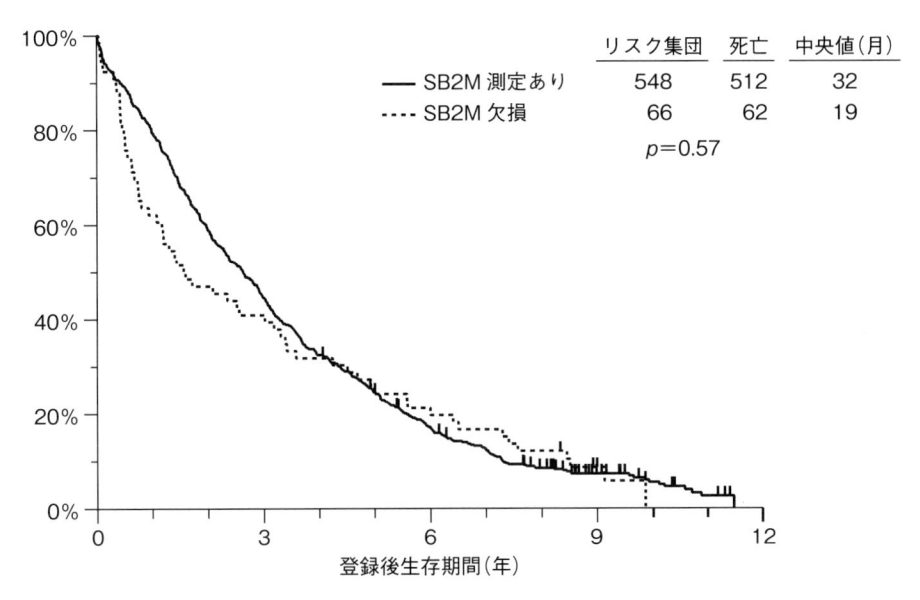

図10.3 SWOGの骨髄腫の試験S8229におけるsb2mのデータの有無別の生存時間分布

調べるのが最も単純な方法である．仮定したモデルが正しく，本当に関連がある場合には，予後との関連に対する検出力はこの方法が最も高い(most powerful)．しかし実際には，回帰モデル(regression model)が本当に正しいことはほとんどなく，共変量の少数の外れ値(extreme values)が回帰解析の結果を大きく左右することもよく知られている．変数を変換(transformation)する(例えば対数をとる)ことで外れ値の影響を減らすことはできるが，変数変換によって問題が生じることもある．連続変数の値から2つあるいはそれ以上のサブグループにカテゴリ化することも可能だが，サブグループの境界の値(boundaries)を選ぶのも難しい〔過去の論文で用いられた値を用いたり，手元のデータでの共変量のデータの中央値やその他のパーセント点(percentiles)を用いたり，キリのいい数値(data-driven cutpoints)を用いたりする場合がある〕．以下，我々のSWOG S8229で治療された骨髄腫患者のデータを用いて，生存期間に関する予測因子の候補であるsb2mについて，測定尺度をどのように選択したかを示す．

この試験では614人の適格患者のうち548人でsb2mの値が記録されていた．さまざまな理由で，共変量にいくつか欠損値(missing values)が出ることはよくあることである．特に，データが欠損になる理由が，検討する変数と関係がある場合には，こうした欠損値は予後因子解析を危うくする．この問題を最小にする最良の方法はプロトコルで必須項目とすることである(sb2mはS8229の適格条件ではなかった)．これより相当に劣るが2番目によい方法は，検討したい共変量の測定値が欠損であるかどうかによって，ほかの変数や関心のあるアウトカム(この場合生存期間)が，どれくらい異なるかを調べることである．この試験では，図10.3に示したように，sb2mの測定値が欠損かどうかで生存時間分布に大きな違いはなく，決定的ではないが多少安心できる結果であった．

測定値のままのsb2mを単変量でコックスモデルを当てはめた結果，χ^2値は38.11($p<0.0001$)で，推定された係数βは0.035であった．これは，sb2mが1増加するにしたがって死亡リスクが1日当たり(生存期間は日数を単位とした)$\exp(0.035)=1.035$倍増加することを意味する．しかし，こ

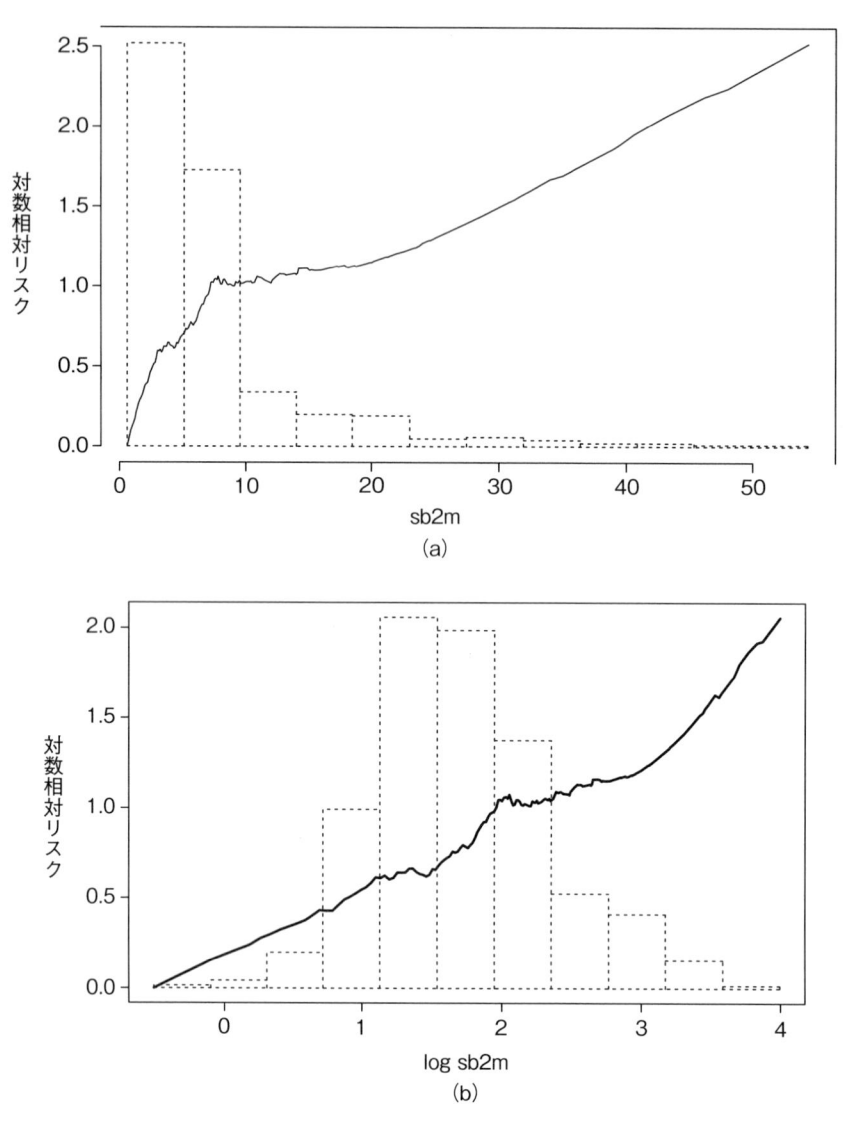

図 10.4 対数相対リスクの局所全尤度推定値(local full likelifhood estimate)
(a)sb2m，(b)log sb2m．それぞれのヒストグラムも示されている．

れは真実であろうか，アーチファクトであろうか？　図 10.4a は sb2m の値の分布を示しているが，臨床検査値でよくみられるように分布は強く歪んでいる(highly skewed)．こうした場合，少数の大きな値がコックス回帰モデルへの当てはめにおいて大きく影響してしまう．図 10.4b は sb2m の対数の分布を示すが，外れ値が非常に少なくなっていることがわかる．これをコックス回帰モデルに当てはめると，χ^2 値は 36.45($p<0.0001$)となり係数 β は 0.360 と推定された．これは，sb2m の対数が 1 増加するにしたがって死亡のリスクが exp(0.360)＝1.434 倍増加することを意味する．どちらのモデルがよいのであろうか？　10.1 式における $\sum \beta_i x_i$ に線型性を仮定することなしに回帰関係が評価できる新しい統計手法がある(Tibshirani and Hastie, 1987；Gentleman and Crowley, 1991a)．それらの手法を sb2m に当てはめた結果の 1 つが図 10.4a に示されており，線型関係から

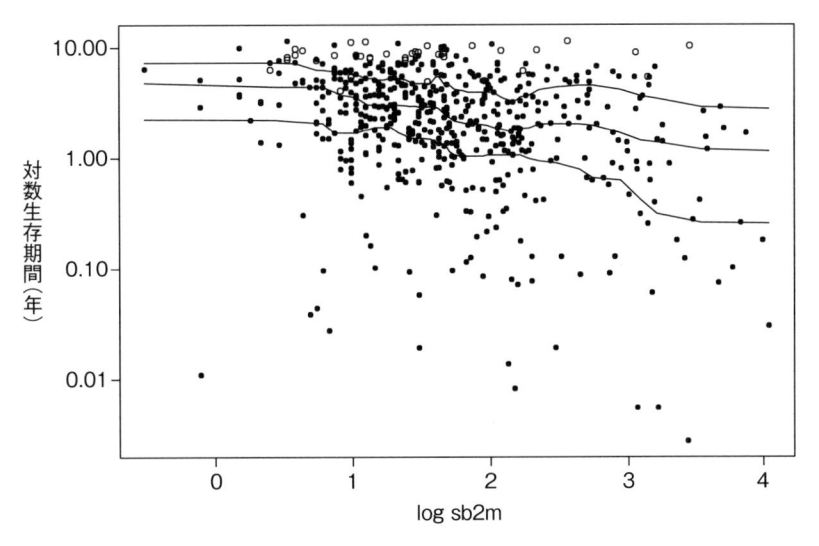

図10.5 四分位点の推定値を平滑化した生存期間と log sb2m の散布図

　大きくはずれていることがわかる．sb2m の対数に対する同様の当てはめの結果が図10.4b に示されている．後者のほうがより線型に近いが，これは，コックスモデルにおける線型式 $\sum \beta_i x_i$ には，変数変換を行わない $x=$ sb2m を用いるよりも，対数変換を行った $x=\log$ sb2m を用いたほうがより適切であることを意味する．

　どんな場合でも，回帰モデルへの当てはめから一歩戻って生のデータをみることは賢明な方法である．しかし，生存期間データでは，生データをプロットしたとしても，打ち切りデータがあることによって，打ち切りのない完全なデータが示すはずの情報が歪められてしまう可能性がある．図10.5 は，生存期間と log sb2m の散布図（scatterplot）であるが，打ち切りデータは○（白丸）でプロットされ，打ち切りでないデータは●（黒丸）でプロットされている．打ち切りの存在に加えて，もともとのデータのバラツキが大きいために，散布図からなんらかの傾向を見出すことは困難である．打ち切りデータを含むため，単に直線を当てはめることも適切ではない．しかし，ある技術によって，データの分布の中心を通る曲線を当てはめることが可能になった．その方法では，log sb2m のそれぞれの値について，共変量の値が近い患者をグループ化することにより，生存時間の中央値や各種パーセント点の計算が可能である（Gentleman and Crowley, 1991b）．図10.5 はこれらの「移動4分位点プロット（running quartile plots）」での中央値，75％点，25％点をそれぞれ結んだ曲線が描かれており，これを見ると log sb2m の増加にしたがって生存期間が短くなっていることがわかる．より簡単な方法は，sb2m の値によりいくつかのサブグループに分割する方法（どれだけのデータがあるかにもよるが，3つ以上に分割することが勧められる）であり，それぞれのサブグループ別に生存時間をプロットする．図10.6 に例を示す．この例での境界値の選択は恣意的であるが，傾向を示すことだけが目的なら，それぞれのサブグループが十分なサンプルサイズをもつように適当に境界を決めてよい．こうしたさまざまな解析によって，やはり sb2m は本当に重要な予後因子であると考えられた．

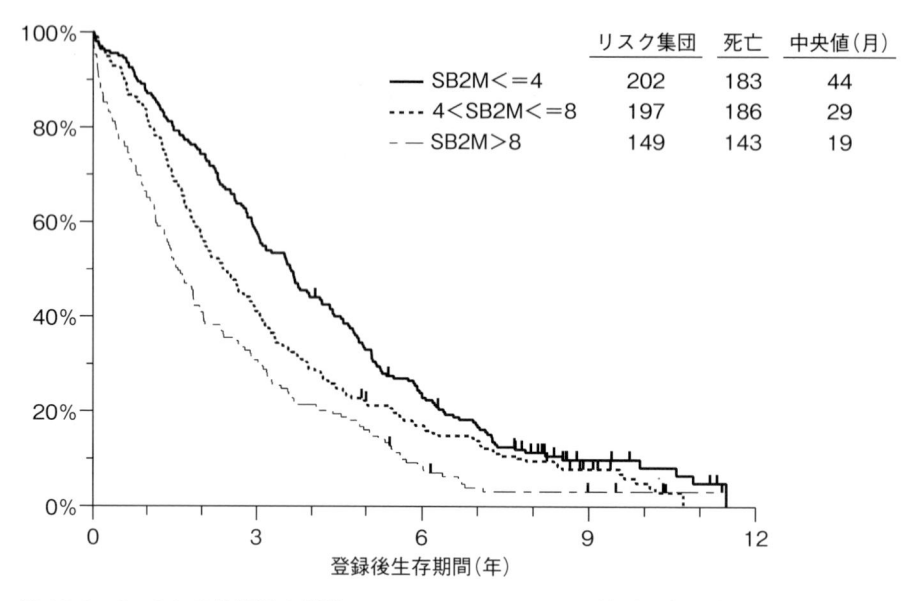

図10.6 SWOGの骨髄腫の試験S8229におけるsb2mの値別の生存時間分布

10.3.2 モデルの選択 Choice of Model

　sb2mのように，ある因子が骨髄腫患者の生存期間を予測するうえでなんらかの役に立つことがいったん確立されたら，次の疑問は，既に知られている予後予測因子に加えてsb2mを用いることにどういう価値があるかである．既に確立された予後予測の回帰式がある場合には，sb2mがなんらかの予後予測因子となるかどうかという検討よりはるかに問題は少ない（ほかの因子も考慮に入れたグラフは1変数のグラフよりも描くのが困難であるという問題があるのみ）．こうした場合，まず新たな因子の適切な測定尺度(scale of measurement)を決める必要があるが，それさえ決めることができれば，次は，既知の因子からなる確立されたモデルにsb2mを加え，sb2mに関する係数βが0であるという帰無仮説を検定すればよい．しかし，がんの研究においては，どの既知の予後因子が重要であるかについてコンセンサスがあるという状況はほとんどなく，それらの因子をモデルに含める際の形まで含めるとコンセンサスは皆無といえる．新たにモデルに加える変数sb2mについての測定尺度を決める以前に，既知の因子についてそれぞれの測定尺度を決めたり，複数の変数の積のような派生変数(derived variables)をモデルに含めるかどうかを決めたりしなければならない．実際には，新たな共変量を加えることが予後予測により有用であるかどうかという問題よりも，多数の既知の予後因子の候補のうちどれが重要な予後因子であるかを決める（どれが一番重要で，どれが二番目かを決める……など）という問題のほうがはるかに複雑である．

　このような回帰モデルの当てはめについて詳述した統計の論文もあり，なかには打ち切りデータを扱ったものもある．また，最近，打ち切りデータに対する回帰手法の優れた総説がSchumacherら(2006)，Ulmら(2006)，Thall and Estey(2001)，Sasieni and Winnett(2001)により示された．少なくとも統計家の数だけストラテジーがある．1つ目の方法としては，第1ステップとしてすべての変数（複数の変数の積のような派生変数の検討や各変数の異なる測定尺度での検討を含む）について1つずつ単変量モデル(univariate model)で検討し，そのうち統計的に最も有意である変数を

モデルに選び，次いで残りの変数を最初に選んだ変数に加えるべきかどうかを順次検討していくという「変数増加法 (step up)」がある．2つ目の方法として，最初にすべての候補変数を含めたモデルを検討し，その中から最も有意でないものを除いていく「変数減少法 (step down)」がある（すべての変数に欠損値がない患者はほとんどいないため，このアプローチは候補の変数が多いときには実際に使える可能性は低い）．3つ目として，変数は増加させていくが，各ステップで既にモデルに加えた変数のうち不必要なものは除くことができるという「変数増減法 (stepwise method)」がある．その他にも，変数のすべてのありうる組み合わせの中から最もよいモデルを選ぶ「総当たり法」というアプローチもあり，概念的にはこれが最も適切なのだが，統計の教科書でのみみられる方法といえる．

コックス回帰モデルと関連したテクニックにニューラル・ネットワーク (neural networks)（ニューラルネット：neural nets）がある．これは実際には人工知能言語を隠れ蓑にした複雑な回帰モデル以上のなにものでもない．SWOGの骨髄腫の試験S8229のデータを用いた例をFaraggi, LeBlanc and Crowley (2001) が示している．ニューラルネットは，扱える範囲内に変数の数を保つことができ，コックスモデルで交互作用 (interaction) と呼ばれる積の項 (product term) もモデルに含むが，解析の結果はコックス回帰によるものと大きくは違わなかった．ニューラルネットの欠点は，元の変数の効果に対する解釈が困難な点である．

モデル選択が主観的であることによる問題をすべて棚上げにしたとしても，統計的検定が何度も行われることから生じる問題が残る．この多重比較の問題 (multiple comparison issue) は3章と6章でも取り上げたが，本項の話題ではより重大な問題である．例えば，各検定は有意水準5％で行うべきか？ 0.5％で行うべきか？ 各検定の有意水準は偽陽性の結果を得てしまうことを防ぐうえで十分低いレベルか？ という問題である．これはサイエンスではなく，おそらくアートでもない．「多変量解析によりこの変数が重要であるとわかった」という自信に満ちた主張をよく耳にするが，ここまで読んできた読者なら，これはせいぜい「私と私の統計家はここに何か重要なものがあると考える」と表現すべきものであるにすぎないという我々の主張に賛同してくれると思う．sb2mについては，我々は何か重要なものがあると考えた．以後，sb2mは重要であることが他の研究者によっても示されてきた．我々のデータでは，単変量解析でさまざまな測定尺度を用いたことが重要である．そしてsb2mは我々が行った解析では，変数増減法 (step-wise modeling) で最初にモデルに加えられた変数であり，「ほかの既知の予後因子で調整しても，sb2mは多変量解析で統計的に有意であった ($p < 0.001$)」．

10.4 リスクグループの作成 Forming Prognostic Groups

もし確立されたコックス回帰モデルが既にあるのであれば，個々の患者の予後因子のデータを用いて患者の生存期間を予測することができる．しかし，どんな精度ででも予測できるわけではないことは銘記しておくべきである．例えばコックス回帰モデルにおいて，回帰関数 (regression function) βx に用いる変数の値をその10％点，25％点，75％点をカットオフにして分類したり，よい予

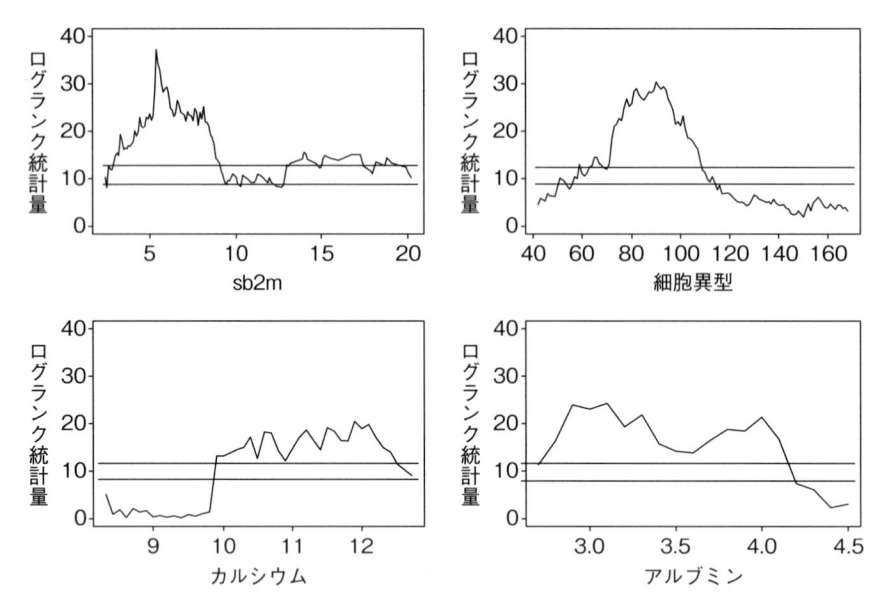

図 10.7 SWOG の骨髄腫の試験 S8229 におけるいくつかの共変量の関数としたログランク統計量．横軸の線は多重性を調整した 1% 有意水準と 5% 有意水準を示す．

後因子または悪い予後因子を患者がいくつもっているかによって分類したりして，ある程度の幅をもってはいるが同じような予後を示すいくつかのグループや病期に患者を分類することにコックス回帰モデルを用いることができる．このようなグループ分類の方法は有用であることが示されてきた一方で，実際にはその解釈は難しい．この点については，「再帰的パーティショニング（recursive partitioning）」と呼ばれる，より直接的な手法のほうがメリットが大きいかもしれない．

　再帰的パーティショニングとは次のような手法である．予後因子の候補となる変数それぞれについて，あり得るすべてのカットオフ値で患者を 2 つのグループに分割し，その中から 2 つのグループ間でのログランク統計量が最大となるカットオフ値をその変数での「最良カットオフ値」として選択する（Ciampi et al., 1986；Segal, 1988）．このルールで決めた最良カットオフ値を用いて，各変数について次々に 2 つのグループへ分割していき，各グループ内に少数の患者しかいなくなるまで分割を繰り返す．こんどは，分割されたグループを別のルールに従って結合していき，最終的に最良の分類システムを得るという方法である．リスクグループ分類を作成するうえでこのアプローチはいくつかの利点がある．1 つは，共変量と生存時間に単調増加または単調減少の関係がある（sb2m が上昇すれば生存期間は短くなる）という仮定が必要なことを除いて，測定尺度についての制約がないことである．もう 1 つの利点は，得られたリスクグループの説明が容易であることである（例えば，sb2m が低値でアルブミンが高値であるグループが予後良好のグループである）．さらに，多重比較による影響を最小にするメカニズム〔クロス・バリデーション（cross-validation）のようなサンプル再利用（sample re-use）の手法；Breiman et al., 1984〕を組み込むこともできる．しかし，それでもいくつか問題点はあり，例えば，ログランク検定とは別の統計量を用いれば別のグループ分類になるし，厳密には 1 つのデータセットで得られたカットオフ値は別のデータセットについてもそのまま使えるわけではない．

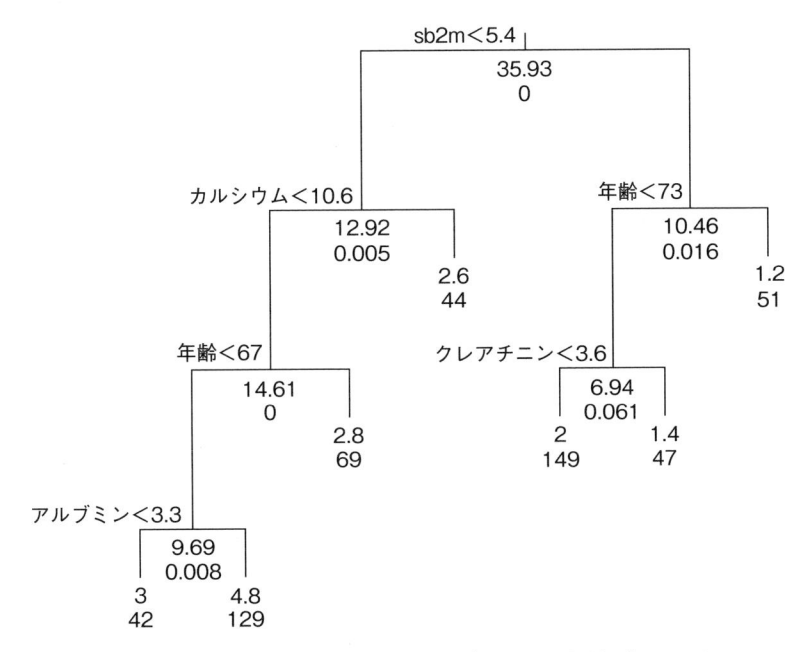

```
                        sb2m<5.4
                         35.93
                           0
              ┌────────────┴────────────┐
         カルシウム<10.6              年齢<73
           12.92                      10.46
           0.005                      0.016
        ┌────┴────┐                ┌────┴────┐
      年齢<67    2.6           クレアチニン<3.6   1.2
      14.61      44              6.94          51
        0                        0.061
     ┌──┴──┐                   ┌──┴──┐
  アルブミン<3.3  2.8             2     1.4
     9.69     69              149     47
     0.008
    ┌─┴─┐
    3   4.8
   42  129
```

図 10.8 SWOG の骨髄腫の試験 S8229 のデータに再帰的パーティショニングを行った解析に基づいた回帰ツリー
変数名の下の数値はログランク検定の χ^2 値,調整した p 値,生存期間中央値(年)を示している.

図 10.7 は,SWOG S8229 のデータにおけるいくつかの共変量について,共変量の値の関数としてログランク統計量(logrank statistic)の値をプロットしたものである.ログランク統計量に基づいた2グループへの分割のうち最良の分割は共変量 sb2m でみられ,そのカットオフ値は 5.4 ng/mL であった.この値で分割すると χ^2 統計量は 38 ($p<0.0001$) であるが,これはすべてのカットオフ値のうちから最大のログランク統計量を選んでいるために多重性の調整が必要である.しかし多重比較の調整をした p 値でも依然として高度に有意であった(調整の方法の詳細については LeBlanc and Crowley, 1993 を参照).

すべての候補の変数を用いた再帰的パーティショニング・アルゴリズムに基づいた回帰ツリー(regression tree)を図 10.8 に示した(LeBlanc and Crowley, 1992).図には,各変数のカットオフ値,χ^2 値としてのログランク統計量,多重性を調整した p 値が示されている.最終的に得られたグループごとの生存期間中央値(年)とサンプルサイズも示した.ツリーの最初の分割は sb2m について 5.4 をカットオフとして行われ,χ^2 値は 35.93,調整した p 値は 0 ($p<0.001$) となり,まず 2 つのグループに分けられた.sb2b が低値のグループはカルシウム値を用いてカットオフ 10.6 でさらに分割された.以下,図に示すように分割がなされ,我々は最終的に生存期間が近いグループを併合して,図 10.9 に示す 3 つのカテゴリーからなる新しい病期分類を作成した.図 10.9 での予後最良のグループは,低 sb2m,低カルシウム,高アルブミンの若年者であり,予後最悪のグループは,高 sb2m の高齢者,または高 sb2m かつ高クレアチニンの若年者であった.残りの患者が中間的な予後のグループである.

国際病期分類システム(International Staging System:Greipp et al., 2005)は,この再帰的パー

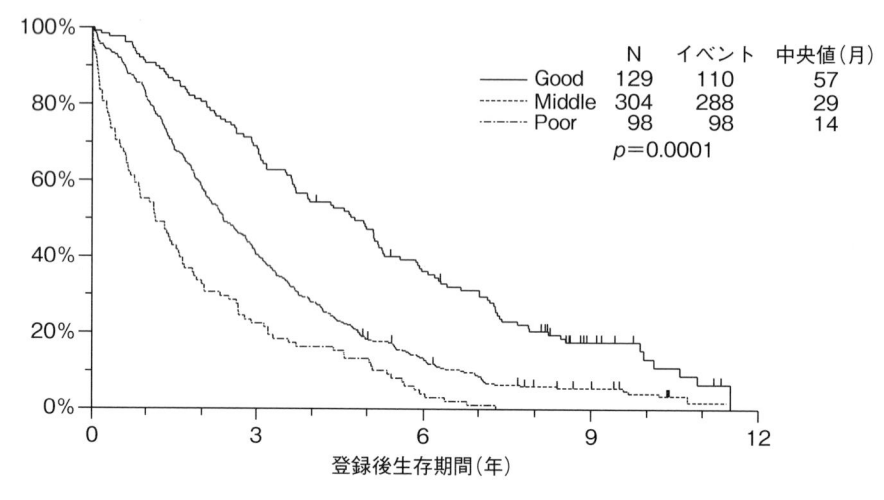

図 10.9 SWOG の骨髄腫の試験 S8229 のデータに再帰的パーティショニングを行った解析から得られたリスクグループ

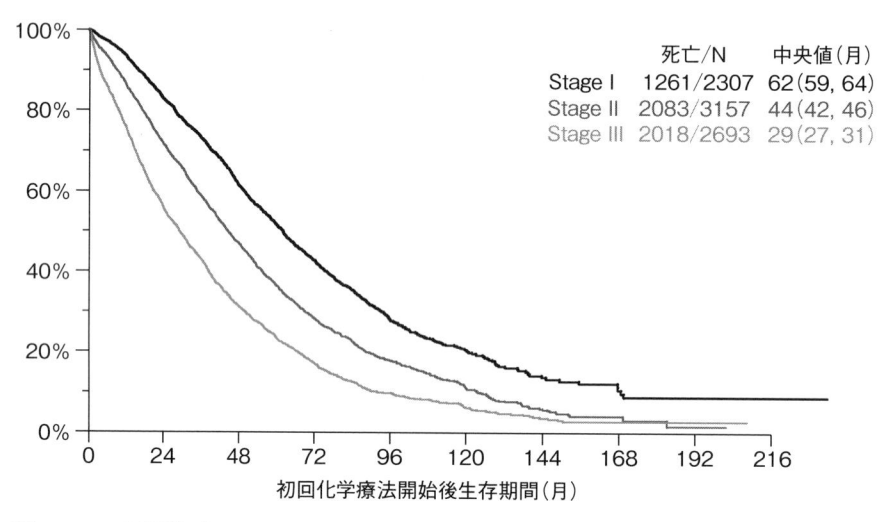

図 10.10 再帰的パーティショニングに基づく骨髄腫の国際病期分類システムの病期別生存曲線

ティショニングアルゴリズムを用い，図 10.10 に示した，ヨーロッパ，北米，アジアの 10,000 人の患者データによるバリデーションに基づいており，図 10.2 の Durie-Salmon 分類との対比が可能である．図 10.10 での予後最良のグループは低 sb2m，高アルブミンの患者であり，予後最悪のグループは高 sb2m の患者，残りの患者が中間的な予後のグループである．

再帰的パーティショニングに類似した統計テクニックに「ピーリング (peeling)」と呼ばれる方法がある．このアイデアは，特に予後の悪い（あるいはよい）患者を，グループとして意味がある程度に十分な数の 1 つのグループとして選び出すというものである．骨髄腫のデータを用いた例が LeBlanc ら (2002) によって示されている．この検討の目標は，より強力な治療の候補となる患者を選び出すことであり，生存期間中央値が 18 か月以下の集団を特定することであった．SWOG

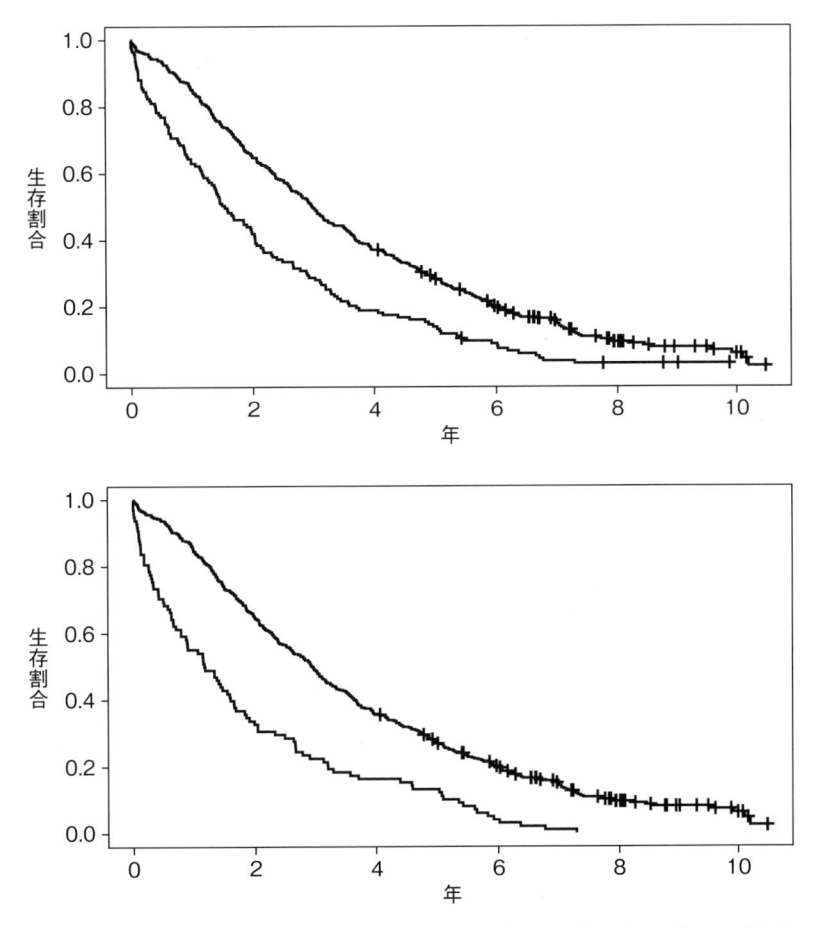

図 10.11 骨髄腫の試験 S8229 のデータに基づいた予後不良のグループとそれ以外の患者の生存曲線
上図がピーリングに基づくもので，下図が回帰ツリーに基づくもの．

S8229 に基づくアルゴリズムでは sb2m≧10.1 の患者が全体の 17％を占める集団として選ばれ，さらに 10.1＞sb2m≧4.7，アルブミン＜3.7，年齢≧68 の患者が次の 10％を占める集団として抽出された．これら 2 つのグループを合わせた集団の生存期間中央値は 18 か月であった．一方，図 10.8 の回帰ツリーから得られる sb2m≧5.4 で年齢≧73 のグループと，sb2m≧5.4，年齢＜73，クレアチニン≧3.6 のグループを併合すると全体の 19％を構成し，その生存期間中央値は 17 か月であった．**図 10.11** は，予後不良の部分集団を探索する上記の 2 つのアプローチを SWOG S8229 のデータに用いて得られた結果である．バリデーションとしてこれらのグループ分類を SWOG S8624 のデータに用いると，ピーリングでは全体の 27％にあたる予後不良グループが，回帰ツリーでは全体の 15％のグループが選択され，それらの生存期間は非常に近い結果になった．1 つの予後不良グループをほかの残りの患者から分離するという目的から考えると，選ばれた予後不良の部分集団の患者数がより多くなる点で，ピーリングのアルゴリズムのほうが回帰ツリーより臨床的には有用かもしれない．

10.5　マイクロアレイデータの解析　Analysis of Microarray Data

　この数十年で，ヒトゲノム(human genome)と，がんの発生と進行に関係する遺伝子についての知識は飛躍的に増加し，これらの知識の"ベンチからベッドサイドへ"の応用について大きな進歩がみられた．この革命的な発展のカギは，マイクロアレイ・チップ(microarray chips)の開発，すなわち1つのアッセイで文字どおり何千もの遺伝子を調べることを可能にしたテクノロジーであった．チップの開発方法にはいくつかのアプローチがあるが，基本的には，既知の遺伝子または遺伝子のキーの部分(核酸シークエンスやプローブ)を小さなスライド上に固定しておいて，被験者の検体中に存在する遺伝子がスライド上の遺伝子に接着するように処理した検体をスライドと接触させるという方法である．各遺伝子についての測定結果は，内部対照か外部対照のいずれかと比較され，カテゴリカルデータ(遺伝子発現あり/なし)や計量データ(過剰発現または過少発現を定量化して得られる，試験群と対照群の発現量の比または対数の比)として示される．特定のがんで異常があることが知られている遺伝子を調べるようにチップをデザインすることもできるし〔例えばリンパ腫の研究のためのリンフォチップ(lymphochip)．Alizadeh et al., 2000〕，非常に広く一般化したチップを作ることも可能である〔最近の，ある商業ベースのチップは40,000以上の遺伝子プローブを含む〕．

　しかし，この新しいテクノロジーについては数多くの疑問が挙げられている．

- どの遺伝子，あるいは遺伝子のどの組み合わせ〔遺伝子プロファイル(genetic profiles)〕が，がん患者と健常人を区別し得るのか？
- 遺伝子プロファイルは，(例えば，組織型や標準的な臨床検査値に代わって)より有用なサブセットの定義に用いることができるか？
- 個々の患者の発現遺伝子産物(蛋白)〔gene products(protein)〕を標的とする治療(targeted therapy)の開発において，遺伝子プロファイルは有用か？

　この章でここまで議論してきた解析手法が「探索的」と呼ばれるならば，少数の患者における数千もの変数を扱うマイクロアレイ・データ(これらのチップは決して安価ではない)の解析は「高度に探索的(highly exploratory)」である．このようなデータの解析では多重比較の問題が常に大きく関わるため，結果を信じる前に独立したデータセットで確認(confirm)しなければならない．

　Golubら(1999)が「クラス予測(class prediction)」と名づけたがん患者と健常人を区別する方法では，遺伝子のあり/なし(gene on or off)のカテゴリカルデータについてはχ^2統計量，発現比の測定値についてはt統計量やウィルコクソン(Wilcoxon)統計量といった，よく知られた検定統計量を用いるアプローチによる検討が可能である(Rosner, 1986)．このような統計学的検定が何千も行われることを考えると，有意水準は通常の0.05ではなく0.001，あるいはもっと小さい値を用いるべきであろう．検体が正常組織から得られたか，がん組織から得られたかを遺伝子の組み合わせから区別するのに回帰手法〔カテゴリカルデータに対するロジスティック回帰(logistic regression)，計量データに対する単回帰分析(simple linear regression)〕を用いることは，理屈の上では可能かも

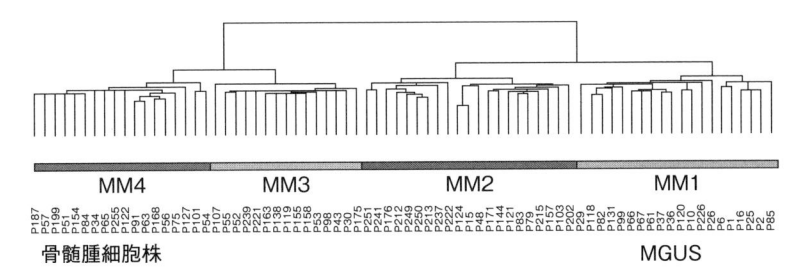

図 10.12 骨髄腫患者および MGUS 患者からの検体といくつかの骨髄腫細胞株に対して階層クラスタリングを行って得られたデンドログラム(dendrogram). MGUS 患者は予後最良のグループ(MM1)に,細胞株は予後最悪のグループ(MM4)に分類された.

しれないが,含まれる遺伝子数が膨大であることがその数学的処理を不可能にする.この問題に対する一般的なアプローチには,主成分分析(principal components)などの,データの次元縮小テクニック(data reduction technique)がある(Quackenbush, 2001).これは,検体におけるバラツキの多くを説明できるように元の変数を線型結合(linear combinations)し,元の何千もの変数のセットをより少ない数の変数のセット(たいてい 10〜50)で置き換えるという方法である.そうしておいてから,変数の数を少なくしたデータに対して通常の回帰手法(またはニューラル・ネットワーク.Khan et al., 2001)を適用するのである.このようなテクニックにより,検体が健常人からのものか,がん患者からのものかをうまく区別できるかもしれないし,(バリデーションがされれば)診断にも用いることが可能かもしれない.しかし,その場合でも,回帰式の解釈は(特にニューラル・ネットワークでは)容易ではない.

　Golub ら(1999)によって「クラス・ディスカバリ(class discovery)」と呼ばれた,遺伝子プロファイルに基づいてがん患者のサブセットを見つけだすという問題へのアプローチはさらにやっかいなものである.こうした場合,クラスタリングと呼ばれる統計手法がよく用いられる.おそらく最も一般的なアルゴリズムは「階層クラスタリング(hierarchical clustering)」である.多くのバリエーションがあるが,たいていは遺伝子発現比からみた場合の患者と患者の間の距離を用いている(距離とは 40,000 次元空間での距離を意味し,平面すなわち 2 次元空間での距離を超高次元空間に一般化したものと考えればよい).距離が最も近い 2 人の患者を 1 つのクラスター(cluster)とし,その 2 人の患者からなるクラスターについて(2 人の平均をとる,またはほかの方法により)新しい遺伝子プロファイルを定義する.このアルゴリズムを繰り返していき,最終的にすべての患者が 1 つのクラスターになるまで行うという方法である.クラスタリングの結果はデンドログラム(dendrogram)として知られるツリー構造で表現することができる.図 10.12 に示した多発性骨髄腫の例では,本態性 M 蛋白血症(MGUS)として知られる前骨髄腫状態の少数の患者のサンプルと骨髄腫の細胞株のサンプルが少数含まれている(Zhan et al., 2002).この研究では MM1 から MM4 の 4 つのクラスターが形成され,これらは数字の順に予後が悪くなる部分集団であると研究者は考えた.MGUS 患者が MM1 にクラスタリングされ,(おそらく進行した骨髄腫患者由来の)細胞株が MM4 にクラスタリングされたという事実は研究者の結論を支持しているようだ.しかし,最終結論を下すには生存期間のさらなる追跡と独立した別の患者集団のデータを用いた検証が必要である.もう

1つ注意すべき点として，階層クラスタリングは，その定義から必然的に，グループ分けが本当に意味があるか否かにかかわらずクラスターを見つけるアルゴリズムであることである．ほかのクラスタリング手法では，事前にクラスターの数（未知であることが多いので恣意的である）を決めておく必要があり，計算は極めてたいへんである（主成分分析やその他の類似の方法による，予備的なデータの次元縮小ステップが必要である）．

おそらく遺伝子プロファイリングについて最も期待できるのは分子標的治療(targeted therapy)の開発である．患者が何千もの遺伝子をスクリーニングされ，患者の腫瘍の特定の遺伝子異常に対する治療を受ける日がいずれ来るだろう．がんは，解剖学的な部位や顕微鏡所見によってではなく，遺伝子によって，定義され，病期分類がなされ，治療が決定されるようになるだろう．既に，trastuzumab（乳がん，肺がんなど）やimatinib（慢性骨髄性白血病，消化管間質性腫瘍など）など，特定の（遺伝子の過剰発現に伴う）遺伝子産物を標的とする複数の薬剤が市販されており，さらに多くの薬剤が現在開発中である．もちろん，新しい治療法は，本書で説明している臨床試験の方法論を用いて評価される必要がある．

10.6　メタアナリシス　Meta-Analysis

「メタアナリシス」という言葉はさまざまな意味で使われてきたようだ．そこで我々は最初に，ここでは「複数のがんのランダム化試験のデータを統計的に解析するもの」をメタアナリシスとして議論することを明言しておく．このタイプのメタアナリシスにはさまざまな目的がある．ある特定のがんに対するある特定の治療法についての帰無仮説の検定，治療効果の推定，患者のサブセットにおける治療効果の探索などが目的となる．メタアナリシスへの関心がこのように大きくなった根本的な理由は，たいていのがん臨床試験が小規模で，臨床的に意味のある差を検出するための検出力が足りず，効果の差の推定も精度が悪く，意味のあるサブセット解析もほとんどできなかったためである（9章参照）．複数の試験を1つの解析に統合することは，個々の試験が小さなサンプルサイズであることによる上記の問題点を解消することを意図している．しかし，メタアナリシスは我々が思うほど「万能薬(panacea)」ではない．

10.6.1　メタアナリシスの原理　Some Principles of Meta-Analyses

すべての統計解析がそうであるように，メタアナリシスも，うまく行うこともできれば下手に行うこともできる．的外れな類似性をもとに，公表された結果を恣意的に集めただけのものも一緒くたにしてメタアナリシスと呼ばれることも非常に多い．そのように誤った方法でなされた解析に基づく結論は臨床的な解釈ができない．適切な(valid)メタアナリシスの原則とは以下のようである．

・公表されたものもされないものも，すべての試験を含めなければならない．該当する試験をすべて見つけだすことはメタアナリシスの最も難しい部分かもしれない．公表された試験のみを対象にすると，よい結果が得られた試験が出版されやすいという，よく知られたバイアス（出

版バイアス)が生じる危険がある.
- それぞれの試験から生データ(raw data)を集めて再解析しなければならない.それにより,個々の試験から共通のエンドポイントを(標準誤差を含めて)評価することが可能となる.公表論文のデータはこの目的に対して十分なものではまずありえない.なぜなら研究が異なればエンドポイントの定義も違い,研究によって論文の結果の項で示されるエンドポイントは異なるからである.生データを使用することによって一定の適格規準を適用し,生存のデータも最新のものにすることが可能になる.生存データの更新は,より打ち切りの少ないデータにできることに加えて,片側仮説の中止規準によって早期中止となった試験で生じるバイアスを減らすメリットもある(Green, et al., 1987).
- 大きく異なる介入を1つのメタアナリシスにまとめてしまうことには注意が必要である.同じ薬剤を用いた治療レジメンであっても,効果に影響しうる基本的要素,つまり用量,用量強度,用量変更,投与経路や投与のタイミングなどは異なることが多い.本質的に異なる介入を無理やり1つの治療としてベネフィットの評価を行うべきではない.それぞれの試験の概略は明示されるべきだし,(もし統合した解析を行うとしても)全体の解析では試験を層とする層別解析を行うべきであって,層別せずにひとまとめにして解析すべきではない.
- 試験の質を評価するなんらかの方法が解析の中に組み込まれるべきである.(いくつかの試験を全体から除外して解析してみることも含めて)それぞれの試験にさまざまな異なる重みを付けて解析してみるという感度分析(sensitivity analyses)が行われるべきである.

10.6.2 メタアナリシスの1例:門脈内投与
An Example Meta-Analysis:Portal Vein Infusion

メタアナリシスのいくつかのポイントについて,大腸がん手術後の5-fluorouracil(5-FU)門脈内投与の評価に関するメタアナリシスの事例を用いて議論する.さらに詳しい説明はCrowley(1994)を参照されたい.大腸がんでは,切除後の再発部位は肝が最も多く,転移は門脈を介して起こると考えられている.そこでリバプール大学(the University of Liverpool)のTaylorらは,転移のない大腸がんの治療として,「術後5-FU門脈内投与」vs.「手術単独」のランダム化試験を行った(Taylor, et al., 1979;Taylor, et al., 1985).試験治療群では,門脈内のカテーテルより術後7日間,毎日1gの5-FUが投与された(血栓予防のためヘパリンも投与).Dukes A,B,Cの大腸がん患者が適格とされた.結果は,生存についても,初再発としての肝転移についても,対照群に比べて5-FU門脈内投与群が劇的によかった.肝転移は,対照群の17%に対して試験治療群では4%であり,試験治療群で死亡率(hazard rate)の50%の減少がみられた.しかし,評価可能患者は250人未満であり,補助化学療法の試験としては小さいサンプルサイズのため信頼区間は広く,賢明にも著者らは検証的試験(confirmatory trials)を呼びかけた.

それ以降9つの検証的試験が実施され完了した.これらの試験の結果を簡潔に表現するよい言葉は「バラバラ」である.あるものは肝転移への効果は示したが生存への効果はほとんどまたは全くなく,あるものでは生存に差があったが肝転移では差がなかった.どちらも差がなかったというものもあり,どちらも差があったとするものもあった.最大の試験はNSABPによるものだった(Wolmark et al., 1990;Wolmark et al., 1993).約750人の適格患者がリバプール試験と同様の2群にラ

ンダム化され，約 30 か月の時点でわずかな生存の差がみられたが，肝転移の頻度については全く差がなかった．著者らは，治療効果は全身性のものであって肝への局所効果ではないと考察した．この問題を整理する試みとして，Liver Infusion Meta-Analysis Group(1997)により公式なメタアナリシスが実施された．メタアナリシスの将来への希望と問題点を説明するために，このメタアナリシスを行った研究者が直面した問題を振り返ってみよう．

10.6.2.1　試験の組み入れ　Inclusion of Trials

　この門脈内投与のメタアナリシスでは，学会抄録の形(abstract form)でしか発表されていない試験を含めることに多大な努力が注がれた．しかし，抄録の形でさえも発表されていない試験(ほとんどがネガティブな結果と推測される)はないのだろうか？　すべての試験を含めることが出版バイアス(publication bias)を避ける最もよい方法であるが，逆にそのために極めてさまざまな質の試験が解析のために集められることになる．ポジティブな結果の試験が後続の検証的試験を行う誘因となった場合には，最初の試験は治療のベネフィットをほぼ確実に過大評価していると考えてよい．この観点から，最初の試験をメタアナリシスに含めるべきかどうかが問題になる．Liver Infusion Meta-Analysis Group(LIMG)は，Taylor の試験を含めた解析と含めない解析を両方行うことでこの問題に対処した．

10.6.2.2　生データの使用　Use of Raw Data

　LIMG はそれぞれの研究者から生データ(raw data)を集めた．これによって彼らは治療効果の共通のものさしとして相対リスク(relative risk)が算出でき，それぞれの試験ごとに推定値の標準誤差(standard errors)を計算することができた．ただし，肝転移の頻度の比較は競合リスク(competing risks)の問題(9 章を参照)を生じやすいが，生データを扱うことが競合リスクの解決になるわけではない．試験間の適格条件の不均一性(例えば Dukes A 患者を含むかどうか)は，生データを用いて解析する場合にのみ〔層別解析(stratified analyses)を通して〕対処が可能である．いくつかの試験においては，プロトコール違反(protocol violation)が起きた患者は公表論文での解析から除外されていたため，メタアナリシスでは intent-to-treat 解析がやり直された．実際には，適格か不適格かによらずすべての患者が解析に含められた．それは，治療による利益がないと思われる患者を除外することでバラツキを小さくすることよりも，適格条件を不適切に厳守して患者選択を行うことにより生じるバイアスを減らすことを優先させるべきという信念に基づくものであった．

10.6.2.3　異なる介入のまるめ　Lumping Interventions

　すべての試験で，手術時に開始して 1 週間継続する 5-FU 門脈投与がなされた．5-FU の投与量にはバラツキがあったが，多くの研究者が問題としないような違いであった．したがって，このメタアナリシスに含まれた試験は，一定の介入について評価を行ったものとみなすことができたが，これは我々が関わったほかの多くの場合と全く異なる点であった．文献を用いた(literature-based)メタアナリシスの最近の事例では，進行期の非小細胞肺がんにおける「単剤化学療法(single agent chemotherapy)」vs.「併用化学療法(combination chemotherapy)」の比較で，どの単剤なのか，どの組み合わせの併用療法なのか，どの用量なのか，が配慮されていなかった．別の最近の事例では，

頭頸部がんの化学療法の意義を取り扱ったものだが，どの薬剤かの配慮がされていなかった．また，限局性小細胞肺がんに対する放射線療法の意義を取り上げた事例においても，化学療法との併用のタイミング〔同時併用(concomitant)か逐次併用(sequential)か〕，線量，分割回数(fractionation)が配慮されていなかった．過去に行われた試験を集めた研究では，どんな方法で解析したとしても，この複雑な問題を整理できるかどうか疑わしい．

10.6.2.4 試験の質 Quality of Trials

　門脈内投与の試験について我々自身が検討し直したところ，試験の質は試験間でかなり異なっていることがわかった．メタアナリシスでは，いくつかの欠陥は生データを用いることで修正することが可能であるが，修正不可能なものもある．このメタアナリシスでは，非現実的な大きい群間差を設定した1つの試験を除いて，どの試験もサンプルサイズが不十分であり，ほとんどの試験があまりにも早く公表されすぎていた(いくつかの試験では，公表時に数名の患者の追跡データが全くなかった)．メタアナリシスでは，通常，サンプルサイズが大きくなることと，更新した生存データを用いることで推定精度を高くすることが可能なのだが，このメタアナリシスでは少なくとも1つの試験においてはデータの更新が不可能であった(研究組織自体が消滅していた)．

　個々の研究において最も深刻と考えられた問題は，ランダム化のタイミングと解析からの除外である．6章で述べたように，ランダム化は治療が最初に枝分かれするところに可能な限り近い時点でなされるべきである．この事例では，手術時にカテーテルを留置する門脈内投与の試験なので，術前のランダム化と術中のランダム化の選択肢があった．およそ半分の試験では術前ランダム割付が行われたが，結果として最小2%から最大38%の患者が手術時に不適格とされていた(術前に指摘されなかった転移巣が発見されたり，治癒切除不能と判断されたことによる)．こうした患者を事後的に不適格であると判定する場合，判定者が割り付けられた治療を知っていることによるバイアスが生じる可能性がある．残り半分の試験においては術中にランダム化が行われたが，不適格の割合は(不適格であることがランダム化の前に判明しているため)2〜14%であった．不適格例の除外に伴うバイアスを除去するため，すべての不適格例はメタアナリシスに含められたが，不適格が多かった研究については，研究全体の質や，不適格患者が適格患者と同様の厳格さで追跡がされたのかどうかなどを疑問視する人もいるだろう．

　Taylorは，7%の患者がカテーテルを留置できなかったために解析から除外されたと報告したが，こうした除外は，ランダム化のときにせっかく作った群間のバランスを壊し，解析時にバイアスを引き起こす．(手術単独群では手術終了以降の治療のプロトコール違反はまず起きないため)門脈内投与群にランダム化された患者のみがプロトコール違反として除外される可能性があるが，除外された患者の予後は除外されなかった患者の予後と違うかもしれない．それ以外の試験においてはこのような除外はなされなかったか，あるいは少数例しかなされなかった．もう一度繰り返すと，すべての生データを使用するメタアナリシスは，理論的には，こうしたバイアスを修正することが可能であるが，実際には，Taylorはプロトコール違反によって除外された患者は追跡不能(lost to follow-up)となったと報告していた．

10.6.3 門脈内投与のメタアナリシスの結論　Conclusions from the Portal Vein Meta-Analysis

　LIMGは，メタアナリシスの結果から，手術単独に比して門脈内投与が有益であると結論した(相対リスク0.86，$p=0.006$)．しかし，Taylorの最初の試験をメタアナリシスに含めるか含めないかによって結論の強さが大きく変わることが付記されている．LIMGはランダム化試験のエビデンスがさらに必要であると主張している．しかし我々は，個々の試験についてのもっと非公式な検討の結果も含めた考察から，この治療法の有用性はまだ確定していないと結論した．不均一な質の9つの試験を併合しても1つの質のよい試験にはならなかったのだ．唯一十分なサンプルサイズで実施されたNSABPの試験では，時間が経ってから現れてくる非常に小さい生存期間の改善が示されたが，肝転移については差がなかった．門脈内投与の流れとは別に，少なくともDukes Cの患者において，術後1か月に開始する5-FUとlevamisoleによる全身補助化学療法が手術単独に比して有益であることが示されている(Moertel et al., 1990)．ここで述べた我々の検討の結果も踏まえると，追求すべき臨床的な疑問は投与方法についてのものではなく，術直後に開始する早期の全身治療が，術後時間をおいてから行う標準的な補助療法よりも有益かどうかであると我々は考えている．この疑問については，Eastern Cooperative Oncology Group(ECOG)主導での多グループ共同試験(intergroup trial)(INT-0136)で検討されたが，結果は得られておらず，論議は続くだろう(Biagi et al., 2011)．

10.6.4 メタアナリシスについてのまとめ　Some Final Remarks on Meta-Analysis

　この話題を「探索的解析」の章に含めたのは，メタアナリシスの主たる意義は検証(confirmation)ではなく探索(exploration)であるという信念が我々にはあるからである．治療についての問題を解決する手段として，メタアナリシスは大規模でよく管理された1つのランダム化試験の1つの「貧困な代用品(poor substitute)」にすぎない．特に，将来メタアナリシスが行われるという前提を置くことで，現実的な差を適切な検出力で検出できない小規模の試験を計画することは正当化されない．メタアナリシスは，正しく行われれば，既に存在するデータを検討する優れた手法であり，治療効果の大きさが妥当であるかどうかの考察に用いることはできるし，サブセットにおける治療効果についての仮説を導き出すことにも有用である．しかし，メタアナリシスの結果は，本来そうであるべきレベルよりも検証的な扱いを受ける傾向がある(Machtay et al., 1999)．Kassirer(1992)が指摘したように，メタアナリシスのために収集された研究は，ほぼ確実に試験計画が不均一であって，それらからある1つの量の推定値が得られると考えるべきではない．この不均一性を評価する統計テクニックについてはまだ議論が多い(この議論についてはMarubini and Valsecchi, 1995を参照)．それぞれの試験の質が，少なくとも非公式には考慮されなければならない．非常に大規模なメタアナリシスにおいては，統計学的に有意な結果のすべてに臨床的な意味があるわけではないことも記憶に留めるべきである．

10.7　おわりに　Concluding Remarks

　Richard Peto(Peto et al., 1976)によって提唱されたがんの臨床試験への1つのアプローチは,「大規模で単純な試験(large, simple trial)」である．この考え方の支持者は多く，臨床上重要な問題に確定的な答えを得るために十分に大規模な臨床試験を計画することを目標としている点で我々も共感できる．試験の副次的な目的のためにデータを追加で収集しようとすることは，主たる疑問に対する答えが出なくなるリスクを高め，最終的にその試験が自らの重みで潰れてしまうことになりかねない．それでもなお，研究者はネガティブな試験からもなんらかの情報を得ることを望み，副次的な目的をいくつか追加したいという研究者の衝動はほとんど抑えがたい．我々が，この章で生存のデータを使用した探索的な解析の例を用いて示そうとしたことは，治療に関する主たる疑問を超えて1つの試験あるいは一連の試験から学ぶことができるものは何であるかであり，そのような探索にはどんな限界があるかである．さらに，我々が示そうとしたことは，いくつかの小規模な試験を統合するよりも，1つの大規模な試験をきちんと行うことのほうがはるかに好ましいということである．

11章

要約と結論
Summary and Conclusions

- 重要なことは，過去にさかのぼって論理的に考えることができることである．
- 客観的な事実以上に人を欺くものはない．
- 不十分なデータから未熟な理論を編み出そうという誘惑は，我々の職業を破滅させる．
- データが出る前に議論するのは間違っている．あなたは，あなた自身の理論に合うようデータをねじ曲げようとしていることに気づくことになる．

— Sherlock Holmes

シャーロックホームズは正しかった．データを用いて過去の真実へさかのぼる推論には罠や落とし穴がたくさん存在する．統計学はこの罠を回避し，正しく推論することを助けてくれる．このような推論について，この本で述べている主なポイントは簡単に以下のようにまとめられる．

- 臨床研究は，多様な環境において回答を探求するものである．バラツキは大きく，経時的な変化もよくわかっておらず，医師や患者による治療選択のバイアスは計測不可能ではあるが疑いなく非常に大きい．これらすべてが，注意深くコントロールされたランダム化比較試験の必要性を支持するのである．
- 統計的原則は（そして統計家も），臨床試験のデザイン，実施，解析において大きな（しかし当然唯一ではない）役割を担う．
- 試験の成功には試験デザインに注意を払うことが不可欠である．目的，エンドポイントとその定義，研究の対象となる集団（すなわち適格規準），研究される治療内容，検出されるべき利益（benefit）の大きさ，サンプルサイズ決定に必要な精度もしくは統計学的過誤確率の大きさについて，携わるすべての関係者の間で合意を形成する必要がある．
- 2群比較の試験は，ある1つの質問にきちんと答えうる可能性が高いという利点がある．多群比較の試験は，多重比較やその他の種々の問題点を回避するための適切なサンプルサイズが確保できる場合に限って行うべきである．特に併用療法の多群試験の場合には，治療を組み合わせた場合にどう作用するかに注意して，検定できない仮説や非現実的な仮定に基づいて試験をデザインするべきではない．
- 確定的な結果が得られたとして試験の登録を中止するかどうか，結果を予定より早く公表するかどうか，その他の根本的な変更が必要かどうかなどの判断を行うためには，十分な知識をもち意思決定の権限を与えられた少数の者に解析結果の開示を限定し，彼らが統計ガイドライン

- に従って判断を行うべきである．
- 明快で簡潔なプロトコール，データの定義，CRFと記載手順書を含むデータの質に細心の注意を払うこと，品質管理と品質保証の方法，データベースの管理が，試験を成功させるには不可欠である．
- 完了した試験はすべて論文として公表されるべきである．その際には登録されたすべての患者について説明し，すべての適格患者について，割り付けられたとおりの治療群として明快な統計解析を行うべきである．
- がん治療の利益に関する疑問に答えを出すうえで，臨床的に妥当なエンドポイントについて適切なサンプルサイズを有するランダム化比較試験の代わりになるものはない．ヒストリカルコントロールは全く信頼できず，腫瘍縮小効果や投与量による後知恵的なサブグループ解析は取りつくろうことのできないバイアスから免れられない．また，臨床的にあまり適切でない短期的なエンドポイントを用いることは深刻な欠陥のある結論を導くことになる．
- プロトコールに記載されたプライマリーエンドポイントの解析は，反駁の余地のない試験の結論となる．その他のいかなる解析も二次的なものである．探索的なデータ解析は，将来の研究仮説をつくるためのみに行われるべきである．それは統計家にとって得意な分野であるが，その努力は科学というよりもむしろ芸術である（したがって再現性は低い）ことを知る必要がある．メタアナリシスも探索的なものであって，大規模ランダム化比較試験を補足するものであっても，それに代わるものではない．
- 臨床試験は複雑な仕事(complex undertaking)であり，壊れやすい企て(fragile enterprise)である．そのため，すべての複雑な要素，余分なデータ項目，余分な治療群は，それらを加えることによって試験全体を危険にさらすかもしれないという疑いをもってみるべきである．まず1つの重要な疑問に十分答えられることを確実にしたうえで，何かほかのことも知ることができないかを考えるべきである．

最近，我々はSWOG統計センターのミッション・ステートメントを書くよう依頼された．以下が我々の見解である．

SWOG統計センターの第1の使命は，臨床研究を通して，がんの予防や治療に進歩をもたらすことである．この使命は，重要な試験の実施や生物学的コンセプトを臨床応用することによって達成される．その使命の達成にあたっては，研究の質やデータの質，公表する結果の質がその成否を分ける．統計センターは以下のことに貢献する．

【研究デザイン Study Design】
　統計センターは，研究の目的を明確にし，その目的を果たすための統計学的に適切な研究デザインに重要な役割を担う．

【プロトコールレビュー Protocol Review】
　正確でないプロトコール文書を用いることによって研究の実施に障害が生じないように，論理的一貫性(logical consistency)と完全性(completeness)について，統計センターがすべてのプロトコー

ルのレビューを行う．

【データの品質管理とモニタリング Data Quality Control and Study Monitoring】

　進行中のすべての SWOG 研究のデータについて，統計センターは絶えず，入力し，研究事務局に送り，レビューし，修正し，更新し，保管する．これは，データの不備によって研究結果が危険にさらされることを防ぎ，患者の安全性について研究をモニターするためである．

【解析と公表 Analysis and Publication】

　統計センターは SWOG がコーディネートしたすべての研究と SWOG のデータベースを用いたすべての研究の統計解析と結果の解釈に対して責任をもつ．

【統計学的研究 Statistical Research】

　統計センターは，がん臨床試験とそれに付随する生物学的研究の実施において，試験デザインや解析に関する未解決で重要な問題を解決するための研究活動を行う．

　我々は，これらのミッションを達成するために我々がどのようにやってきたかを理解してもらうことに，本書が貢献することを希望している．

文献

- Aickin M. Randomization, balance, and the validity and efficiency of design-adaptive allocation methods. *Journal of Statistical Planning and Inference* 94 : 97–119, 2001.
- Alberts D. S., Green S., Hannigan E. V., O'Toole R., Stock-Novak D., Anderson P., Surwit E. A., Malviya V. K., Nahhas W. A., and Jolles C. J. Improved therapeutic index of carboplatin plus cyclophosphamide versus cisplatin plus cyclophosphamide : Final report by the Southwest Oncology Group of a phase III randomized trial in stages III and IV ovarian cancer. *Journal of Clinical Oncology* 10 : 706–717, 1992.
- Alizadeh A. A., Eisen M. B., Davis R. E., Ma C., Lossos I. S., Rosenwald A., Boldrick J. C., Sabet H., Tran T., Yu X., Powell J. I., Yand L., Marti G. E., Moore T., Hudson J. Jr., Lu L., Lewis D. B., Tibshirani R., Sherlock G., Chan W. C., Greiner T. C., Weisenburger D. D., Armitage J. O., Warnke R., Levy R., Wilson W., Grever M. R., Byrd J. C., Botstein D., Brown P. O., and Staudt L. M. Distinct types of diffuse large B-cell lymphoma identified by gene expression profiling. *Nature* 403 : 503–511, 2000.
- Altaman L. US Halts Recruitment of Cancer Patients for Studies, Pointing to Flaws in Oversight. *New York Times*, Wed. March 30, p A-12, 1994.
- Anderson J. R., Cain K. C., and Gelber R. D. Analysis of survival by tumor response. *Journal of Clinical Oncology* 1 : 710–719, 1983.
- Anderson P. K. Conditional power calculations as an aid in the decision whether to continue a clinical trial. *Controlled Clinical Trials* 8 : 67–74, 1987.
- Anderson G. L., LeBlanc M., Liu P. Y., and Crowley J. On use of covariates in randomization and analysis of clinical trials. In *Handbook of Statistics in Clinical Oncology*, 2nd edition. J. Crowley and D. P. Ankerst (eds.). Boca Raton, FL : Chapman and Hall/CRC Press, pp 167–180, 2006.
- Antman K., Crowley J., Balcerzak S. P., Rivkin S. E.,Weiss G. R., Elias A., Natale R. B., et al. An intergroup phase III randomized study of doxorubicin and dacarbazine with or without ifosfamide and mesna in advanced soft tissue and bone sarcomas. *Journal of Clinical Oncology* 11 : 1276–1285, 1993.
- Babb J., Rogatko A., and Zacks S. Cancer phase I clinical trials : Efficient dose escalation with overdose control. *Statistics in Medicine* 17 : 1103–1120, 1998.
- Balcerzak S., Benedetti J., Weiss G. R., and Natale R. B. A phase II trial of paclitaxel in patients with advanced soft tissue sarcomas : A Southwest Oncology Group study. *Cancer* 76 : 2248–2252, 1995.
- Barlogie B., Anderson K., Berenson J., Crowley J., Cunningham D., Gertz M., Henon P., et al. In K. Dicke and A. Keeting (eds.) : *Autologous Marrow and Blood Transplantation. Proceedings of the Seventh International Symposium.* Arlington, TX. pp 399–410, 1995.
- Barlogie B., Kyle R., Anderson K., Greipp P., Lazarus H., Hurd D., McCoy J., et al. Standard chemotherapy compared with high-dose chemoradiotherapy for multiple myeloma : Final results of phase III US intergroup trial S9321. *Journal of Clinical Oncology* 24 : 929–935, 2006.
- Bartlett R., Roloff D., Cornell R., Andrews A., Dillon P., and Zwischenberger J. Extracorporeal circulation in neonatal respiratory failure : A prospective randomized study. *Pediatrics* 76 : 476–487, 1985.
- Battaille R., Durie B. G. M., and Grenier J. Serum beta-2 microglobulin and survival duration in multiple myeloma : A simple reliable marker for staging. *British Journal of Haematology* 55 : 439–447, 1983.
- Bauer P. and Kieser M. Combining different phase in the development of medical treatments within a single trial. *Statistics in Medicine* 18 : 1833–1848, 1999.
- Begg C. B. and Kalish L. A. Treatment allocation for nonlinear models in clinical trials : The logistic model. *Biometrics* 40 : 409–420, 1984.
- Bekele B. and Shen Y. A Bayesian approach to jointly modeling toxicity and biomarker expression in a Phase I/II dose-finding trial. *Biometrics* 61 : 344–354, 2005.
- Benedetti J. K., Liu P.-Y., Sather H., Seinfeld H., and Epson M. Effective sample size for censored survival data. *Biometrika* 69 : 343–349, 1982.
- Berlin J., Stewart J. A., Storer B., Tutsch K. D., Arzoomanin R. Z., Alberti D., Feierabend C., Simon K., and Wilding G. Phase I clinical and pharmacokinetic trial of penclomedine using a novel, two-stage trial design for patients with advanced malignancy. *Journal of Clinical Oncology* 16 : 1142–1149, 1998.
- Bernard C. L. *Introduction à l'Etude de la Médecine Expérimentale.* 1866, reprinted, Garnier-Flammarion, London

1966.
- Bernstein D. and Lagakos S. Sample size and power determination for stratified clinical trials. *Journal of Statistical Computations and Simulation* 8 : 65-73, 1978.
- Berry D. A. Adaptive clinical trials : The promise and the caution. *Journal of Clinical Oncology* 29 : 606-609, 2011.
- Biagi J. J., Raphael M. J., Mackillop W. J., Kong W., King W. D., and Booth C. M. Association between time to initiation of adjuvant chemotherapy and survival in colorectal cancer : A systematic review and meta-analysis. *Journal of the American Medical Association* 305 : 2335-2342, 2011.
- Blackwelder W. C. "Proving the null hypothesis" in clinical trials. *Controlled Clinical Trials* 3 : 345-353, 1982.
- Blumenstein B. A. The relational database model and multiple multicenter clinical trials. *Controlled Clinical Trials* 10 : 386-406, 1989.
- Boissel J.-P. Impact of randomized clinical trials on medical practices. *Controlled Clinical Trials* 10 : 120S-134S, 1989.
- Bonadonna G. and Valagussa P. Dose-response effect of adjuvant chemotherapy in breast cancer. *New England Journal of Medicine* 34 : 10-15, 1981.
- Boutron I., Estellat C., and Ravaud P. A review of blinding in randomized controlled trials found results inconsistent and questionable. *Journal of Clinical Epidemiology* 58 : 1220-1226, 2005.
- Breiman L., Friedman J. H., Olshen R. A., and Stone C. J. *Classification and Regression Trees*. Belmont, CA : Wadsworth International Group, 1984.
- Breslow N. and Crowley J. Large sample properties of the life table and PL estimates under random censorship. *Annals of Statistics* 2 : 437-453, 1972.
- Brookmeyer R. and Crowley J. A confidence interval for the median survival time. *Biometrics* 38 : 29-41, 1982.
- Bryant J. and Day R. Incorporating toxicity considerations into the design of two-stage phase II clinical trials. *Biometrics* 51 : 1372-1383, 1995.
- Budd G. T., Green S., O'Bryan R. M., Martino S., Abeloff M. D., Rinehart J. J., Hahn R., et al. Short-course FAC-M versus 1 year of CMFVP in node-positive, hormone receptor-negative breast cancer : An intergroup study. *Journal of Clinical Oncology* 13 : 831-839, 1995.
- Bunn P. A., Crowley J., Kelly K., Hazuka M. B., Beasley K., Upchurch C., and Livingston R. Chemoradiotherapy with or without granulocyte-macrophage colony-stimulating factor in the treatment of limited-stage small-cell lung cancer : A prospective Phase III randomized study of the Southwest Oncology Group. *Journal of Clinical Oncology* 13 : 1632-1641, 1995.
- Burkhardt B., Woessmann W., Zimmermann M., Kontny U., Vormoor J., Doerffel W., Mann G., et al. Impact of cranial radiotherapy on central nervous system prophylaxis in children and adolescents with central nervous system—negative Stage III or IV lymphoblastic lymphoma. *Journal of Clinical Oncology* 24 : 491-499, 2006.
- Burris H. A., Moore M. J., Andersen J., Green M. R., Rothenberg M. L., Modiano M. R., Cripps M. C., et al. Improvements in survival and clinical benefit with gemcitabine as first-line therapy for patients with advanced pancreas cancer ; a randomized trial. *Journal of Clinical Oncology* 15 : 2403-2417, 1997.
- Buyse M. and Molenberghs G. Criteria for the validation of surrogate endpoints in randomized experiments. *Biometrics* 54 : 1014-1029, 1998.
- Byar D. P., Simon R. M., Friedewald W. T., Schlesselman J. J., DeMets D. L., Ellenberg J. H., Gail M. H., and Ware J. H. Randomized clinical trials : Perspectives on some recent ideas. *New England Journal of Medicine* 295 : 74-80, 1976.
- Chang M., Therneau T., Wieand H. S., and Cha S. Designs for group sequential Phase II clinical trials. *Biometrics* 43 : 865-874, 1987.
- Chang M. N. and O'Brien P. C. Confidence intervals following group sequential tests. *Controlled Clinical Trials* 7 : 18-26, 1986.
- Chang M., Devidas M., and Anderson J. One- and two-stage designs for phase II window studies. *Statistics in Medicine* 26 : 2604-2614, 2007.
- Chen T. and Simon R. Extension of one-sided test to multiple treatment trials. *Controlled Clinical Trials* 15 : 124-134, 1994.
- Cheung C., Liu Y., Wong K., Chan H., Chan Y., Wong H., Chak W., et al. Can daclizumab reduce acute rejection and improve long-term renal function in tacrolimus-based primary renal transplant recipients? *Nephrology* 13 : 251-255, 2008.
- Christian M. C., McCabe M. S., Korn E. L., Abrams J. S., Kaplan R. S., and Friedman M. A. The National Cancer Institute audit of the National Surgical Adjuvant Breast and Bowel Project Protocol B-06. *New England Journal of Medicine* 333 : 1469-1474, 1995.

- Chu P.-L., Lin Y., and Shih W. J. Unifying CRM and EWOC designs for phase I cancer clinical trials. *Journal of Statistical Planning and Inference* 139 : 1146–1163, 2009.
- Ciampi A., Thiffault J., Nakache J.-P., and Asselain B. Stratification by stepwise regression, correspondence analysis and recursive partitioning. *Computatutional Statistics and Data Analysis* 4 : 185–204, 1986.
- Clark D. A., Stinson E. B., Griepp R. B., Schroeder J. S., Shumway N. E., and Harrison D. C. Cardiac transplantation in man, VI. Prognosis of patients selected for cardia transplantation. *Annals of Internal Medicine* 75 : 15–21, 1971.
- Cobo M., Isla D., Massuti B., Montes A., Sanchez J. M., Provencio M., Viñolas N., et al. Customizing cisplatin based on quantitative excision repair cross-complementing 1 mRNA expression : A phase III trial in non-small-cell lung cancer. *Journal of Clinical Oncology* 25 : 2747–2754, 2007.
- Collins J. M., Zaharko D. S., Dedrick R. L., and Chabner B. A. Potential roles for preclinical pharmacology in Phase I clinical trials. *Cancer Treatment Reports* 70 : 73–80, 1986.
- Collins J. M., Grieshaber C. K., and Chabner B. A. Pharmacologically guided Phase I clinical trials based upon preclinical drug development. *Journal of the National Cancer Institute* 82 : 1321–1326, 1990.
- Collins J. M. Innovations in Phase I design : Where do we go next? *Clinical Cancer Research* 6 : 3801–3802, 2000.
- Collins R. and MacMahon S. Reliable assessment of the effects of treatment on mortality and major morbidity, I : Clinical trials. *Lancet* 357 : 373–380, 2001.
- Conaway M. R. and Petroni G. R. Bivariate sequential designs for phase II trials. *Biometrics* 51 : 656–664, 1995.
- Concorde Coordinating Committeep. Concorde : MRC/ANRS randomized doubleblind controlled trial of immediate and deferred zidovudine in symtom-free HIV infection. *Lancet* 343 : 871–881, 1994.
- Cook R. J. and Farewell V. T. Guidelines for monitoring efficacy and toxicity response in clinical trials. *Biometrics* 50 : 1146–1152, 1994.
- Cooper R., Holland J., and Glidewell O. Adjuvant chemotherapy of breast cancer. *Cancer* 44 : 793–798, 1979.
- Coronary Drug Project Research Group. Influence of adherence to treatment and response of cholesterol on mortality in the coronary drug project. *New England Journal of Medicine* 303 : 1038–1041, 1980.
- Cowan J. D., Green S., Neidhart J., McClure S., Coltman C. Jr., Gumbart C., Martino S., et al. Randomized trial of doxorubicin, bisantrene and mitoxantrone in advanced breast cancer. A Southwest Oncology Group study. *Journal of the National Cancer Institute* 83 : 1077–1084, 1991.
- Cox D. R. Regression models and life-tables (with discussion). *Journal of the Royal Statistical Society, Series B* 34 : 187–220, 1972.
- Crowley J. and Breslow N. Statistical analysis of survival data. *Annual Review of Public Health* 5 : 385–411, 1984.
- Crowley J. Perioperative portal vein chemotherapy. In *ASCO Educational Book*, 30th Annual Meeting, Dallas, TX, 1994.
- Crowley J., Green S., Liu P.-Y., and Wolf M. Data monitoring committees and early stopping guidelines : The Southwest Oncology Group experience. *Statistics in Medicine* 13 : 1391–1399, 1994.
- Crowley J., LeBlanc M., Gentleman R., and Salmon S. Exploratory methods in survival analysis. In H. L. Koul and J. V. Deshpande, Eds. *Analysis of Censored Data*. Hayward, CA : IMS Lecture Notes-Monograph Series 27 : 55–77, 1995.
- Crowley J., LeBlanc M., Jacobson J., and Salmon S. E. Some exploratory methods for survival data. In D.-Y. Lin and T. R. Fleming, Eds. *Proceedings of the First Seattle Symposium on Biostatistics*. Springer-Verlag, 1997.
- De Moulin, D. *A Short History of Breast Cancer*. Dordrecht Germany : Kluwer Academic, 1989.
- DeMets D. L., Fleming T. R., Whitley R., Childress J. F., Ellenberg S. S., Foulkes M., Mayer K. H., et al. The data and safety monitoring board and acquired immune deficiency syndrome (AIDS) trials. *Controlled Clinical Trials* 16 : 408–421, 1995.
- Dees E. C., Whitfield L. R., Grove W. R., Rummel S., Grochow L. B., and Donehower R. C. A phase I and pharmacologic evaluation of the DNA intercalator CI-958 in patients with advanced solid tumors. *Clinical Cancer Research* 6 : 3801–3802, 2000.
- Diem K. and Lentner C. (eds.). *Scientific Tables*. Basel, Switzerland : J. R. Geigy, 1970.
- Dimond E. G., Kittle C. F., and Crockett J. E. Comparison of internal mammary artery ligation and sham operation for angina pectoris. *American Journal of Cardiology* 5 : 483–486, 1960.
- Dixon D. and Simon R. Sample size consideration for studies comparing survival curves using historical controls. *Journal of Clinical Epidemiology* 41 : 1209–1213, 1988.
- Dmitrienko A., Tamhane A., Bretz F. (eds.). *Multiple Testing Problems in Pharmaceutical Statistics*. Boca Raton, FL : Chapman and Hall/CRC, 2009.
- Dodd L. E., Korn E. L., Friedlin B., Jaffee C. C., Rubenstein L. V., Dancey J., and Mooney M. M. Blinded independent central review of progression-free survival in phase III oncology trials : Important design element or unnec-

- essary expense? *Journal of Clinical Oncology* 26 : 3791-3796, 2008.
- Draper N. R. and Smith H. *Applied Regression Analysis*. New York : Wiley, 1968.
- Duffy D. E. and Santner T. J. Confidence intervals for a binomial parameter based on multistage tests. *Biometrics* 43 : 81-94, 1987.
- Durie B. G. M. and Salmon S. E. A clinical system for multiple myeloma. Correlation of measured myeloma cell mass with presenting clinical features, response to treatment and survival. *Cancer* 36 : 842-854, 1975.
- Durie B. G. M., Dixon D. O., Carter S., Stephens R., Rivkin S., Bonnet J., Salmon S. E., Dabich L., Files J. C., and Costanzi J. Improved survival duration with combination induction for multiple myeloma : A Southwest Oncology Group study. *Journal of Clinical Oncology* 4 : 1227-1237, 1986.
- Duvillard E. E. *Analyse et tableaux de l'influence de la petite vérole sur la mortalité à chaque âge, et de celle qu'un préservatif tel que la vaccine peut avoir sur la population et la longevité*. Paris : Imprimerie Imperiale, 1806.
- Echt D. S., Liebson P. R., Mitchell L. B. et al. Mortality and morbidity in patients receiveing ecainide, flecainide or placebo : The Cardiac Arrythmia Suppression Trial. *New England Journal of Medicine* 324 : 781-788, 1991.
- Ederer F. Jerome Cornfield's contributions to the conduct of clinical trials. *Biometrics (Supplement)* 38 : 25-32, 1982.
- Edge S. B., Byrd D. R., Compton C. C., Fritz A. G., Greene F. L., and Trotti A. (eds.). *AJCC Cancer Staging Manual*, 7th ed. New York : Springer, 2010.
- Eisenhauer E. A., O'Dwyer P. J., Christian M., and Humphrey J. S. Phase I clinical trial design in cancer drug development. *Journal of Clinical Oncology* 18 : 684-692, 2000.
- Eisenhauer E. A., Therasse P., Bogaert J., Schwartz L. H., Sargent D., Ford R., Dancey J., et al. New response evaluation criteria in solid tumours : Revised RECIST guideline (version 1.1). *European Journal of Cancer* 45 : 228-247, 2009.
- Ellenberg S. Randomization designs in comparative clinical trials. *New England Journal of Medicine* 310 : 1404-1408, 1984.
- Ellenberg S. S., Finkelstein D. M., and Schoenfeld D. A. Statistical issues arising in AIDS clinical trials. *Journal of the American Statistical Association* 87 : 562-569, 1992.
- Faraggi D., LeBlanc M., and Crowley J. Understanding neural networks using regression trees : An application to multiple myeloma survival data. *Statistics in Medicine* 20 : 2965-2976, 2001.
- Fisher B. Winds of change in clinical trials—from Daniel to Charlie Brown. *Controlled Clinical Trials* 4 : 65-74, 1983.
- Fisher R., Gaynor E., Dahlberg S., Oken M., Grogan T., Mize E., Glick J., Coltman C., and Miller T. Comparison of a standard regimen (CHOP) with three intensive chemotherapy regimens for advanced non-Hodgkin's lymphoma. *New England Journal of Medicine* 328 : 1002-1006, 1993.
- Fleiss J. L. *Statistical Methods for Rates and Proportions*, 2nd ed. New York : Wiley, 1981.
- Fleiss J. L., Tytun A., and Ury H. K. A simple approximation for calculating sample sizes for comparing independent proportions. *Biometrics* 36 : 343-346, 1980.
- Fleming T. One sample multiple testing procedures for Phase II clinical trials. *Biometrics* 38 : 143-151, 1982.
- Fleming T. R. Evaluating therapeutic interventions : Some issues and experiences. *Statistical Science* 7 : 428-456, 1992.
- Fleming T., Green S., and Harrington P. Considerations for monitoring and evaluating treatment effects in clinical trials. *Controlled Clinical Trials* 5 : 55-66, 1984.
- Fleming T. R. Interpretation of subgroup analyses in clinical trials. *Drug Information Journal* 29 : 1681S-1687S, 1995.
- Food and Drug Administration. Guidance for Industry : E10. Choice of control group and related issues in clinical trials. Office of Training and Communication. *Center for Drug Evaluation and Research*. Rockville MD, 2001.
- Food and Drug Administration Guidance for Industry : Noninferiority clinical trials. Draft, 2010.
- Freeman T., Vawtner D., Leaverton P., Godbold J., Hauser R., Goetz C., and Olanow C. W. Use of placebo surgery in controlled trials of a cellular based therapy for Parkinson's disease. *New England Journal of Medicine* 341 : 988-992, 1999.
- Frei E. III, Holland J. F., Schneiderman M. A., Pinkel D., Selkirk C., Freireich E. J., Silver R. T., Gold C. L., and Regelson W. A comparative study of two regimens of combination chemotherapy in acute leukemia. *Blood* 13 : 1126-1148, 1958.
- Frytak S., Moertel C., O'Fallon J., Rubin J., Creagan E., O'Connel M., Schutt A., and Schwartau N. Delta-9-Tetrahydrocannabinol as an antiemetic for patients receiving cancer chemotherapy. *Annals of Internal Medicine* 91 : 825-830, 1979.
- Gail M. H. Statistics in action. *Journal of the American Statistical Association* 91 : 1-13, 1996.

- Gallo P., Chuang-Stein C., Dragalin V., Gaydos B., Krams M., and Pinheiro J. Adaptive designs in clinical drug development—and executive summary of the PhRMA working group. *Journal of Biopharmaceutical Statistics* 16 : 275-283, 2006.
- Gandara D. R., Crowley J., Livingston R. B., Perez E. A., Taylor C. W., Weiss G., Neefe J. R., et al. Evaluation of cisplatin in metastatic non-small cell lung cancer : Aphase III study of the Southwest Oncology Group. *Journal of Clinical Oncology* 11 : 873-878, 1993.
- Gehan E. A generalized Wilcoxon test for comparing arbitrarily singly-censored samples. *Biometrika* 52 : 203-223, 1965.
- Gelmon K., Latreille J., Tolcher A., Génier L., Fisher B., Forand D., D'Aloisio S., et al. Phase I dose-finding study of a new taxane, RPR 109881A, administered as a onehour intravenous infusion days 1 and 8 to patients with advanced solid tumors. *Journal of Clinical Oncology* 18 : 4098-108, 2000.
- Gentleman R. and Crowley J. Local full likelihood estimation for the proportional hazards model. *Biometrics* 47 : 1283-1296, 1991a.
- Gentleman R. and Crowley J. Graphical methods for censored data. *Journal of the American Statistical Association* 86 : 678-682, 1991b.
- George S. A survey of monitoring practices in cancer clinical trials. *Statistics in Medicine* 12 : 435-450, 1993.
- Gil Deza E., Balbiani L., Coppola F., Blajman C., Block J. F., Giachella O., Chacon R., Capo A., Zori Comba A., Fein L., Polera L., Matwiejuk M., Jaremtchuk A., Muro H., Reale M., Bass C., Chiesa G., Van Koten M., and Schmilovich A. Phase III study of navelbine (NVB) vs NVB plus cisplatin in non small cell lung cancer (NSCLC) Stage IIIB or IV. *Proceedings of ASCO* 15 : 39 (#1193), 1996.
- Gilbert J. P., McPeek B., and Mosteller F. Statistics and ethics in surgery and anesthesia. *Science* 198 : 684-689, 1977.
- Gold P. J., Goldman B., Iqbal S., Leichman L. P., Zhang W., Lenz H. J., and Blanke C. D. Cetuximab as second-line therapy in patients with metastatic esophageal adenocarcinoma : A phase II Southwest Oncology Group Study (S0415). *Journal of Thoracic Oncology* 5 : 1472-1476, 2010.
- Goldberg K. B. and Goldberg P. (eds.). *Four Patients in Tamoxifen Treatment Trial Had Died of Uterine Cancer Prior to BCPT. The Cancer Letter*, April 29, 1994.
- Goldie J. H., Coldman A. J., and Gudauskas G. A. Rationale for the use of alternating non-cross-resistant chemotherapy. *Cancer Treatment Reports* 66 : 439-449, 1982.
- Goldman B., LeBlanc M., and Crowley J. Interim futility analysis with intermediate endpoints. *Clinical Trials* 5 : 14-22, 2008.
- Golub T. R., Slonim D. K., Tamoyo P., Huard C., Gaasenbeck M., Mesiriv J. P., Coller H., Loh M. L., Dowving J. R., Caliguri M. A., Bloomfield C. D., and Lander E. S. Molecular classification of cancer : Class discovery and class prediction by gene expression monitoring. *Science* 286 : 531-537, 1999.
- Goodman S. N., Zahurak M. L., and Piantadoosi S. Some practical improvements in the continual reassessment method for phase I studies. *Statisitics in Medicine* 14 : 1149-1161, 1995.
- Gooley T., Martin P., Fisher L., and Pettinger M. Simulation as a design tool for Phase I/II clinical trials : An example from bone marrow transplantation. *Controlled Clinical Trials* 15 : 450-462, 1994.
- Gooley T., Leissenring W., Crowley J., and Storer B. Estimation of failure probabilities in the presence of competing risks : New representations of old estimators. *Statistics in Medicine* 18 : 695-706, 1999.
- Gordon R. *The Alarming History of Medicine*. New York : St. Martin's Press, 1993.
- Gray R. J. A class of K-sample tests for comparing the cumulative incidence of a competing risk. *The Annals of Statistics* 16 : 1141-1154, 1988.
- Green S. and Crowley J. Data monitoring committees for Southwest Oncology Group trials. *Statistics in Medicine* 12 : 451-455, 1993.
- Green S. and Dahlberg S. Planned versus attained design in Phase II clinical trials. *Statistics in Medicine* 11 : 853-862, 1992.
- Green S. J., Fleming T. R., and O'Fallon J. R. Policies for study monitoring and interim reporting of results. *Journal of Clinical Oncology* 5 : 1477-1484, 1987.
- Green S. J., Fleming T. R., and Emerson S. Effects on overviews of early stopping rules for clinical trials. *Statistics in Medicine* 6 : 361-367, 1987.
- Green S. Factorial designs with time to event endpoints. In *Handbook of Statistics in Clinical Oncology*, 2nd ed, J. Crowley and D. P. Ankerst (eds.). Boca Raton, FL : CRC Press, pp 181-190, 2006.
- Green S. and Weiss G. Southwest Oncology Group standard response criteria, endpoint definitons and toxicity criteria. *Investigational New Drugs* 10 : 239-253, 1992.
- Greipp P. R., San Miguel J., Durie B. G. M., Crowley J. J., Barlogie B., Blade J., Boccadoro M., et al. International

staging system for multiple myeloma. *Journal of Clinical Oncology* 23 : 1-9, 2005.
- Harrington D., Crowley J., George S., Pajak T., Redmond C., and Wieand S. The case against independent monitoring committees. *Statistics in Medicine* 13 : 1411-1414, 1994.
- Harrington D., Fleming T., and Green S. Procedures for serial testing in censored survival data, in J. J. Crowley and R. A. Johnson (eds.) *Survival Analysis*. Hayward, CA : IMS Lecture Notes Monograph Series, 2 : 269-286, 1982.
- Hawkins B. S. Data monitoring committees for multicenter clinical trials sponsored by the National Institutes of Health : Roles and membership of data monitoring committees for trials sponsored by the National Eye Institute. *Controlled Clinical Trials* 12 : 424-437, 1991.
- Haybittle J. L. Repeated assessments of results in clinical trials of cancer treatment. *British Journal of Radiology* 44 : 793-797, 1971.
- Heath E. I., LoRusso P. M., Ivy S. P., Rubinstein L., Christian M. C., and Heilbrun L. K. Theoretical and practical application of traditional and accelerated titration Phase I clinical trial designs : The Wayne State University experience. *Journal of Biopharmaceutical Statistics* 19 : 414-423, 2009.
- Hellman S. and Hellman D. S. Of mice but not men : Problems of the randomized clinical trial. *New England Journal of Medicine* 324 : 1585-1589, 1991.
- Henderson I. C., Hayes D., and Gelman R. Dose-response in the treatment of breast cancer : A critical review. *Journal of Clinical Oncology* 6 : 1501-1515, 1988.
- Herbst R. S., Kelly K., Chansky K., Mack P. C., Franklin W. A., Hirsch F. R., Atkins J. N., et al. Phase II selection design of concurrent chemotherapy and cetuximab versus chemotherapy followed by cetuximab in advanced-stage non-small-cell lung cancer : Southwest Oncology Study S0342. *Journal of Clinical Oncology* 28 : 4747-4754, 2010.
- Hill A. B. Principles of Medical Statistics. London : *Lancet*, 1937.
- Hill A. B. Memories of the British streptomycin trial in tuberculosis. *Controlled Clinical Trials* 11 : 77-79, 1990.
- Hoering A., LeBlanc M., and Crowley J. Randomized phase III clinical trial designs for targeted agents. *Clinical Cancer Research* 14 : 4358-4367, 2008.
- Hoering A., LeBlanc M., and Crowley J. Seamless phase I/II trial design for assessing toxicity and efficacy for targeted agents. *Clinical Cancer Research* 17 : 640-646, 2011.
- Hogan J. W. and Laird N. M. Mixture models for the joint distribution of repeated measures and event times. *Statistics in Medicine* 16 : 239-257, 1997.
- Horstmann E., McCabe M., Grochow L., Yamamoto S., Rubinstein L., Budd T., Shoemaker D., Emanuel E., and Grady C. Risks and benefits of Phase 1 oncology trials, 1991-2002. *New England Journal of Medicine* 352 : 895-904, 2005.
- Hróbjartsson A., Forfang E., Haahr M., Als-Nielsen B., and Brorson S. Blinded trials taken to the test : An analysis of randomized clinical trials that report tests for the success of blinding. *International Journal of Epidemiology* 36 : 654-663, 2007.
- Hryniuk W. and Levine M. N. Analysis of dose intensity for adjuvant chemotherapy trials in stage II breast cancer. *Journal of Clinical Oncology* 4 : 1162-1170, 1986.
- Hsieh F.-Y., Crowley J., and Tormey D. C. Some test statistics for use in multistate survival analysis. *Biometrika* 70 : 111-119, 1983.
- Huang B. and Chappell R. Three-dose-cohort designs in cancer phase I trials. *Statistics in Medicine* 27 : 2070-2093, 2008.
- Huff D. *How to Lie with Statistics*. New York : Norton, 1954.
- Hunsberger S., Rubinstein L. V., Dancey J., and Korn E. L. Dose escalation trial designs based on a molecularly targeted endpoint. *Statistics in Medicine* 24 : 2171-2181, 2005.
- Hunsberger S., Zhao Y., and Simon R. A comparison of phase II study strategies. *Clinical Cancer Research* 15 : 5950-5955, 2009.
- Inoue L. Y., Thall P. F., and Berry D. A. Seamlessly expanding a phase II trial to phase III. *Biometrics* 58 : 823-831, 2002.
- ISIS-2 Collaborative Group. Randomized trial of intravenous streptokinase, oral aspirin, both, or neither among 17,187 cases of suspected acute myocardial infarction : ISIS-2. *Lancet* 332 : 349-60, 1988.
- Ivanova A., Montazer-Haghighi A., Mohanty S. G., and Durham S. D. Improved up-and-down designs for phase I trials. *Statistics in Medicine* 22 : 69-82, 2003.
- Jennison C. and Turnbull B. W. Confidence intervals for a binomial parameter following a multistage test with application to MIL-STD 105D and medical trials. *Technometrics* 25 : 49-58, 1983.
- Jung S.-H. and Kim K. M. On the estimation of the binomial probability in multistage clinical trials. *Statistics in*

Medicine 23 : 881-896, 2004.
- Kalbfleisch J. D. and Prentice R. L. *The Statistical Analysis of Failure Time Data*. New York : Wiley, 1980.
- Kaplan E. L. and Meier P. Nonparametric estimation from incomplete observations. *Journal of the American Statistical Association* 53 : 457-481, 1958.
- Kassirer J. P. Clinical trials and meta-analysis : What they do for us. (editorial) *New England Journal of Medicine* 325 : 273-274, 1992.
- Kelly K., Crowley J., Bunn P. A., Hazuka M., Beasley K., Upchurch C., Weiss G., et al. Role of recombinant interferon alfa-2a maintenance in patients with limited-stage small-cell lung cancer responding to concurrent chemoradiation : A Southwest Oncology Group study. *Journal of Clinical Oncology* 13 : 2924-2930, 1995.
- Khan J., Wei J. S., Ringner M., Saal L. H., Ladanyi M., Westerman F., Berthold F., Schwab M., Antonescu C. R., Peterson C., and Meltzer P. S. Classification and diagnostic prediction of cancers using gene expression profiling and artificial neural networks. *Nature Medicine* 7 : 673-679, 2001.
- Kies M. S., Mira J., Chen T., and Livingston R. B. Value of chest radiation therapy in limited small cell lung cancer after chemotherapy induced complete disease remission (for the Southwest Oncology Group). (abstract) *Proceedings of the American Society of Clinical Oncology* 1 : 141(C-546), 1982.
- Kies M. S., Mira J., Crowley J., Chen T., Pazdur R., Grozea P., Rivkin S., Coltman C., Ward J. H., and Livingston R. B. Multimodal therapy for limited small cell lung cancer : A randomized study of induction combination chemotherapy with or without thoracic radiation in complete responders; and with wide field versus reduced-field radiation in partial responders : A Southwest Oncology Group study. *Journal of Clinical Oncology* 5 : 592-600, 1987.
- Kieser M. and Friede T. Simple procedures for blinded sample size adjustment that do not affect the type I error rate. *Statistics in Medicine* 22 : 3571-3581, 2003.
- Kim E. S., Herbst R. S.,Wistuba I. I., Lee J. J., Blumenschein G. R. Jr., Tsao A., Stewart D. J., et al. The BATTLE trial : Personalizing therapy for lung cancer. *Cancer Discovery* 1 : 43-51, 2011.
- Kindler H. L., Friberg G., Singh D. A., Locker G., Nattam S., Kozloff M., Taber D. A., et al. Phase II trial of bevacizumab plus gemcitabine in patients with advanced pancreatic cancer. *Journal of Clinical Oncology* 23 : 8033-8040, 2005.
- Kindler H. L., Niedzwiecki D., Hollis D., Sutherland S., Schrag D., Hurwitz H., Innocenti F., et al. Gemcitabine plus bevacizumab compared with gemcitabine plus placebo in patients with advanced pancreatic cancer : Phase III trial of the Cancer and Leukemia Group B (CALGB 80303). *Journal of Clinical Oncology* 28 : 3617-3622, 2010.
- Klimt C. R. Varied acceptance of clinical trial results. *Controlled Clinical Trials* 10 (Supplement) : 1355-1415, 1989.
- Kopecky K. K. and Green S. Noninferiority trials. *In Handbook of Statistics in Clinical Oncology*, 2nd ed. J. Crowley and D. P. Ankerst (eds.). Boca Raton, FL : CRC Press, pp 191-206, 2006.
- Korn E. L. and Freidlin B. Outcome-adaptive randomization : Is it useful? *Journal of Clinical Oncology* 29 : 771-776, 2011.
- Lamm D. L., Blumenstein B. A., Crawford E. D., Crissman J. D., Lowe B. A., Smith J. A., Sarosdy M. F., et al. Randomized intergroup comparison of bacillus Calmette-Guerin immunotherapy and mitomycin Cchemotherapy prophylaxis in superficial transitional cell carcinoma of the bladder : A Southwest Oncology Group study. *Urologic Oncology* 1 : 119-126, 1995.
- Lan K. and DeMets D. Changing frequency of interim analysis in sequential monitoring. *Biometrics* 45 : 1017-1020, 1989.
- Lan K., Simon R., and Halperin, M. Stochastically curtailed test in long-term clinical trials. *Sequential Analysis* 1 : 207-219, 1982.
- Lancaster H. O. *Quantitative Methods in Biological and Medical Sciences*. New York : Springer-Verlag, 1994.
- Laurie J. A., Moertel C. G., Fleming T. R., Wieand H. S., Leigh J. E., Rubin J., McCormack G. W., et al. Surgical adjuvant therapy of large-bowel carcinoma : An evaluation of levamisole and the combination of levamisole and fluorouracil. *Journal of Clinical Oncology* 7 : 1447-1456, 1989.
- LeBlanc M. and Crowley J. Relative risk trees for censored survival data. *Biometrics* 48 : 411-425, 1992.
- LeBlanc M. and Crowley J. Survival trees by goodness of split. *Journal of the American Statistical Association* 88 : 457-467, 1993.
- LeBlanc M., Jacobson J., and Crowley J. Partitioning and peeling for constructing prognostic groups. *Statistical Methods in Medical Research* 11 : 1-28, 2002.
- LeBlanc M., Rankin C., and Crowley J. Multiple histology phase II trials. *Clinical Cancer Research* 15 : 4256-4262, 2009.
- Lee J. and Tseng C. Uniform power method for sample size calculation in historical control studies with binary response. *Controlled Clinical Trials* 22 : 390-400, 2001.

- Leichman C. G., Fleming T. R., Muggia F. M., Tangen C. M., Ardalan B., Doroshow J. H., Meyers F. J., et al. Phase II study of fluorouracil and its modulation in advanced colorectal cancer : A Southwest Oncology Group study. *Journal of Clinical Oncology* 13 : 1301–1311, 1995.
- Lind J. A *Treatise of the Scurvy*. Edinburgh : Sands, Murray, and Cochran, 1753.
- Lin X., Allred A., and Andrews G. A two-stage phase II trial design utilizing both primary and secondary endpoints. *Pharmaceutical Statistics* 7 : 88–92, 2008.
- Liu P.-Y. and Dahlberg S. Design and analysis of multiarm clinical trials with survival endpoints. *Controlled Clinical Trials* 16 : 119–130, 1995.
- Liu P.-Y., Dahlberg S., and Crowley J. Selection designs for pilot studies based on survival endpoints. *Biometrics* 49 : 391–398, 1993.
- Liu P.-Y., Voelkel J., Crowley J., and Wolf M. Sufficient conditions for treatment responders to have longer survival than non-responders. *Statistics and Probability Letters* 18 : 205–208, 1993.
- Liu P.-Y, Tsai W.-Y., and Wolf M. Design and analysis for survival data under order restrictions : A modified ordered logrank test. *Statistics in Medicine* 17 : 1469–79, 1998.
- Liu P. Y., Moon J., and LeBlanc M. Phase II Selection designs. In *Handbook of Statistics in Clinical Oncology*, 2nd ed. J. Crowley and D. P. Ankerst (eds.) Boca Raton, FL : CRC Press, pp 155–166, 2006.
- Liu Q. and Pledger G. Phase 2 and combination designs to accelerate drug development. *Journal of the American Statistical Association* 100 : 493–502, 2005.
- Liver Infusion Meta-Analysis Group. Portal vein infusion of cytotoxic drugs after colorectal cancer surgery : A meta-analysis of 10 randomised studies involving 4000 patients. *Journal of the National Cancer Institute* 89 : 497–505, 1997.
- London W. and Chang M. One- and two-stage designs for stratified phase II clinical trials. *Statistics in Medicine* 24 : 2597–2611, 2005.
- Louvet C., Lledo T. A., Hammel P., Bleiberg H., Bouleuc C., Gamelin E., Flesch M., Cvitkovic E., and de Gramont A. Gemcitabine combined with oxaliplatin in advanced pancreatic adenocarcinoma : Final results of a GERCOR multicenter phase II study. *Journal of Clinical Oncology* 20 : 1512–1518, 2002.
- Louvet C., Labianca R., Hammel P., Lledo G., Zampino M. G., Andre A., Zaniboni A., et al. Gemcitabine in combination with oxaliplatin compared with gemcitabine alone in locally advanced or metastatic pancreatic cancer : Results of a GERCOR and GISCAD phase III trial. *Journal of Clinical Oncology* 23 : 3509–3516, 2005.
- Macdonald J. S., Smalley, S. R., Benedetti J., Hundahl S. A., Estes N. C., Stemmermann G. N., Haller D. G., Ajani J. A., Gunderson L. L., Jessup J. M., and Martenson J. A. Chemoradiotherapy after surgery compared with surgery alone for adenocarcinoma of the stomach or gastroesophageal junction. *New England Journal of Medicine* 345 : 725–730, 2001.
- Machtay M., Kaiser L. R., and Glatstein E. Is meta-analysis really meta-physics? *Chest* 116 : 539–544, 1999.
- Mackillop W. J. and Johnston P. A. Ethical problems in clinical research : The need for empirical studies of the clinical trials process. *Journal of Chronic Diseases* 39 : 177–188, 1986.
- Macklin R. The ethical problems with sham surgery in clinical research. *New England Journal of Medicine* 341 : 992–996, 1999.
- Makuch R. and Simon R. Sample size consideration for non-randomized comparative studies. *Journal of Chronic Diseases* 33 : 175–181, 1980.
- Mandrekar S. J. and Sargent D. J. Randomized phase II trials : Time for a new era in clinical trial design. *Journal of Thoracic Oncology* 5 : 932–934, 2010.
- Mantel N. Evaluation of survival data and two new rank order statistics arising in its consideration. *Cancer Chemotherapy Reports* 50 : 163–170, 1966.
- Margolin K. M., Green S., Osborne K., Doroshow J. H., Akman S. A., Leong L. A., Morgan R. J., et al. Phase II trial of 5-fluorouracil and high-dose folinic acid as first- or second-line therapy for advanced breast cancer. *American Journal of Clinical Oncology* 17 : 175–180, 1994.
- Markman, Maurie. Letter to the editor. Serious ethical dilemma of single-agent pegylated liposomal doxorubicin employed as a control arm in ovarian cancer chemotherapy trials. *Journal of Clinical Oncology* 28 : e319–e320, 2010.
- Marubini E. and Valsecchi M. G. *Analysing Survival Data from Clinical Trials and Observational Studies*. New York : Wiley, 1995.
- McCracken D., Janaki L. M., Crowley J., Taylor S. A., Giri P. G., Weiss G. B., Gordon J. W., Baker L. H., Mansouri A., and Kuebler J. P. Concurrent chemotherapy/radiotherapy for limited small-cell carcinoma : A Southwest Oncology Group study. *Journal of Clinical Oncology* 8 : 892–898, 1990.
- McFadden E. T., LoPresti F., Bailey L. R., Clarke E., and Wilkins P. C. Approaches to data management. *Controlled Clinical Trials* 16 : 30S–65S, 1995.

- Meier P. Statistics and medical experimentation. *Biometrics* 31 : 511-529, 1975.
- Miller T. P., Crowley J., Mira J., Schwartz J. G., Hutchins L., Baker L., Natale R., Chase E. M., and Livingston R. A randomized trial of treatment of chemotherapy and radiotherapy for stage III non-small cell lung cancer. *Cancer Therapeutics* 1 : 229-236, 1998.
- Mira J. G., Kies M. S., and Chen T. Influence of chest radiotherapy in response, remission duration, and survival in chemotherapy responders in localized small cell lung carcinoma : A Southwest Oncology Group Study. *Proceedings of the American Society of Clinical Oncology* 3 : 212 (C-827), 1984.
- Møller S. An extension of the continual reassessment methods using a preliminary up-and-down design in a dose finding study in cancer patients, in order to investigate a greater range of doses. *Statistics in Medicine* 14 : 911-922, 1995.
- Moertel C. G., Fleming T. R., MacDonald J. S., Haller D. G., Laurie J. A., Goodman P. J., Ungerleider J. S., et al. Levamisole and fluorouracil for adjuvant therapy of resected colon carcinoma. *New England Journal of Medicine* 322 : 352-358, 1990.
- Moher D., Hopewell S., Schulz K. F., Montori V., Gøtzsche P. C., Devereaux P. J., Elbourne D., Egger M., and Altman D. G. for the CONSORT Group. CONSORT 2010 Explanation and elaboration : Updated guidelines for reporting parallel group randomised trial. *British Medical Journal* 340 : c869, 2010.
- Moinpour C., Feigl P., Metch B., Hayden K., Meyskens F., and Crowley J. Quality of life end points in cancer clinical trials : Review and recommendations. *Journal of the National Cancer Institute* 81 : 485-496, 1989.
- Moinpour C. M. Costs of quality of life research in Southwest Oncology Group trials. *Monographs of the Journal of the National Cancer Institute* 20 : 11-16, 1996.
- Moinpour C., Triplett J., McKnight B., Lovato l., Upchurch C., Leichman C., Muggia F., et al. Challenges posed by non-random missing quality of life data in an advanced stage colorectal cancer clinical trial. *Psycho-Oncology* 9 : 340-354, 2000.
- Monro A. Collections of blood in cancerous breasts. In Monro A. *The Works of Alexander Monro*. Edinburgh : Ch Elliot, 1781.
- Norfolk D., Child J. A., Cooper E. H., Kerruish S., and Milford-Ward A. Serum β_2 microglobulin in myelomatosis : Potential value in stratification and monitoring. *British Journal of Cancer* 42 : 510-515, 1980.
- O'Brien P. Procedures for comparing samples with multiple endpoints. *Biometrics* 40 : 1079-1087, 1984.
- Olanow C. W., Goetz C., Kordower J., Stoessl A. J., Sossi V, Brin M., Shannon K., et al. A double-blind controlled trial of bilateral fetal nigral transplantation in Parkinson's disease. *Annals of Neurology* 54 : 403-414, 2003.
- O'Malley J., Normand S.-L., and Kuntz R. Sample size calculation for a historically controlled clinical trial with adjustment for covariates. *Journal of Biopharmaceutical Statistics* 12 : 227-247, 2002.
- O'Quigley J., Pepe M., and Fisher L. Continual reassessment method : A practical design for Phase I clinical trials. *Biometrics* 46 : 33-48, 1990.
- O'Quigley J., Hughes M., and Fenton T. Dose-finding for HIV studies. *Biometrics* 57 : 1018-1029, 2001.
- O'Quigley J. Dose finding designs using continual reassessment methods. In *Handbook of Statistics in Clinical Oncology*, 3rd ed., Crowley J. and Hoering A. (eds.)New York : Marcel Dekker, 2011.
- Panageas K., Smith A., Gönen M., and Chapman P. An optimal two-stage phase II design utilizing complete and partial response information separately. *Controlled Clinical Trials* 23 : 367-379, 2002.
- Passamani E. Clinical trials—are they ethical? *New England Journal of Medicine* 324 : 1589-1592, 1991.
- Pater J. and Crowley J. Sequential randomization. In *Handbook of Statistics in Clinical Oncology*, 2nd ed. J. Crowley and D. P. Ankerst, (eds.). Boca Raton, FL : CRC Press, pp 589-596, 2006.
- Penel N., Isambert N., Leblond P., Ferte C., Duhamel A., and Bonneterre J. "Classical 3+3 design" versus "accelerated titration designs" : Analysis of 270 phase 1 trials investigating anti-cancer agents. *Investigational New Drugs* 27 : 552-556, 2009.
- Permutt T. Testing for imbalance of covariates in controlled experiments. *Statistics in Medicine* 9 : 1455-1462, 1990.
- Pérol M., Léna H., Thomas P., Robinet G., Fournel P., Coste E., Belleguic C., et al. Phase II randomized multicenter study evaluating a treatment regimen alternating docetaxel and cisplatin-vinorelbine with a cisplatin-vinorelbine control group in patients with stage IV non-small-cell lung cancer : GFPC 97.01 study. *Annals of Oncology* 13 : 742-747, 2002.
- Peterson B. and George S. L. Sample size requirements and length of study for testing interaction in a $2 \times k$ factorial design when time to failure is the outcome. *Controlled Clinical Trials* 14 : 511-522, 1993.
- Peto R. and Peto J. Asymptotically efficient rank invariant test procedures. *Journal of the Royal Statistical Society, Series A* 135 : 185-198, 1972.
- Peto R., Pike M. C., Armitage P., Breslow N. E., Cox D. R., Howard S. V., Mantel N., McPherson K., Peto J., and

Smith P. G. Design and analysis of randomized clinical trials requiring prolonged observation of each patient. I. Introduction and design. *British Journal of Cancer* 34 : 585–612, 1976.
- Philip P. A., Benedetti J., Corless C. L., Wong R., O'Reilly E. M., Flynn P. J., Rowland K. M., et al. Phase III study comparing gemcitabine plus cetuximab versus gemcitabine in patients with advanced pancreatic adenocarcinoma : Southwest Oncology Group-Directed intergroup trial S0205. *Journal of Clinical Oncology* 28 : 3605–3610, 2010.
- Piantadosi S. *Clinical Trials : A Methodological Perspective*. Hoboken, NJ : Wiley, 2005.
- Pocock S. J. and Simon R. Sequential treatment assignment with balancing for prognostic factors in the controlled clinical trial. *Biometrics* 31 : 348–361, 1975.
- Poplin E., Feng Y., Berlin J., Rothenberg M. L., Hochster H., Mitchell E., Alberts S., et al. Phase III, randomized study of gemcitabine and oxaliplatin versus gemcitabine (fixed-dose rate infusion) compared with gemcitabine (30-minute infusion) in patients with pancreatic carcinoma E6201 : A trial of the Eastern Cooperative Oncology Group. *Journal of Clinical Oncology* 27 : 3778–3785, 2009.
- Prentice R. L. Linear rank tests with right censored data. *Biometrika* 65 : 167–179, 1978.
- Prentice R. L., Kalbfleisch J. D., Peterson A. V. Jr., Flournoy N., Farewell V. T., and Breslow N. E. The analysis of failure times in the presence of competing risks. *Biometrics* 34 : 541–554, 1978.
- Prentice R. L. Surrogate endpoints in clinical trials : Discussion, definition and operational criteria. *Statistics in Medicine* 8 : 431–440, 1989.
- Pritza D. R., Bierman M. H., and Hammeke M. D. Acute toxic effects of sustained release verapamil in chronic renal failure. *Archives of Internal Medicine* 151 : 2081–2084, 1991.
- Quackenbush J. Computational analysis of microarray data. *Nature Reviews* 2 : 418–427, 2001.
- Redman M. and Crowley J. Small randomized trials. *Journal of Thoracic Oncology* 2 : 1–2, 2007.
- Redman M. Early stopping of clinical trials. In *Handbook of Statistics in Clinical Oncology*. J. Crowley and A. Hoering (eds.). Boca Raton, FL : Chapman and Hall/CRC Press, 2012.
- Redmond C., Fisher B., and Wieand H. S. The methodologic dilemma in retrospectively correlating the amount of chemotherapy received in adjuvant therapy protocols with disease-free survival. *Cancer Treatment Reports* 67 : 519–526, 1983.
- Rivkin S. E., Green S., Metch B., Glucksberg H., Gad-el-Mawla N., Constanzi J. J., Hoogstraten B., et al. Adjuvant CMFVP versus melphalan for operable breast cancer with positive axillary nodes : 10-year results of a Southwest Oncology Group study. *Journal of Clinical Oncology* 7 : 1229–1238, 1989.
- Rivkin S. E., Green S., Metch B., Jewell W., Costanzi J., Altman S., Minton J., O'Bryan R., and Osborne C. K. One versus 2 years of CMFVP adjuvant chemotherapy in axillary node-positive and estrogen receptor negative patients : A Southwest Oncology Group study. *Journal of Clinical Oncology* 11 : 1710–1716, 1993.
- Rivkin S. E., Green S., Metch B., Cruz A. B., Abeloff A. M., Jewell W. R., Costanzi J. J., Farrar W. B., Minton J. P., and Osborne C. K. Adjuvant CMFVP versus tamoxifen versus concurrent CMFVP and tamoxifen for postmenopausal, node-positive and estrogen-receptor positive breast cancer patients : A Southwest Oncology Group study. *Journal of Clinical Oncology* 12 : 2078–2085, 1994.
- Rivkin S. E., Green S., O'Sullivan J., Cruz A., Abeloff M. D., Jewell W. R., Costanzi J. J., Farrar W. B., and Osborne C. K. Adjuvant CMFVP plus ovariec tomy for premenopausal, node-positive and estrogen receptor-positive breast cancer patients : A Southwest Oncology Group study. *Journal of Clinical Oncology* 14 : 46–51, 1996.
- Rockhold F. W. and Enas G. G. Data monitoring and interim analysis in the pharmaceutical industry : Ethical and logistical considerations. *Statistics in Medicine* 12 : 471–479, 1993.
- Rosner B. *Fundamentals of Biostatistics*, 2nd ed. Boston : Duxbury, 1986.
- Rothwell P. Subgroup analysis in randomized controlled trials : Importance, indications and interpretation. *Lancet* 365 : 176–186, 2005.
- Royall R. Ethics and statistics in randomized clinical trials. *Statistical Science* 6 : 52–88, 1991.
- Royston P., Parmar M. K. B., and Qian W. Novel designs for multi-arm clinical trials with survival outcomes with an application in ovarian cancer. *Statistics in Medicine* 22 : 2239–2256, 2003.
- Rubinstein L. V., Korn E. L., Friedlin B., Hunsberger S., Ivy S. P., and Smith M. A. Design issues of randomized phase II trials and a proposal for phase II screening trials. *Journal of Clinical Oncology* 23 : 7199–7206, 2005.
- Rubinstein L. V., Crowley J., Ivy P., LeBlanc M., and Sargent D. J. Randomized phase II designs. *Clinical Cancer Research* 15 : 1883–1890, 2009.
- Salmon S. E., Haut A., Bonnet J. D., Amare M., Weick J. K., Durie B. G. M., and Dixon D. O. Alternating combination chemotherapy and levamisole improves survival in multiple myeloma : A Southwest Oncology Group study. *Journal of Clinical Oncology* 1 : 453–461, 1983.
- Salmon S. E., Tesh D., Crowley J., Saeed S., Finley P., Milder M. S., Hutchins L. F., et al. Chemotherapy is superi-

- or to sequential hemibody irradiation for remission consolidation in multiple myeloma : A Southwest Oncology Group study. *Journal of Clinical Oncology* 8 : 1575-1584, 1990.
- Salmon S. E., Crowley J., Grogan T. M., Finley P., Pugh R. P., and Barlogie B. Combination chemotherapy, glucocorticoids, and interferon alpha in the treatment of multiple myeloma : A Southwest Oncology Group study. *Journal of Clinical Oncology* 12 : 2405-2414, 1994.
- Salmon S. E., Crowley J. J., Balcerzak S. P., Roach P. W., Taylor S. A., Rivkin S. E., and Samlowski W. Interferon versus interferon plus prednisone remission maintenance therapy for multiple myeloma : A Southwest Oncology Group study. *Journal of Clinical Oncology* 16 : 890-896, 1998.
- Sargent D. F., Wieand S., Haller D. G., Gray R., Benedetti J., Buyse M., Labianca R., et al. Disease-free survival versus overall survival as a primary end point for adjuvant colon cancer studies : Individual patient data from 20,898 patients on 18 randomized trials. *Journal of Clinical Oncology* 23 : 8664-8670, 2005.
- Sargent D. J., Conley B. A., Allegra C., and Collette L. Clinical trial designs for predictive marker validation in cancer treatment trials. *Journal of Clinical Oncology* 9 : 2020-2027, 2005.
- Sasieni P. D. and Winnett A. Graphical approaches to exploring the effects of prognostic factors on survival. In *Handbook of Statistics in Clinical Oncology*, 1st edition. J. Crowley (ed.). Boca Raton, FL : Chapman and Hall/CRC Press, pp 433-456, 2001.
- Schaid D., Wieand S., and Therneau T. Optimal two-stage screening designs for survival comparisons. *Biometrika* 77 : 507-513, 1990.
- Schemper M. and Smith T. L. A note on quantifying follow-up in studies of failure time. *Controlled Clinical Trials* 17 : 343-346, 1996.
- Schoenfeld D. Sample-size formula for the proportional-hazards regression model. *Biometrics* 39 : 499-503, 1983.
- Schulz K. F., Altman D. G., and Moher D. for the CONSORT Group. CONSORT 2010 Statement : Updated guidelines for reporting parallel group randomised trials. *British Medical Journal* 340 : c332, 2010.
- Schumacher M., Holländer N., Schwarzer G., and Sauerbrei W. Prognostic factor studies. In *Handbook of Statistics in Clinical Oncology*, 2nd edition. J. Crowley and D. P. Ankerst, (eds.). Boca Raton, FL : Chapman and Hall/CRC Press, pp 289-334, 2006.
- Segal M. R. Regression trees for censored data. *Biometrics* 44 : 35-48, 1988.
- Sessa C., Capri G., Gianni L., Peccatori F., Grasselli G., Bauer J., Zucchetti M., et al. Clinical and pharmacological phase I study with accelerated titration design of a daily times five schedule of BBR3436, a novel cationic triplatinum complex. *Annals of Oncology* 11 : 977-983, 2000.
- Shapiro A. and Shapiro K. *The Powerful Placebo : From Ancient Priest to Modern Physician*. Baltimore, MD : Johns Hopkins University Press, 1997.
- Shepherd F. A., Pereira J., Ciuleanu T. E., Tan E. H., Hirsh V., Thongprasert S., Campos D., et al. for the National Cancer Institute of Canada Clinical Trials Group. Erlotinib in previously treated non-small-cell lung cancer. *New England Journal of Medicine* 353 : 123-132, 2005.
- Silverman W. A. and Chalmers I. Sir Austin Bradford Hill : An appreciation. *Controlled Clinical Trials* 13 : 100-105, 1991.
- Silverman W. A. Doctoring : From art to engineering. *Controlled Clinical Trials* 13 : 97-99, 1992.
- Simon R. and Wittes R. E. Methodologic guidelines for reports of clinical trials. (editorial) *Cancer Treatment Reports* 69 : 1-3, 1985.
- Simon R. How large should a Phase II trial of a new drug be? *Cancer Treatment Reports* 71 : 1079-1085, 1987.
- Simon R. Optimal two-stage designs for Phase II clinical trials. *Controlled Clinical Trials* 10 : 1-10, 1989.
- Simon R. Practical aspects of interim monitoring of clinical trials. *Statistics in Medicine* 13 : 1401-1409, 1994.
- Simon R. and Ungerleider R. Memorandum to Cooperative Group Chairs, 1992.
- Simon R., Wittes R., and Ellenberg S. Randomized Phase II clinical trials. *Cancer Treatment Reports* 69 : 1375-1381, 1985.
- Simon R., Freidlin B., Rubenstein L., Arbuck S., Collins J., and Christian M. Accelerated titration designs for phase I clinical trials in oncology. *Journal of the National Cancer Institute* 89 : 1138-1147, 1997.
- Simon R. and Maitournam A. Evaluating the efficiency of targeted designs for randomized clinical trials. *Clinical Cancer Research* 10 : 6759-6763, 2004.
- Slamon D. J., Leyland-Jones B., Shak S., Fuchs H., Paton V., Bajamonde A., Fleming T., et al. Use of chemotherapy plus a monoclonal antibody againstHER2for metastatic breast cancer that overexpresses HER2. *New England Journal of Medicine* 344 : 783-792, 2001.
- Slud E. Analysis of factorial survival experiments. *Biometrics* 50 : 25-38, 1994.
- Smith J. *Patenting the Sun : Polio and the Salk Vaccine*. New York : William Morrow, 1990.

- Smith J. S. Remembering the role of Thomas Francis, Jr. in the design of the 1954 Salk vaccine trial. *Controlled Clinical Trials* 13 : 181-184, 1992.
- Spiegelhalter D. J., Freedman L. S., and Blackburn P. R. Monitoring clinical trials : Conditional or predictive power? *Controlled Clinical Trials* 7 : 8-17, 1986.
- Sposto R. and Gaynon P. An adjustment for patient heterogeneity in the design of two-stage phase II trials. *Statistics in Medicine* 28 : 2566-2579, 2009.
- Stallard N. and Todd S. Sequential designs for phase III clinical trials incorporating treatment selection. *Statistics in Medicine* 22 : 689-703, 2003.
- Stewart David J., Whitney Simon N., and Kurzrock Razelle. Equipoise lost : Ethics, costs, and the regulation of cancer clinical research. *Journal of Clinical Oncology* 28 : 2925-2935, 2010.
- Storer B. Design and analysis of Phase I clinical trials. *Biometrics* 45 : 925-938, 1989.
- Storer B. Choosing a Phase I design. In *Handbook of Statistics in Clinical Oncology*, 3rd ed. J. Crowley and A. Hoering (eds.). New York : Marcel Dekker, 2011.
- Stuart C. P. and Guthrie D. (eds.). *Lind's Treatise on Scurvy*. Edinburgh : University Press, 1953.
- Stuart K. E., Hajdenberg A., Cohn A., Loh K. K., Miller W., White C., and Clendinnin N. J. A phase II trial of ThymitaqTM (AG337) in patients with hepatocellular carcinoma (HCC). *Proceedings of the American Society of Clinical Oncology* 15 : 202 (#449), 1996.
- Tang D.-I., Gnecco C., and Geller N. Design of group sequential clinical trials with multiple endpoints. *Journal of the American Statistical Association* 84 : 776-779, 1989.
- Tang H., Foster N. R., Grothey A., Ansell S. M., Goldberg R. M., and Sargent D. J. Comparison of error rates in single-arm versus randomized phase II cancer clinical trials. *Journal of Clinical Oncology* 28 : 1936-1941, 2009.
- Tangen C. M. and Crowley J. Phase II trials using time-to-event endpoints. In *Handbook of Statistics in Clinical Oncology*, 2nd ed. J. Crowley and D. P. Ankerst (eds.). Boca Raton, FL : CRC Press, pp 143-154, 2006.
- Taube S. E., Jacobson J. W., and Lively T. G. Cancer diagnostics : Decision criteria for marker utilization in the clinic. *American Journal of Pharmacogenomics* 5 : 357-364, 2005.
- Taylor I., Rowling J., and West C. Adjuvant cytotoxic liver perfusion for colorectal cancer. *British Journal of Surgery* 66 : 833-837, 1979.
- Taylor I., Machin D., and Mullee M. A randomized controlled trial of adjuvant portal vein cytotoxic perfusion in colorectal cancer. *British Journal of Surgery* 72 : 359-363, 1985.
- Taylor J. M., Braun T. M., and Li Z. Comparing an experimental agent to a standard agent : Relative merits of a one-arm or randomized two-arm Phase II design. *Clinical Trials* 3 : 335-348, 2006.
- Thall P., Simon R., and Ellenberg S. Two-stage selection and testing designs for comparative clinical trials. *Biometrika* 75 : 303-310, 1988.
- Thall P. F. and Estey E. H. Graphical methods for evaluating covariate effects in the Cox model. In *Handbook of Statistics in Clinical Oncology*, 1st edition. J. Crowley (ed.). Boca Raton, FL : Chapman and Hall/CRC Press, pp 411-432, 2001.
- Thall P. F. and Russell K. E. A strategy for dose-finding and safety monitoring based on efficacy and adverse outcomes in phase I/II clinical trials. *Biometrics* 54 : 251-264, 1998.
- Thall P. and Cook J. Dose-finding based on efficacy-toxicity trade-offs. *Biometrics* 60 : 684-693, 2004.
- Thall P., Cook J., and Estey E. Adaptive dose selection using efficacy-toxicity tradeoffs : Illustrations and practical considerations. *Journal of Biopharmaceutical Statistics* 16 : 623-638, 2006.
- Thall P. F., Wathen K. J., Bekele B. N., Champlin R. E., Baker L. O., and Benjamin R. S. Hierarchical Bayesian approaches to phase II trials in diseases with multiple subtypes. *Statistics in Medicine* 22 : 763-780, 2003.
- Therasse P., Arbuck S., Eisenhauer E., Wanders J., Kaplan R., Rubenstein L., Verweij J., et al. New guidelines to evaluate the response to treatment in solid tumors. *Journal of the National Cancer Institute* 92 : 205-216, 2000.
- Therneau T. M. How many stratification factors are "too many" to use in a randomization plan? *Controlled Clinical Trials* 14 : 98-108, 1993.
- Thomas L. *The Youngest Science*. New York : Viking Press, 1983.
- Tibshirani R. J. and Hastie T. Local likelihood estimation. *Journal of the American Statistical Association* 82 : 559-567, 1987.
- Tighiouart M., Rogatko A., and Babb J. S. Flexible Bayesian methods for cancer phase I clinical trials. Dose escalation with overdose control. *Statistics in Medicine* 24 : 2183-2196, 2005.
- Troxel A. B., Harrington D. P., and Lipsitz S. R. Analysis of longitudinal data with non-ignorable non-monotone missing values. *Applied Statistics* 47 : 425-438, 1998.
- Tsiatis A. and Mehta C. On the inefficiency of the adaptive design for monitoring clinical trials. *Biometrika* 90 :

367-378, 2003.
- Ulm K., Seebauer M., Eberle S., Reck M., and Hessler S. Statistical methods to identify predictive factors. In *Handbook of Statistics in Clinical Oncology*, 2nd edition. J. Crowley and D. P. Ankerst, (eds.). Boca Raton, FL : Chapman and Hall/CRC Press, pp 335-346, 2006.
- Vermorken J., Trigo R., Koralewski P., Diaz-Rubio E., Rolland F., Knecht R., Amellal N., Schueler A., and Baselga J. Open-label, uncontrolled, multicenter Phase II study to evaluate the efficacy and toxicity of cetuximab as a single agent in patients with recurrent and/or metastatic squamous cell carcinoma of the head and neck who failed to respond to platinum-based therapy. *Journal of Clinical Oncology* 25 : 2171-2177, 2007.
- Volberding P. A., Lagakos S. W., Koch M. A., and the AIDS Clinical Trials Group of the National Institute of Allergy and Infectious Disease. Zidovudine in asymptomatic human immunodeficiency virus infection. *New England Journal of Medicine* 322 : 941-949, 1990.
- Walters L. Data monitoring committees : The moral case for maximum feasible independence. *Statistics in Medicine* 12 : 575-580, 1993.
- Wang R., Lagakos S., and Ware J. Statistics in medicine—reporting of subgroup analyses in clinical trials. *New England Journal of Medicine* 357 : 2189-2194, 2007.
- Weick J. K., Kopecky K. J., Appelbaum F. R., Head D. R., Kingsbury L. L., Balcerzak S. P., Mills G. M., et al. A randomized investigation of high-dose versus standard dose cytosine arabinoside with daunorubicin in patients with previously untreated acute myeloid leukemia : A Southwest Oncology Group study. *Blood* 88 : 2841-2851, 1996.
- Wei L. J. and Durham S. The randomized play-the-winner rule in medical trials. *Journal of the American Statistical Association* 73 : 830-843, 1978.
- Weir C. J. and Lees K. R. Comparison of stratification and adaptive methods for treatment allocation in an acute stroke clinical trial. *Statistics in Medicine* 22 : 705-726, 2003.
- Wolff J. *Lehre von den Krebskrankheiten von den ältesten Zeiten bis zur Gegenwart*. 4 Teile in 5Bde. Jena : G Fischer, 1907-1928.
- Wolmark N., Rockette H., and Wickerham D. L. Adjuvant therapy of Dukes' A, B and C adenocarcinoma of the colon with portal-vein fluorouracil hepatic infusion : Preliminary results of National Surgical Adjuvant Breast and Bowel Project C-02. *Journal of Clinical Oncology* 8 : 1466-1475, 1990.
- Wolmark N., Rockette H., and Fisher B. Adjuvant therapy for carcinoma of the colon : A review of NSABP clinical trial. In Salmon S. (ed). *Adjuvant Therapy of Cancer*. vol 7. Lippincott, pp 300-307, 1993.
- World Medical Association General Assembly. World Medical Association Declaration of Helsinki : Ethical principles for medical research involving human subjects. *Journal International de Bioéthique* 15 : 124-129, 2004.
- Xiong H. Q., Rosenberg A., LoBuglio A., Schmidt W., Wolff W. S., Deutsch J., Needle M., and Abbruzzese J. L. Cetuximab, a monoclonal antibody targeting the epidermal growth factor receptor, in combination with gemcitabine for advanced pancreatic cancer : A multicenter Phase II trial. *Journal of Clinical Oncology* 22 : 2610-2616, 2004.
- Zee B., Melnychuck D., Dancey J., and Eisenhauer E. Multinomial Phase II cancer trials incorporating response and early progression. *Journal of Biopharmaceutical Statistics* 9 : 351-363, 1999.
- Zelen M. A new design for randomized clinical trials. *New England Journal of Medicine* 300 : 1242-1246, 1979.
- Zhan F., Hardin J., Bumm K., Zheng M., Tian E., Wilson E., Crowley J., Barlogie B., and Shaughnessy J. Molecular profiling of multiple myeloma. *Blood* 99 : 1745-1757, 2002.
- Zhang W., Sargent D., and Mandrekar S. An adaptive dose-finding design incorporating both toxicity and efficacy. *Statistics in Medicine* 25 : 2365-2383, 2006.
- Zia M., Siu L., Pond G., and Chen E. Comparison of outcomes of Phase II studies and subsequent randomized control studies using identical chemotherapy regimens. *Journal of Clinical Oncology* 23 : 6982-6991, 2005.
- Zubrod C. G., Schneiderman M., Frei M. III, Brindley C., Gold L., Shnider B., Oviedo R., Gorman J., Jones R. Jr., Jonsson U., Colsky J., Chalmers T., Ferguson B., Dederick M., Holland J., Selawry O., Regelson W., Lasagna L., and Owens A. H. Jr. Appraisal of methods for the study of chemotherapy of cancer in man : Comparative therapeutic trial of nitrogen mustard and thiophosphoramide. *Journal of Chronic Diseases* 11 : 7-33, 1960.
- Zubrod C. G. Clinical trials in cancer patients : An introduction. *Controlled Clinical Trials* 3 : 185-187, 1982.

索引

欧文索引

1段階デザイン　73
1方向測定　42
2群以上の試験　36
2段階デザイン　70
2方向測定　42
3＋3 design（デザイン）　55
3値のアウトカムを用いるデザイン　78
5-FU　77, 129, 161, 184, 185, 187, 209, 212
α　22, 90, 100
β　90
γ　75
π　75
χ^2検定　20
χ^2値　20
χ^2分布　21, 23
Ψ　57

A

academic interest　48
accelerated escalation　58
accelerated titration design　58
ACTION：Alliance for Clinical Trials in Oncology　3
adaptive allocation　53
adaptive design　124
adriamycin　40, 181, 194
advisory board　46
AJCC：American Joint Commission on Cancer staging definition　130
all comers（radomize all）design　96
all subset selection　196
Alliance for Clinical Trials in Oncology：ACTION　3
almost all subset analyses　189
alternative hypothesis　20
American Joint Commission on Cancer staging definition：AJCC　130
archive　147
autologous bone marrow transplant　169

B

Bacillus Calmette-Guerin：BCG　114
baseline characteristics　85
Bayesian hierarchical modeling　79
BCG：Bacillus Calmette-Guerin　114
BCNU　194
belief　63
bevacizumab　80
biased coin　10
binominal distribution　11
biologic agents　63
biologic response　63
biologically optimal dose：BOD　68
bisantrene　99
blinding　37
BOD：biologically optimal dose　68
Bonferroni correction　101
bubble sort approach　101

C

caDSR：Cancer Data Standards Repository　138
CALGB：Cancer and Leukemia Group B　3
Cancer Therapy Evaluation Program：CTEP　43, 57
carboplatin　19, 116, 118
Cardiac Arrhythmia Suppression Trial：CAST試験　4, 51, 191
case report form　138, 141
categorical data　9
categorical variable　196
cause-specific hazards　177
cediranib　123
censoring　10, 24
central limit theorem　15
central review　41
cetuximab　70, 80, 95, 98, 180
CHOP療法　99
cisplatin　19, 97, 99, 116, 118, 119, 123, 191

c-kit 95
class discovery 207
class prediction 206
clinical benefit 80
clinical research associates：CRA 6
clinically significant difference 32
clofibrate 184
CMF 184
CMFVP 88, 125, 168, 183, 185
Common Terminology Criteria for Adverse Events：CTCAE 43, 135
Common Toxicity Criteria：CTC 43
competing risks 174
conditional power 113
confidence interval 17
conflict of interest 48
conservative 71, 112
CONSORT：Consolidated Standards of Reporting Trials 153
continuous variable 196
cooperative group 6
Coronary Drug Project 184
covariates 195
Cox regression model 30, 163, 195
CRA：clinical research associates 6
CRC 6
CRF 138
CRM 62, 64, 66
cross-resistance 194
cross-validation 202
CTCAE：Common Terminology Criteria for Adverse Events 43, 135
CTC：Common Toxicity Criteria 43
CTEP：Cancer Therapy Evaluation Program 43, 57
cumulative incidence 175
cyclophosphamide 19, 116, 185, 194

D

daclizumab 74
data collection 135
data dredging 165
data evaluation 143
data items 136
data management 125
data monitoring committees 44
data submission 134, 140

database 149
decision rule 75
dendrogram 207
derived variables 196, 200
deviation 136
dexamethasone 120
DFS：disease-free survival 44, 190, 191
Diabetic Retinopathy Trial 4
dichotomized variable 196
difference to be detected 43, 90
diphtheria 167
discipline review 133
disease-free survival：DFS 44, 190, 191
distribution 11
DLT：dose limiting toxicity 55
docetaxel 97
dornase alfa 189
dose intensity 183
dose limiting toxicity：DLT 55
dose response 184
double-blinding 37
doxorubicin 99, 114, 120
dropouts 160
DTIC 181
durable response 160
duration of response 41
dynamic allocation 86

E

early death 137
Eastern Cooperative Oncology Group：ECOG 3, 212
ECMO：extracorporeal membrane oxygenation 53
ECOG：Eastern Cooperative Oncology Group 3, 212
EDC systems（システム） 138, 140, 141
edit checks 142
EGFR：epidermal growth factor receptor 96, 98
electronic data capture system 138, 140
eligibility 34
eligibility criteria 130
encainide 4, 51, 191
endpoint(s) 39, 132
EORTC：European Organization for Research and Treatment of Cancer 41
epidermal growth factor receptor：EGFR 96, 98
equipoise 51
equivalence trials 92

ERCC-1：excision repair cross-complementing 1　97
erlotinib　75, 95, 96
Escalation with Overdose Control：EWOC　62
estimate　16, 159
estimated cumulative proportions surviving　26
ethical considerations　50
etoposide　119, 123
European Organization for Research and Treatment of Cancer：EORTC　41
evaluability　137
EWOC：Escalation with Overdose Control　62
excision repair cross-complementing 1：ERCC-1　97
exclusion criteria　130
exploratory analyses　193
exponential distribution　90
extracorporeal membrane oxygenation：ECMO　53

F

factorial design　100
failure-free survival　40
failure specific hazards　177
financial interest　48
first-in-human 試験　59
Fisher's exact test（直接確率検定）　21
flecainide　4, 51, 191
fractional factorial　109
fraud　148
frequentist design　79

G

gatekeeper approach　92, 163
Gaussian distribution　15
gemcitabine　52, 75, 80, 97
gene products　206
genetic profiles　206
GIST　95
global test　99, 101, 163
GM-CSF　119, 120
group statistician　49

H

hazard　195
hazard function　13, 195
hazard rate　13
Her-2　95, 97
hierarchical clustering　207

hierarchical databases　149
historical controls　167
hospital information system　138

I

ifosfamide　181
imatinib　95, 208
inclusion criteria　130
IND　70
independent central review　41
independent data monitoring committees　44
individual surrogacy　191
INDs：investigational new drugs　15, 69
ineligible　136
informative censoring　41
intent to treat：ITT　157, 158
interaction　96, 102, 103
interferon　118, 120
intergroup studies　49
interim analyses　110
interval censoring　40
interval intensity　186
investigational new drugs：INDs　15, 69
ITT：intent to treat　157, 158

K

Kaplan-Meier (K-M) estimator　176
k-RAS　95

L

L-asparaginase　74
landmark method　180, 185
LD10　55
lead time bias　180
leucovorin　77
levamisole　187, 212
liberal　71
Liver Infusion Meta-Analysis Group　210
LMH-CRM デザイン　62
logistic regression　195, 206
logrank statistic　203
logrank test　28
LPAM　125, 168, 184
lymphochip　206

M

MACOP-B 99
marker + (enrichment) design 96
maximum tolerated dose：MTD 55
mBACOD 99
measured data 10
MedDRA：Medical Dictionary for Regulatory Activities 135
median survival time 12, 27
melphalan 172
mesna 181
meta-analysis 208
methotrexate 185
microarray 206
mitomycin-C 99, 114, 116
mitoxantrone 99
MLD10 58
modified Fibonacci design 55
Monitoring Committee 49
MTD：maximum tolerated dose 55
multi-arm phase II trials 73
multi-arm trial 99, 164
multi-strata trials 79
multiple comparison 30, 189, 195, 201
multiple endpoint designs 78
multiple endpoints 92, 164
multiple linear regression 195
multiple stages 71
multivariate model 196

N

National Cancer Institute：NCI 3, 41, 43, 49, 57, 80, 129, 135, 138
National Cancer Institute of Canada Clinical Trials Group 41, 96
National Surgical Adjuvant Breast and Bowel Project：NSABP 4, 209, 212
NCCTG：North Central Cancer Treatment Group 45
NCI：National Cancer Institute 3, 41, 43, 49, 57, 80, 129, 135, 138
neural nets 201
neural networks 201
no assessment 137
non-responder 180
non-voting member 49
noninferiority margin 95
noninferiority trials 92
nonrandomized phase II designs 73
normal distribution 15
North Central Cancer Treatment Group：NCCTG 45
NSABP：National Surgical Adjuvant Breast and Bowel Project 4, 209, 212
null hypothesis 20

O

observation time 26
one-sided p-value 162
one-sided test 20, 89, 162
operations office 6, 46
ordered alternatives 101
ordered hypothesis 162
outcome 85
outcome by outcome analyses 179
overall survival 40
overall test 27
oxaliplatin 80

P

paclitaxel 18
pairwise comparison 99
parallel noncomparative regimens 76
partial response：PR 126
patients at risk 25
PBI 100, 106
PCRT：prophylactic cranial radiation therapy 73
PD 127
peeling 204
pegilated liposomal doxorubicin：PLD 52
PFS：Progression-Free Survival 40
PGDE：pharmacokinetic guided dose escalation 58, 64
pharmacokinetic guided dose escalation：PGDE 58
phase I / II designs 65
phase I trials 55
phase II / III trials 121
phase II trial
phase II trial(s) 15, 69, 154
phase III trial(s) 19, 85, 155
pilot studies 15, 73
placebo-controlled 37
planned dose intensity 183
play the winner 53

PLD：pegilated liposomal doxorubicin 52
Pocock-Simon 法 86
population surrogacy 191
power 23, 90, 101
PR：partial response 126
precision of estimates 43
prednisone 185, 194
principal components 207
principal investigators 46
prior beliefs 68
probability 10
prochlorperazine 38
product-limit estimator 26
prognostic factors 196
prognostic groups 201
progression 41
progression of disease 127
Progression-Free Survival：PFS 40
ProMACE-CytaBOM 99
prophylactic cranial radiation therapy：PCRT 73
proportional hazard regression 195
proportional hazards assumption 90
proportional hazards model 30
protocol 128
publication 146
publication bias 210
p 値 22, 92
P 糖蛋白 120

Q
QOL：Quality of Life 43, 136, 160
quality assurance 147
quality assurance audits 147
quality control 125
Quality of Life：QOL 43, 136, 160
quinine 120

R
R 90
randomization 85
randomized 80
randomized block design 86
randomized consent design 89
randomized discontinuation design 78
randomized phase II designs 74
randomized selection designs 75

randomized treatment assignment 36
rate 16
RECIST：Response Evaluation Criteria in Solid Tumors 9, 41, 126
recursive partitioning 202
registration 133, 140
regression model 197
regression tree 203
relapse 41
relapse-free survival 40
relational database 149
relational model 149
reporting 153
responder 180
response 19, 41
response duration 181
Response Evaluation Criteria in Solid Tumors：RECIST 9, 41, 126
run-in 78
running quartile plots 199

S
safety monitoring 45
Salk のワクチン 4
sample 16
sample re-use 202
sample size 31, 90
scale of measurement 196, 200
scatterplot 199
screening design 74, 76, 99
secondary analyses 165
second-look surgery 117
selection bias 169
selection design 75
self-report 43
sensitivity analyses 209
sequential randomization 107
sham surgery 51
significance level 22, 90, 100
simple linear regression 206
simple randomization 85
single arm 35, 80
single-arm phase II designs 69
single-arm pilot designs 73
single-blinding 37
single-stage design 73

snake oil　109
snapshot　147
social security number　141
Southwest Oncology Group：SWOG　4, 5
specimens　142
spending function　113
stage　130
statistic　11
statistical center　6, 46
statistical considerations　132
statistically significant difference　32
steering committee　46
step down　196, 201
step up　196, 201
stepwise　196
stepwise method　201
stochastic curtailment　113
strategy design　96
stratification factors　37, 86, 131
stratified Cox model　31
stratified design　79
stratified logrank test　102, 163
streptomycin　3
study calendar　132
study chair　49
study committee　49
subdistribution function　175
sub-hazards　177
subset analyses　187
subsets　131
summary statistics　159
surrogacy　191
surrogate endpoint　190
survival　23, 39
survival time　10
SWOG：Southwest Oncology Group　4, 5
symptomatic deterioration　42

T

tacrolimus　74
target AUC　58
targeted agents　95
targeted therapy　206, 208
test statistics　11

tetrahydrocannabinol　38
thiotepa　114
three-outcome approach　78
time-dependent Cox model　185
time of last follow-up　40
time to event data　10
time to progression　40
time to treatment failure：TTF　40
timing of randomization　87
toxicity　42
toxicity criteria　42
traditional 3＋3 design　55
training　148
trastuzumab　95, 96, 208
treatment modification　131
treatment plan　131
TriCRM　67
TTF：time to treatment failure　40
tumor response　190
two or more treatment arms　36
two-sided alternative　20
two-sided p-value　162
two-sided tests　89, 162
type I error probability　22

U

unblinding　38
uncertainty　51
unconfirmed response　137
unit intensity　186
univariate model　196, 200
University Group Diabetes Project　4

V

VAD　120, 171
verapamil　120
vincristine　119, 120, 185, 194
vinorelbine　191
VMCP　109
VMCP/VBAP　168

W

WHO 効果判定規準　41
window design　79

和文索引

あ・い

アーカイブ　147
アウトカム　85
安全性モニタリング　45

イカサマコイン　10
イクイポイズ　51
イベント特異的なハザード　177
胃がん　4, 189
移植療法　170
移動4分位点プロット　199
遺伝子産物　206
遺伝子プロファイル　206
一部実施要因実験デザイン　109
逸脱　136

う・え・お

ウィルコクソン検定　29
ウィルムス腫瘍　4
ウィンドウデザイン　79
打ち切り　10, 24, 39, 174
上乗せ効果　90
運営委員会　46
運営事務局　6, 46

エンドポイント　39, 92, 132

オールカマーデザイン　96

か

カイ二乗値　20
カテゴリカルデータ　9
カテゴリカル変数　196
カプラン・マイヤー(K-M)推定量　25, 176
ガウス分布　15
がまの油　109
加速型漸増デザイン　58, 64
過大用量制御を伴う増量デザイン　62
過量投与　63
回帰係数　30
回帰ツリー　203
回帰モデル　197
改竄　148

開始用量　56
階層型データベース　149
階層クラスタリング　207, 208
確信度　63
確定　127
確率　10
確率打ち切り法　113
確率密度　12
片側 p 値　162
片側検定　20, 23, 89, 112, 162
患者登録　140
間隔強度　186
感度分析　209
監査　147
観察時間　26

き

キーオープン　38
帰無仮説　20, 70, 89, 92
期待死亡数　91
偽手術　51
虚偽報告　148
急速増量法　58
共同研究　49
共変量　30, 195
競合リスク　174

く

クラスタリング　207
クラス・ディスカバリ　207
クラス予測　206
クロス・バリデーション　202
区間打ち切り　40
組み入れ規準　130
群逐次法　114
群逐次モニタリング　114

け

ゲートキーパーアプローチ　92, 163
計量データ　10
研究事務局　6
研究代表者　49
検出すべき差　43, 90

検出力　23, 70, 90, 101
検証的　190
検体　142
検定　163
検定統計量　11
原病死　40
減量　131

こ

コックス回帰　195, 196, 201
コックス回帰モデル　30
コックスモデル　163
公表　146
交互作用　96, 102, 103, 109
　——の検定　165
交叉耐性　194
効果判定規準　126
効果未確定　137
骨髄腫　108, 200, 204, 207

さ

サブセット　131
サブセット解析　165, 187, 189
サンプルサイズ　31, 90
　——の再評価　114
サンプル再利用　202
再帰的パーティショニング　202
再発　41
最終生存確認日　40
最大耐用量　55
散布図　199

し

シミュレーション　59
ジフテリア　167
指数関数　14
指数分布　14, 90
試験委員会　49
諮問委員会　46
自家移植　172
自家骨髄移植　169
事前分布の確信度　68
時間依存性のコックスモデル　185
社会保障番号　141
主成分分析　207
主任研究者　46

出版バイアス　209, 210
腫瘍縮小　69
腫瘍縮小効果　10, 19, 127, 190
除外規準　130
小児がん　4, 5
小児麻痺　4
承諾前割付法　89
消化管間質性腫瘍　208
消費関数　113
症状増悪　42
症例報告書　138, 141
順序仮説　162
順序対立仮説　101
上皮成長因子受容体　98
条件付き検出力　113, 123
情報のある打ち切り　41
食道がん　70
心筋梗塞　4, 51, 191
心臓移植　180
信頼区間　17, 22, 93
進行　127
新薬　69

す

スクリーニングデザイン　74, 76, 99
スタディカレンダー　132
ストラテジーデザイン　96
スナップショット　147
推奨投与量　57
推定値　16, 159
　——の精度　17
推定の精度　43
推定累積生存割合　26
膵がん　74, 80

せ

セカンダリーエンドポイント　92
セカンドルック手術　117
正確(exact)な方法　21
正規分布　15, 23
生存期間　23, 39, 90
　——の信頼区間　27
生存期間中央値　13, 27
生存曲線　26
生存時間　10, 23
生存時間分布　91, 104

生存割合　26
生物学的至適用量　68
生物学的製剤　63
生物学的な効果　63
積極限推定値　27
積極限推定量　25, 26
線型重回帰　195
選択デザイン　75
選択バイアス　19, 169
全生存期間　40
全適格例　158
全脳照射　118
前治療　130

そ

早期死亡　137
早期中止　71, 114
奏効　41
奏効確率　16, 72
奏効期間　41, 181
奏効例　180
総当たり法　196, 201
層別因子　37, 86, 131, 163
層別化デザイン　79
層別コックスモデル　31
層別ログランク検定　31, 102, 163
層別割付　86
増悪　41, 127
増量方法　55
測定可能病変　41
測定尺度　196, 200
測定不能病変　41

た

他病死　40
多群試験　99
多群第II相試験　73
多群比較試験　164
多施設共同臨床試験グループ　6
多重エンドポイント　92, 164
多重比較　30, 189, 195, 201
多層試験　79
多段階第II相試験デザイン　72
多段階デザイン　71
多発性骨髄腫　120, 168, 193, 194
多分割加速照射法　110

多変量解析　201
多変量モデル　196
体外膜型酸素化装置　53
対比較　99, 101
対立仮説　20, 70, 89
大学病院糖尿病プロジェクト　4
大腸がん　77, 95, 161, 187, 191, 209
代替エンドポイント　190, 192
代替性　191
第I/II相試験　65
第I種の過誤確率　22
第I相試験　55
第II/III相試験　121
第II/III相スクリーニングデザイン　77
第II種の過誤確率　23
第II相試験　15, 69, 154, 158
第III相試験　19, 85, 155, 158
第三者による中央判定　41
脱落　160
単位強度　186
単回帰分析　206
単群　73, 80
──の第II相試験デザイン　69
単群試験　35, 69, 81
単群デザイン　69
単純ランダム化　163
単純ランダム割付　85
単変量モデル　196, 200
単盲検　37
探索的　101, 190
探索的解析　165, 193

ち・つ

治療計画　131
治療変更　131
逐次的ランダム化　107
中央判定　41, 133
中間解析　46, 110
中心極限定理　15
長期奏効　160

追跡期間　157
追跡不能　125

て

データ項目　136

データコーディネーター　6
データ収集　135
データ提出　134, 140
データテーブル　149
データの評価　143
データベース　149
データマネージメント　125
デンドログラム　207
手足症候群　52
適応(型)デザイン　124
適応的割付法　53
適格規準　34, 130, 156
適格性　34, 140
伝統的デザイン　55
伝統的な 3 + 3 デザイン　55

と

トレーニング　148
投与制限毒性　55
投与量　136
統計学的考察　132
統計センター　6, 46
統計センター長　49
統計的有意差　32
統計量　11
登録　133
頭頸部がん　180, 211
糖尿病　4
糖尿病性網膜症試験　4
同等性試験　92
動的割付法　86
導入期間　78
特異的ハザード　177
毒性　42
毒性−用量関係　63
毒性規準　42
独立　48
独立性　174
　――の仮定　10
独立データモニタリング委員会　44

な・に・ね

軟部肉腫　18, 181

ニューラル・ネットワーク　201
ニューラルネット　201

二項分布　11
二重盲検　37
二値変数　196
乳がん　88, 95, 96, 99, 125, 129, 168, 183−185, 208

捏造　148

は

ハザード　195
ハザード関数　13, 30, 195
ハザード比　14, 31, 90
ハザード率　13, 30
バブルソート法　101
パーキンソン病　51
パイロット研究　73
パイロット試験　15
派生変数　196, 200
肺がん　76, 95−97, 98−101, 110, 116, 118, 123, 155, 172, 191, 208, 210, 211
背景因子　85, 156
肺線維症　189
白血病　40, 95, 100, 108, 208
判断規準　75

ひ

ヒストグラム　16
ヒストリカルコントロール　167
ピーリング　204
比例ハザード性　44, 90, 102
　――の仮定　90
比例ハザードモデル　30, 104, 195
非奏効例　180
非ランダム化第II相試験デザイン　73
非劣性試験　92
非劣性マージン　95
鼻咽頭がん　4
評価可能性　137
評価不能　127, 137
標準化　128, 136
標準正規分布　15
標的曲線下面積　58
標本　16
病院情報システム　138
病期　130
品質管理　125
品質保証　147

頻度論デザイン　79

ふ

フィボナッチ変法　55, 64
プライマリーエンドポイント　92
プラセボ　184, 191
プラセボ効果　38
プラセボ対照　37
プロトコール　128
プロトコールコーディネーター　6
ブロックランダム化法　86
不正行為　49
不適格　136
部分奏効　127
部分ハザード　177
部分分布関数　175
副次的解析　165
服薬コンプライアンス　184
分子標的治療　95, 208
分子標的治療薬　70
分子標的薬　64, 95
分布　11

へ

ヘルシンキ宣言　50
ベイズ流階層モデル　79
ベネフィット　50
平均生存期間　24
並行非比較レジメンデザイン　76
米国がん研究所　80
変数減少法　196, 201
変数増加法　196, 201
変数増減法　196, 201

ほ

ボンフェローニ修正　101
ポコック・サイモン法　86
保守的　71, 112
母集団　16
包括的検定　27, 99, 101, 162
報告　153
報告書　153
膀胱がん　114

ま行

マーカー　96

マーカープラスデザイン　96
マイクロアレイ　206

未確定　51

無効中止　71
無再発生存期間　40
無増悪期間　40
無増悪生存期間　40
無病生存期間　44, 190, 191

メタアナリシス　208

モニタリング委員会　49
盲検化　37, 38
門脈内投与　187

ゆ

有意水準　22, 70, 90, 100
有害事象共通用語規準　135
有効中止　71

よ

予後因子　30, 96, 196, 200
予後予測因子　200
予測因子　96
予定用量強度　183
予防的頭蓋放射線療法　73
予防的脳照射　100
用量　55
用量-毒性関係　56
用量強度　183
用量制限毒性　55
用量相関　184
用量レベル　55
要因実験デザイン　100, 103, 109
要約統計量　159
葉酸　129

ら

ランダム化　36, 80, 85
　——のタイミング　87
ランダム化試験　3, 19, 81
ランダム化選択デザイン　75
ランダム化第Ⅱ相試験　81
ランダム化第Ⅱ相試験デザイン　74

ランダム化中止デザイン　78
ランダム割付　36
ランドマーク解析　180, 185
乱塊法　86
卵巣がん　19, 52, 116

り

リードタイム・バイアス　180
リスク　50
リスクグループ　201
リスク集団　25, 176
リレーショナルデータベース　149
リレーショナルモデル　149
リンパ腫　4, 73, 99
リンフォチップ　206
利益相反　48
利害関係　48
率　16
両側 p 値　162

両側検定　23, 89, 112, 162
両側対立仮説　20
倫理　50
倫理的な考察　50
臨床的に有意な差　32
臨床的ベネフィット　80

る・れ・ろ

累積生存確率　26
累積発生率　175

レポート　153
連続再評価法　66
連続変数　196

ログランク検定　28, 163
ログランク統計量　203
ロジスティック回帰　195, 206
論理チェック　142